儿科 用药指导手册

（第2版）

主　编　支立娟　张　楠　赵宜乐

U0285431

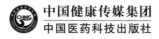

中国健康传媒集团

中国医药科技出版社

内 容 提 要

本书详尽介绍了儿科临床常用药物的通用名与商品名、用药指征、用法用量、用药指导等内容。全书共 20 章，收录了国家基本药物和医保药物中有儿童用法用量的药物，为了方便基层临床用药，书中对基本药物、医保药物均做了符号标注。本书内容翔实，科学严谨，实用性强，适合儿科医生、临床药师、护理人员及基层全科医师参考阅读，同时也可作为家长了解儿科用药知识的参考书。

图书在版编目（CIP）数据

儿科用药指导手册／支立娟，张楠，赵宜乐主编 . —2 版 . —北京：中国医药科技出版社，2022. 8

ISBN 978 - 7 - 5214 - 3267 - 1

Ⅰ. ①儿… Ⅱ. ①支… ②张… ③赵… Ⅲ. ①小儿疾病—用药法—手册 Ⅳ. ①R720. 5 - 62

中国版本图书馆 CIP 数据核字（2022）第 120245 号

美术编辑 陈君杞
版式设计 友全图文

出版 **中国健康传媒集团**｜中国医药科技出版社
地址 北京市海淀区文慧园北路甲 22 号
邮编 100082
电话 发行：010 - 62227427 邮购：010 - 62236938
网址 www. cmstp. com
规格 710 × 1000mm $^1/_{16}$
印张 24 $^3/_4$
字数 380 千字
初版 2017 年 4 月第 1 版
版次 2022 年 8 月第 2 版
印次 2022 年 8 月第 1 次印刷
印刷 三河市万龙印装有限公司
经销 全国各地新华书店
书号 ISBN 978 - 7 - 5214 - 3267 - 1
定价 **69. 00 元**

获取新书信息、投稿、为图书纠错，请扫码联系我们。

编委会

前言 / Preface

根据世界卫生组织（WHO）的数据，全球每年 5 岁以下儿童死亡的人数中约 2/3 死于用药不当。我国人口基数大，儿科疾病占所有就诊人数的 20%，同时也存在较大的安全用药隐患。

儿童不合理用药一直是社会各界关注的热点。据调查，造成不合理用药的主要原因有如下几方面：一是患儿家属用药知识匮乏；二是临床缺少儿童药物；三是药品说明书中关于儿童用药用法用量不明确，只标明"酌情用药""请遵医嘱"等。为满足临床医生和患儿家属的需求，我们参阅《英国国家儿童处方集·儿童卷》《中国国家处方集》（化学药品与生物制品卷·儿童版）等大量儿科用药的权威著作，结合多年的临床用药观察编写本书。为了便于临床医生用药选择，书中对国家基本药物和医保药物均做了特殊标识，在【制剂与规格】栏目中基本药物规格做了标注（▲）。【用法与用量】中没有特意说明的均为儿童的用法用量。为了减少临床上不合理用药事件的发生，在【用药指导】中不吝笔墨，力求详尽。第一版出版后得到了读者认可、多次重印。编者通过读者反馈意见，对第一版进行了修订，主要内容如下：①依据国家基本药物目录（2018 年版）、国家医保局印发的《2021 年药品目录》，对相关药品进行了调整，并对基药的品规做了标注。②根据儿科相关治疗指南，补充了部分新药，修订了相关内容。③删除了临床不常用药品。相信本书会对儿科医生、临床药师、护理工作人员以及患儿家属全面了解儿童用药常识、避免不合理用药有很重要的启发和帮助。

本书介绍的药物其用药指征、用法用量、用药指导、适应证、禁忌证等仅供参考，并无法律意义，在具体使用药物时请遵有关法规、法定标准、药品说明书或遵医嘱。

　　我们本着严谨求实的态度，为本书的编写做了大量资料搜集、整理和论证工作，受学识水平所限，如有不足之处，敬请批评指正，并恳请谅解。

编　者

2022 年 **1** 月

目 录 / Contents

第一章

抗 感 染 药

第一节　抗 生 素

一、β－内酰胺类

（一）青霉素类

青霉素[基(基).保(甲)]
Benzylpenicillin

【商品名或别名】盘尼西林，配尼西林，青霉素钠（钾）

【用药指征】本品适用 A 组溶血性链球菌、B 组溶血性链球菌、肺炎球菌、对青霉素敏感金黄色葡萄球菌等革兰阳性球菌所致的各种感染，如败血症、肺炎、脑膜炎、扁桃体炎、中耳炎、猩红热、丹毒、产褥热等。也用于治疗草绿色链球菌和肠球菌感染性心内膜炎；梭状芽孢杆菌所致的破伤风、气性坏疽、炭疽、白喉、流行性脑脊髓膜炎、鼠咬热、梅毒、淋病、回归热、钩端螺旋体病、樊尚咽峡炎、放线菌病等。在风湿性心脏病或先天性心脏病患儿进行口腔手术或牙科操作，胃肠道和泌尿生殖系统手术或某些操作时，为了预防心内膜炎的发生，青霉素也作为首选药物。

【用法与用量】

1. 常用量：肌内注射，一日 2.5 万 ~5 万 U/kg，分 3 ~4 次给药；静脉给药：一日 5 万 ~20 万 U/kg，分 2 ~4 次。

2. 新生儿（足月产）剂量：一次 5 万 U/kg，静脉给药，前 2 日每 12 小时 1 次，自第 3 日至 12 周每 8 小时 1 次，以后每 6 小时 1 次。

3. 早产儿剂量：第 1 周 3 万 U/kg，每 12 小时 1 次，2 ~4 周时每 8 小时 1 次，以后每 6 小时 1 次，静脉滴注。

4. 肾功能减退患儿剂量：肾小球滤过率（GFR）为 10～15ml/min 时，给药间歇自 8 小时延长至 8～12 小时或剂量减少 25%。当 GFR 少于 10ml/min 时，给药间歇为 12～18 小时或剂量减至正常剂量的 25%～60%。一般说来患儿肾功能损害属轻中度者，使用常规剂量，不予以减量即可，肾功能损害严重者再调整剂量或延长给药时间。

5. 肌内注射 50 万 U 的青霉素钠或钾，加灭菌注射用水 1ml 使溶解；超过 50 万 U 者则需加灭菌注射用水 2ml，不应以氯化钠注射液作溶剂。静脉给药的速度不能超过每分钟 50 万 U，以免发生中枢神经系统反应。鞘内注射时，1 万 U 的青霉素溶于 10ml 氯化钠注射液或脑脊液，徐缓注入。

【用药指导】

1. 对本品及其他青霉素类过敏者禁用。

2. 下列情况应慎用 ①患有哮喘、湿疹、花粉症、荨麻疹等过敏性疾病史者；②肾功能严重损害时。

3. 使用本品前必须做皮肤过敏试验。如果发生过敏性休克，必须就地抢救，立即给患儿肌内注射 0.1% 肾上腺素 0.5～1ml，必要时以 5% 葡萄糖注射液或氯化钠注射液稀释作静脉注射，临床表现无改善者，半小时后重复一次。心跳停止者，肾上腺素可作心室内注射。同时静脉滴注大剂量肾上腺皮质激素，并补充血容量；血压持久不升者给予多巴胺等血管活性药。抗组胺药可考虑采用，以减轻荨麻疹。有呼吸困难者予以氧气吸入或人工呼吸，喉头水肿明显者，应及时作气管切开。青霉素酶应用意义不大，因此酶虽可破坏青霉素，但对已形成的抗原–抗体复合物无作用，而且其本身也可产生过敏反应。

4. 为了防止严重过敏反应的发生，用青霉素类前必须详细询问过去病史，包括用药史、是否用过青霉素、有无易为患儿忽略的反应症状：如胸闷、瘙痒、面部发麻、发热等以及有无患儿或家属有变态反应性疾病等。青霉素皮肤敏感试验（皮试）对预测过敏性休克起着重要作用，但皮试阴性者不能排除出现反应的可能。有青霉素过敏史者一般不宜进行皮试，而改用其他药物。如无适当选用药物，必须应用青霉素类时，则须慎重为患儿脱敏。

5. 青霉素钾或钠与重金属，特别是铜、锌和汞为配伍禁忌。

【制剂与规格】注射用青霉素钠：（1）0.12g（20 万 U）；▲（2）0.24g（40 万 U）；▲（3）0.48g（80 万 U）；▲（4）0.96g（160 万 U）；（5）0.6g（100 万 U）。

注射用青霉素钾：（1）0.125g（20 万 U）；▲（2）0.25g（40 万 U）；

▲（3）0.5g（80 万 U）；（4）0.625g（100 万 U）。

普鲁卡因青霉素^[保（乙）]
Procaine Benzylpenicillin

【商品名或别名】普青，Duracillin

【用药指征】由于本品血药浓度较低，故其应用仅限于青霉素高度敏感病原体所致的轻、中度感染，如 A 组链球菌所致的扁桃体炎、猩红热、丹毒、肺炎链球菌肺炎、青霉素敏感金黄色葡萄球菌所致疖、痈以及樊尚咽峡炎等。本品尚可用于治疗钩端螺旋体病、回归热和早期梅毒。

【用法与用量】肌内注射：一次 20 万 ~ 40 万 U，一日 1 ~ 2 次。

【用药指导】

1. 有哮喘、湿疹、花粉症、荨麻疹等过敏性疾病患儿应慎用本品。

2. 用药期间，以硫酸铜法测定尿糖可能出现假阳性，而用葡萄糖酶法则不受影响；多数青霉素类的应用可使血清丙氨酸氨基转移酶或门冬氨酸氨基转移酶升高。

3. 过敏性休克偶见，一旦发生，必须就地抢救，予以保持气道畅通、吸氧及给用肾上腺素、糖皮质激素等治疗措施。

4. 药物过量主要表现是中枢神经系统不良反应，应及时停药并予对症、支持治疗。血液透析可清除青霉素。

5. 应用本品须新鲜配制。

6. 应用本品前需详细询问药物过敏史并进行青霉素、普鲁卡因皮肤试验。

【制剂与规格】注射剂：（1）40 万 U［普鲁卡因青霉素 30 万 U，青霉素钠（钾）10 万 U］；（2）80 万 U［普鲁卡因青霉素 60 万 U，青霉素钠（钾）20 万 U］。

苄星青霉素^[基（基）.保（甲）]
Benzathine Benzylpenicillin

【商品名或别名】长效青霉素，比西林，太陀西林，Tardocillin，Bicillin，Diben

【用药指征】主要用于对青霉素高敏的 A 组 β - 溶血性链球菌引起的咽炎，对有反复发作史的风湿热可作为治疗与预防药物。如：扁桃体炎、淋病、风湿性心脏病、风湿热等患儿的长期预防性给药。

【用法与用量】临用前用适量灭菌注射用水制成混悬液，肌内注射一次

30 万~60 万 U，2~4 周 1 次。

【用药指导】

1. 有哮喘、湿疹、花粉症、荨麻疹等过敏性疾病患儿应慎用本品。

2. 应用本品须新鲜配制。

3. 应用本品前需详细询问药物过敏史并进行青霉素皮肤试验。

4. 用药期间，以硫酸铜法测定尿糖可能出现假阳性，而用葡萄糖酶法则不受影响。

【制剂与规格】注射剂：▲（1）30 万 U；▲（2）60 万 U；▲（3）120 万 U。

青霉素 V^[保（甲）]
Penicillin V

【商品名或别名】苯氧甲基青霉素，Pen–Vee K

【用药指征】本品适用于青霉素敏感菌株所致的轻、中度感染，包括链球菌所致的扁桃体炎、咽喉炎、猩红热、丹毒等；肺炎球菌所致的支气管炎、肺炎、中耳炎、鼻窦炎及敏感葡萄球菌所致的皮肤软组织感染等。本品也可用于螺旋体感染和作为风湿热复发和感染性心内膜炎的预防用药。

【用法与用量】口服：一次 2.5~9.3mg/kg，每 4 小时 1 次；或一次 3.75~14mg/kg，每 6 小时 1 次；或一次 5~18.7mg/kg，每 8 小时 1 次。

【用药指导】

1. 对头孢菌素类药物过敏者及有哮喘、湿疹、花粉症、荨麻疹等过敏性疾病史者慎用。

2. 长期或大剂量服用本品者，应定期检查肝、肾及造血系统功能，检测血清钾或钠。

3. 硫酸铜法尿糖试验可呈假阳性，但葡萄糖酶试验法不受影响；可使血清丙氨酸氨基转移酶或门冬氨酸氨基转移酶测定值升高。

4. 患儿每次开始服用本品前，必须先进行青霉素皮肤敏感试验。

5. 肾功能减退者应根据血浆肌酐清除率调整剂量或给药间隔。

6. 治疗链球菌感染时疗程需 10 日，治疗结束后宜作细菌培养，以确定链球菌是否已清除。

7. 对怀疑为伴梅毒损害之淋病患儿，在使用本品前应进行暗视野检查，并至少在 4 个月内，每月接受血清试验 1 次。

【制剂与规格】片剂：（1）0.25g（40万U）；（2）0.5g（80万U）。

苯唑西林 [基(基).保(甲)]
Oxacillin

【商品名或别名】苯甲异噁唑青霉素，新青Ⅱ

【用药指征】用于耐青霉素的金黄色葡萄球菌感染。

【用法与用量】

1. 口服或静脉滴注：一日50~100mg/kg，分3~4次。

2. 新生儿，一次25mg/kg，6小时1次；极低体重儿，一次25mg/kg，一日3次。

【用药指导】

1. 用前需作皮肤敏感试验，对青霉素类药物过敏者禁用。

2. 新生儿和肾功能不全者慎用。

3. 多数采用静脉滴注。

4. 本品与庆大霉素、土霉素、四环素、新生霉素、多黏菌素B、磺胺嘧啶、苯妥英钠、去甲肾上腺素、间羟胺、苯巴比妥钠、戊巴比妥、水解蛋白、B族维生素、维生素C、琥珀胆碱等存在配伍禁忌。

【制剂与规格】片剂：▲（1）0.25g；（2）0.5g。

注射剂：▲（1）0.5g；▲（2）1.0g。

氯唑西林 [保(甲)]
Cloxacillin

【商品名或别名】安美林，邻氯青霉素，瑞普林，Orbenin

【用药指征】本品仅适用于治疗产青霉素酶葡萄球菌感染，包括败血症、心内膜炎、肺炎和皮肤、软组织感染等。也可用于化脓性链球菌或肺炎球菌与耐青霉素葡萄球菌所致的混合感染。

【用法与用量】

1. 肌内注射：一日25~50mg/kg，分4次。肌内注射时可加0.5%利多卡因减少局部疼痛。

2. 静脉滴注：一日50~200mg/kg，分2~4次；新生儿体重<2kg者，1~14日，每12小时给予25mg/kg；15~30日，每8小时给予25mg/kg。体重>2kg者，1~14日，每8小时给予25mg/kg；15~30日，每6小时给予

25mg/kg。

轻、中度肾功能减退患儿不需调整剂量,严重肾功能减退患儿应避免应用大剂量,以防中枢神经系统毒性反应发生。

【用药指导】

1. 有青霉素类药物过敏史者或青霉素皮肤试验阳性患儿禁用。

2. 有哮喘、湿疹、花粉症、荨麻疹等过敏性疾病患儿应慎用本品。

3. 本品降低患儿胆红素与血清蛋白结合能力,早产儿、新生儿尤其是有黄疸者慎用本品。

4. 对一种青霉素过敏患儿可能对其他青霉素类药物或青霉胺过敏。

5. 大剂量注射本品可引起抽搐等中枢神经系统毒性反应。

【制剂与规格】注射剂:0.5g。

氟氯西林
Flucloxacillin

【商品名或别名】世君宁,氟氯苯甲异噁唑青霉素,氟沙星,奥佛林,Penplus,Flupen

【用药指征】主要用于治疗耐青霉素金黄色葡萄球菌的严重感染,以及呼吸道感染(如急性咽炎、化脓性扁桃体炎)、感冒继发细菌感染、急慢性气管炎、支气管炎、肺炎、肺脓肿、脓胸、骨髓炎、化脓性关节炎、急慢性中耳炎、副鼻窦炎、牙周炎、疖、痈、丹毒、蜂窝织炎、破伤风、甲沟炎、创面及伤口感染、烧伤感染、导尿后引起的尿道炎、前列腺炎、淋病、心内膜炎、革兰阳性菌尤其是金黄色葡萄球菌引起的败血症。

【用法与用量】

1. 口服:<2 岁,一次 62.5mg,一日 4 次;>2 岁,一次 125mg,一日4 次。宜空腹口服,饭前 1 小时为宜。

2. 肌内注射:<2 岁,一次 62.5mg,一日 4 次;>2 岁,一次 125mg,一日 4 次。

3. 静脉注射或静脉滴注:一日 50～100mg/kg,6 小时 1 次。

【用药指导】

1. 大剂量应用可出现神经系统反应,如抽搐、痉挛、神志不清、头痛等。

2. 用前需做皮试试验,阴性者方可使用。

3. 在怀疑复合感染时,可合用阿莫西林、氨苄西林、头孢曲松、头孢他啶等治疗。

4. 注射时勿与血液、血浆、水解蛋白、氨基酸以及脂肪乳配伍。

【制剂与规格】胶囊：250mg。

片剂（游离酸）：每片125mg。

注射剂：（1）0.5g；（2）1.0g。

氨苄西林 [基(基).保(甲)]
Ampicillin

【商品名或别名】沙维西林，赛米西林，潘别丁，AB - PC，Penbritin，BRL1341

【用药指征】用于治疗对本品敏感的金黄色葡萄球菌、溶血性链球菌、肺炎双球菌、淋球菌、脑膜炎球菌及白喉杆菌、百日咳杆菌、流感杆菌、大肠埃希菌、沙门菌、痢疾杆菌等引起的感染性疾病：呼吸道感染（肺炎、急慢性支气管炎和百日咳等），胃肠及消化道感染（肝、胆感染性疾患、急慢性胃肠炎、菌痢、伤寒及副伤寒等），泌尿生殖系统感染（淋病、尿道炎、膀胱炎等），软组织感染和脑膜炎、败血症、心内膜炎等。

【用法与用量】

1. 口服：一次25mg/kg，一日2~4次，空腹服用。

2. 肌内注射、静脉滴注：一日50~100mg/kg，一般每4~6小时1次。

【用药指导】

1. 禁止鞘内注射。

2. 大剂量静脉给药可发生抽搐等神经系统毒性反应。

3. 婴儿应用氨苄西林后可出现颅内压增高，表现为前囟隆起。

4. 本品注射前必须做皮肤敏感试验，阴性者方可使用。

【制剂与规格】胶囊剂：250mg。

注射剂：▲（1）0.5g；▲（2）1.0g。

阿莫西林 [基(基).保(甲)]
Amoxicillin

【商品名或别名】阿莫仙，羟氨苄青霉素，再林，Amolin，Amoxipen，Oxetacillin

【用药指征】常用于敏感菌所致的呼吸道、尿道和胆道感染以及伤寒等。

【用法与用量】

1. 口服：一日 25 ~ 50mg/kg，分 3 ~ 4 次服。

2. 肌内注射或静脉注射：一日 40 ~ 80mg/kg，分 3 ~ 4 次。

【用药指导】

1. 对青霉素过敏、青霉素皮试阳性者及传染性单核细胞增多症患儿禁用。

2. 为了防止严重过敏反应的发生，本品用药前必须详细询问过去病史，包括用药史、是否用过青霉素类药以及有无个人或家族有变态反应性疾病等。

3. 用药中，一旦发生过敏反应，必须就地抢救。抢救措施见青霉素。

4. 治疗期间或治疗后出现严重持续性腹泻（可能是假膜性结肠炎）时，必须停药。

5. 用药过量时可采取支持治疗和对症治疗。

6. 由于其在胃肠道的吸收不受食物的影响，所以可以在空腹或餐后服药，并可以与牛奶等食物同服。

7. 本品与氨基糖苷类药（如庆大霉素、卡那霉素）、环丙沙星、培氟沙星等药属配伍禁忌，联用时不可置于同一容器中。

8. 本品极易溶于水，水溶液中 β - 内酰胺环易裂解，水解率随温度升高而加速，所以注射液应新鲜配制，不宜配制后久置。

【制剂与规格】片剂：▲（1）0.125g；▲（2）0.25g。

注射剂：0.5g。

干混悬剂：▲（1）0.125g；▲（2）0.25g。

颗粒剂：▲（1）0.125g；▲（2）0.25g。

阿莫西林克拉维酸钾 [基(基).保(甲/乙)]
Amoxicillin and Clavulanate Potassium

【商品名或别名】安灭菌，安美汀，安奇，Amoksiklav，Augmentin

【用药指征】本品可用于治疗对该药敏感但对阿莫西林、氨苄西林或第一代头孢菌素耐药的产酶耐药菌引起的感染（呼吸系统、泌尿生殖系统、皮肤软组织、骨与关节以及其他感染）。

【用法与用量】以阿莫西林计。

1. 口服：<3 个月，一次 15mg/kg，每 12 小时 1 次；体重 <40kg，一般感染，一次 25mg/kg，每 12 小时 1 次，或一次 20mg/kg，每 8 小时 1 次；严重感染，一次 45mg/kg，每 12 小时 1 次，或一次 40mg/kg，每 8 小时 1 次，

疗程 7～10 天；体重 >40kg，一次 0.375～0.75g，每 8 小时 1 次。

2. 静脉滴注：<3 个月，一次 30mg/kg，每 12 小时 1 次，随后加至每 8 小时 1 次；3 个月～12 岁，一次 30mg/kg，每 8 小时 1 次，严重感染每 6 小时 1 次；12～18 岁，一次 1.2g，每 8 小时 1 次，严重感染每 6 小时 1 次。

【用药指导】

1. 严重肾功能障碍者、假膜性结肠炎患儿慎用。

2. 使用本品前必须详细询问患儿的过去病史，包括用药史、是否用过青霉素类药以及有无个人或家族有变态反应性疾病等。

3. 用药中，一旦发生过敏反应，必须就地抢救。抢救措施见青霉素。

4. 长期用药时应常规监测肝、肾功能和血常规。

5. 长期用药时可致菌群失调，发生二重感染。

6. 阿莫西林克拉维酸钾过量时主要表现为胃肠道症状和水、电解质紊乱，可用平衡水电解质的对症疗法，必要时也可采用血液透析法清除。

7. 肌内注射或静脉给药时，均必须做皮肤敏感试验。可用青霉素皮试液，也可用本品配制成 0.5mg/ml 皮试液，皮内注射 0.05～0.1ml，20 分钟后观察结果，皮试阳性者不能使用。

8. 本品口服时宜饭后服用，且应摄入足量的水，以防止出现尿结晶症。

【制剂与规格】片剂：▲阿莫西林 250mg/克拉维酸钾 125mg。

注射剂：（1）阿莫西林 1g，克拉维酸钾 0.5g（2∶1）；▲（2）阿莫西林 1.0g，克拉维酸 0.2g（5∶1）。

干混悬剂：▲阿莫西林 250mg，克拉维酸钾 62.5mg（4∶1）。

颗粒剂：▲阿莫西林 200mg，克拉维酸钾 28.5mg（7∶1）。

哌拉西林 [基(基).保(甲)]

Piperacillin

【商品名或别名】氧哌嗪青霉素，氧哌嗪青霉素钠

【用药指征】

1. 治疗铜绿假单胞菌和敏感革兰阴性杆菌所致的各种感染，如败血症、尿路感染、呼吸道感染、胆道感染、腹腔感染以及皮肤、软组织感染等。

2. 与氨基糖苷类药联用治疗粒细胞减少症免疫缺陷患儿的感染。

【用法与用量】

1. 1 个月～12 岁：静脉滴注，一日 100～200mg/kg，每 6 小时给药 1 次。

2. 12 岁以上：①肌内注射、静脉注射：适用于轻症患儿。一日 80 ~ 200mg/kg，分 3 ~ 4 次肌内注射（每 1g 溶于 2.5ml 注射用水中）。②静脉滴注：适用于严重感染。一日 100 ~ 300mg/kg，分 3 ~ 4 次。每克溶于生理盐水注射液 50ml 中，于 20 ~ 30 分钟静脉滴注。

【用药指导】

1. 用药前须详细询问患儿病史，包括用药史、过敏反应史，以及有无家族变态反应疾病史。有青霉素过敏史者一般不宜进行皮试，而应改用其他药物。

2. 经胃肠道外给药前必须做皮肤过敏试验。皮试阳性反应者不能应用本品。

3. 用药中，如发生过敏性休克反应，抢救原则和方法与青霉素过敏性休克相同。

4. 少数患儿（尤其是肾功能不全者）可导致出血，发生后应及时停药并予适当治疗。

5. 用药过量时主要进行对症、支持治疗；必要时可采用血液透析清除血液中部分药物。

6. 本品与庆大霉素、卡那霉素、新生霉素、多黏菌素 B、磺胺嘧啶、呋喃妥因、去甲肾上腺素、间羟胺、苯巴比妥、戊巴比妥、水解蛋白、B 族维生素、维生素 C、琥珀胆碱、碳酸氢钠等呈配伍禁忌。

【制剂与规格】注射剂：（按哌拉西林计）▲（1）0.5g；▲（2）1g；▲（3）2g。

哌拉西林他唑巴坦钠 [基(基).保(乙)]
Piperacillin Sodium and Tazobactam

【商品名或别名】特治星，锋泰灵，治星，联邦他唑仙，哌拉西林/他佐巴坦，哌拉西林/三唑巴坦

【用药指征】适用于治疗对哌拉西林耐药但对本药敏感的产 β - 内酰胺酶细菌引起的下列感染。

1. 阑尾炎、腹膜炎。

2. 非复杂性和复杂性皮肤软组织感染（包括蜂窝织炎、皮肤脓肿、缺血性或糖尿病性足部感染）。

3. 呼吸系统感染（如中度社区获得性肺炎及中、重度医院获得性肺炎等）。

【**用法与用量**】静脉注射（3～5ml）或静脉滴注：溶于5%葡萄糖或氯化钠注射液，稀释浓度15～90mg/ml，滴注时间至少30分钟。

1. 下呼吸道、尿路感染、腹腔感染、皮肤感染、细菌性脓毒血症：新生儿，一次90mg/kg，每8小时1次；1个月～12岁，一次90mg/kg，每6～8小时1次，最大剂量每6小时4.5g；12～18岁，一次2.25～4.5g，每6～8小时1次，通常每8小时4.5g。

2. 伴并发症的阑尾炎：2～12岁，一次112.5mg/kg，每8小时1次，最大剂量每8小时4.5g，疗程5～14日。

【**用药指导**】

1. 用药前须做青霉素皮肤试验，阳性者禁用。

2. 本品含钠，需要控制盐摄入量的患儿使用本品时，应定期检查血清电解质水平。

3. 对于同时接受细胞毒药物或利尿药治疗的患儿，要警惕发生低钾血症的可能。

4. 不能与其他药物在注射器或输液瓶中混合。与其他抗生素同用时，必须分开给药。不得与只含碳酸氢钠的溶液混合，不得加入血液制品及水解蛋白液。

5. 肾功能损害时剂量需减少，<12岁儿童肌酐清除率<40ml/(1.73m^2·min)、12～18岁儿童肌酐清除率<20ml/(1.73m^2·min)，应减少剂量。

【**制剂与规格**】注射剂：（1）1.125g（含哌拉西林1g，他唑巴坦0.125g）；▲（2）2.25g（含哌拉西林2g，他唑巴坦0.25g）；（3）3.375g（含哌拉西林3.0g，他唑巴坦0.375g）；▲（4）4.5g（含哌拉西林4g，他唑巴坦0.5g）。

阿洛西林 [保(乙)]
Azlocillin

【**商品名或别名**】阿乐欣，欧乐施，天西林

【**用药指征**】主要用于敏感的革兰阳性菌及阴性菌所致的各种感染以及铜绿假单胞菌感染，包括败血症、脑膜炎、心内膜炎、化脓性胸膜炎、腹膜炎及下呼吸道、胃肠道、胆道、泌尿系统、骨及软组织和生殖器官等感染，恶性外耳炎、烧伤、皮肤及手术感染等。

【**用法与用量**】加入适量5%葡萄糖氯化钠注射液、5%葡萄糖注射液或10%葡萄糖注射液中，静脉滴注。儿童，一日75mg/kg，分2～4次滴注；婴

儿及新生儿, 一日 100mg/kg, 分 2~4 次滴注。

【用药指导】

1. 用药前须做青霉素皮肤试验, 阳性者禁用。

2. 下列情况应慎用: 有哮喘、湿疹、花粉症、荨麻疹等过敏性疾病史者。

3. 交叉过敏反应 对一种青霉素类抗生素过敏者可能对其他青霉素类抗生素也过敏。也可能对青霉素胺或头孢菌素类过敏。

4. 避免与酸碱性较强的药物配伍, pH 4.5 以下会有沉淀发生, pH 4.0 以下及 pH 8.0 以上效价下降较快。

5. 与氨基糖苷类抗生素合用有协同作用, 但混合后, 两者的抗菌活性明显减弱, 因此两药不能置同一容器内给药。

6. 应用大剂量时应定期检测血清钠。

7. 静脉滴注时注意速度不宜太快。

8. 与伤寒活疫苗合用可降低伤寒活疫苗的免疫效应。

【制剂与规格】注射剂: (1) 1.0g; (2) 2.0g。

美洛西林 [保(乙)]
Mezlocillin

【商品名或别名】天林, 力扬, 凯韦可, Mezlin

【用药指征】用于大肠埃希菌、肠杆菌属、变形杆菌等革兰阴性杆菌中敏感菌株所致的呼吸系统、泌尿系统、消化系统、妇科和生殖器官等感染, 如败血症、化脓性脑膜炎、腹膜炎、骨髓炎、皮肤及软组织感染及眼、耳、鼻、喉科感染。

【用法与用量】肌内注射、静脉注射或静脉滴注。肌内注射临用前加灭菌注射用水溶解, 静脉注射通常加入 5% 葡萄糖氯化钠注射液、5% 葡萄糖注射液或 10% 葡萄糖注射液溶解后使用。

1~14 岁及体重 >3kg 婴儿, 一次 75mg/kg, 一日 2~3 次; 体重 <3kg 者, 一次 75mg/kg, 一日 2 次。

【用药指导】

1. 用药前须做青霉素皮肤试验, 阳性者禁用。

2. 交叉过敏反应 对一种青霉素类抗生素过敏者可能对其他青霉素类抗生素也过敏。也可对青霉胺或头孢菌素类过敏。

3. 氯霉素、红霉素、四环素类等抗生素和磺胺药等抑菌剂可干扰本品的杀菌活性，不宜与本品合用，尤其是在治疗脑膜炎或急需杀菌剂的严重感染时。

4. 肾功能减退患儿应适当降低用量。

5. 静脉注射宜缓慢，尽量避免静脉注射。

6. 与伤寒活疫苗合用可降低伤寒活疫苗的免疫效应。

7. 避免与 pH 4.5 以下的酸性药物和 pH 8.0 以上碱性药物配伍。

【制剂与规格】注射剂：（1）0.5g；（2）1.0g。

（二）头孢菌素类

头孢氨苄^[基(基). 保(甲)]
Cefalexin

【商品名或别名】头孢菌素Ⅳ，先锋霉素Ⅳ，头孢力新，Ambal，Brisoral，Ceporex，Keflex

【用药指征】适用于敏感菌所致的急性扁桃体炎、咽峡炎、中耳炎、鼻窦炎、支气管炎、肺炎等呼吸系统感染、尿路感染及皮肤软组织感染等。本品为口服制剂，不宜用于重症感染。

【用法与用量】口服：一日 25～50mg/kg，一日 4 次。皮肤软组织感染及链球菌咽峡炎患儿每 12 小时口服 12.5～50mg/kg。

【用药指导】

1. 有胃肠道疾病史的患儿，尤其有溃疡性结肠炎、局限性肠炎或抗感染药物相关性结肠炎者以及肾功能减退者应慎用本品。

2. 在应用本品前须详细询问患儿对头孢菌素类、青霉素类及其他药物过敏史，有青霉素类药物过敏性休克史者不可应用本品，其他患儿应用本品时必须注意头孢菌素类与青霉素类存在交叉过敏反应的机会有 5%～7%，需在严密观察下慎用。一旦发生过敏反应，抢救措施见青霉素。

3. 长期用药可引起菌群失调，发生二重感染，也可出现维生素 K 和 B 族缺乏。

4. 头孢氨苄主要经肾排出，肾功能减退患儿应用本品须减量。

5. 食物可影响药物吸收，宜空腹使用。

6. 当每天口服剂量超过 4g（无水头孢氨苄）时，应考虑改用注射用头孢菌素类药物。

【制剂与规格】胶囊剂：▲（1）0.125g；▲（2）0.25g。

片剂：▲（1）125mg；▲（2）250mg。

颗粒剂：▲（1）50mg；▲（2）125mg；（3）250mg。

头孢羟氨苄 [保（乙）]
Cefadroxil

【商品名或别名】欧意，Duracef，Ultracef

【用药指征】适用于敏感细菌所致的尿路感染、皮肤软组织感染以及急性扁桃体炎、急性咽炎、中耳炎和肺部感染等。本品为口服制剂，不宜用于重症感染。

【用法与用量】口服：一次 15～20mg/kg，一日 2 次。A 组溶血性链球菌咽炎及扁桃体炎每 12 小时 15mg/kg，疗程至少 10 日。

【用药指导】

1. 有胃肠道疾病史的患儿，尤其有溃疡性结肠炎、局限性肠炎或抗感染药物相关性结肠炎者以及有肾功能减退者慎用本品。

2. 在应用本品前须详细询问患儿对头孢菌素类、青霉素类及其他药物过敏史，有青霉素类药物过敏性休克史者不可应用本品，其他患儿应用本品时必须注意头孢菌素类与青霉素类存在交叉过敏反应的机会有 5%～7%，需在严密观察下慎用。一旦发生过敏反应，抢救措施见青霉素。

3. 头孢羟氨苄主要经肾排出，肾功能减退患儿应用本品须适当减量。

4. 一日口服剂量超过 4g 时，应考虑改注射用头孢菌素类药物。

5. 分散片可直接口服或溶于 40℃以下温开水口服，颗粒剂应溶于 40℃以下温开水口服。

【制剂与规格】片剂：（1）0.125g；（2）0.25g；（3）0.5g。

分散片：0.25g。

颗粒剂：0.125g。

头孢噻吩
Cefalothin

【商品名或别名】先锋霉素 I，噻孢霉素，西保力新，Cephalothin，Cefalotin

【用药指征】本品适用于耐青霉素金葡菌（甲氧西林耐药者除外）和敏感革兰阴性杆菌所致的呼吸道感染、软组织感染、尿路感染、败血症等，病情严重者可与氨基糖苷类抗生素联合应用，但应警惕可能加重肾毒性。本品不宜用于细菌性脑膜炎患儿。

【用法与用量】静脉注射或静脉滴注：一日 50 ~ 100mg/kg，分 4 次给药。<7 天新生儿为每 12 小时 20mg/kg；>7 天新生儿每 8 小时 20mg/kg。

肾功能减退患儿应用本品须适当减量。肌酐清除率小于 10ml/min、25ml/min、50ml/min 和 80ml/min 时，每 6 小时给予的剂量分别为 0.5g、1g、1.5g 和 2g。无尿患儿每天的维持剂量为 1.5g，分 3 次给药。血液透析和腹膜透析能有效地清除本品，透析期间为维持有效血药浓度，应每 6 ~ 12 小时给予 1g。

配制静脉注射液作静脉注射时可将 1g 本品溶于 10ml 灭菌注射用水、5% 葡萄糖注射液或氯化钠注射液，配制成的溶液于 3 ~ 5 分钟内徐缓注入。供静脉滴注时，先将 4g 本品溶于 20ml 灭菌注射用水中，然后再适量稀释。腹腔内给药时，一般每 1000ml 透析液中含头孢噻吩钠 60mg。治疗腹膜炎或腹腔污染后应用头孢噻吩钠的浓度可达 0.1% ~ 4%。

【用药指导】

1. 对肾功能减退患儿应在减少剂量情况下谨慎使用；因本品部分在肝脏代谢，因此肝功能损害患儿也应慎用；胃肠道疾病史者慎用。

2. 交叉过敏反应。对一种头孢菌素或头霉素（Cephamycin）过敏者对其他头孢菌素类或头霉素类也可能过敏；对青霉素类或青霉胺过敏者也可能对本品过敏。

3. 每日剂量超过 12g 可能发生肾毒性。

4. 大剂量使用本品可发生脑病。

5. 本品无特效拮抗药，药物过量时主要给予对症治疗和大量饮水及补液等。本品可为血液透析和腹膜透析清除。

6. 根据肾功能适当减量或延长给药间隔。

7. 本品与氨基糖苷类不可同瓶滴注。

8. 与强利尿药、氨基糖苷类和其他具肾毒性药物联合应用可增加肾毒性。

【制剂与规格】注射剂：（1）0.5g；（2）1.0g。

头孢唑林 [基(基).保(甲)]
Cefazolin

【商品名或别名】先锋霉素 V，先锋啉，凯复草，Ancef，Cefalin，Kefzol

【用药指征】适用于治疗敏感细菌所致的中耳炎、支气管炎、肺炎等呼吸系统感染、尿路感染、皮肤软组织感染、骨和关节感染，败血症、感染性心内膜炎、肝胆系统感染及眼、耳、鼻、喉科等感染。

本品也可作为外科手术前的预防用药。

【用法与用量】静脉缓慢推注、静脉滴注或肌内注射：一日 50～100mg/kg，分 2～3 次。

【用药指导】

1. 对青霉素过敏或过敏体质者慎用。

2. 早产儿及 1 个月以下的新生儿不推荐应用本品。

3. 本品不宜用于中枢神经系统感染；对慢性尿路感染，尤其伴有尿路解剖异常者的疗效较差；本品不宜用于治疗淋病和梅毒。

4. 长期用药致耐药菌株的大量繁殖，可引起菌群失调，发生二重感染。

5. 可诱发支气管痉挛，导致支气管哮喘。

6. 本品与下列药物有配伍禁忌，不可同瓶滴注：硫酸阿米卡星、硫酸卡那霉素、盐酸金霉素、盐酸土霉素、盐酸四环素、葡萄糖酸红霉素、硫酸多黏菌素 B、黏菌素甲磺酸钠、戊巴比妥、葡萄糖酸钙。

7. 本品水溶液较稳定，室温下可保存 24 小时。

【制剂与规格】注射剂：（1）0.2g；▲（2）0.5g。

头孢拉定 [基(基).保(甲/乙)]
Cefradine

【商品名或别名】先锋霉素Ⅵ，己环胺菌素，头孢环己烯，Velosef

【用药指征】适用于敏感菌所致的急性咽炎、扁桃体炎、中耳炎、支气管炎和肺炎等呼吸系统感染、泌尿生殖系统感染及皮肤软组织感染等。

【用法与用量】

1. 口服：一次 6.25～12.5mg/kg，每 6 小时 1 次。

2. 静脉滴注、静脉注射或肌内注射，>1 岁，一次 12.5～25mg/kg，每 6 小时 1 次。

3. 肌酐清除率大于 20ml/min、5～20ml/min 或小于 5ml/min 时，剂量宜分别调整为每 6 小时 0.5g、0.25g 和每 12 小时 0.25g。

4. 配制肌内注射液时，将 2ml 注射用水加入 0.5g 装瓶内，须作深部肌内注射。

5. 配制静脉注射液时，将至少 10ml 注射用水或 5% 葡萄糖注射液分别注入 0.5g 装瓶内，于 5 分钟内注射完毕。

6. 配制静脉滴注液时，将适宜的稀释液 10ml 分别注入 0.5g 装瓶内，然后再以氯化钠注射液或 5% 葡萄糖液作进一步稀释。

【用药指导】

1. 在应用本品前须详细询问患儿对头孢菌素类、青霉素类及其他药物过敏史，有青霉素类药物过敏性休克史者不可应用本品，其他患儿应用本品时必须注意头孢菌素类与青霉素类存在交叉过敏反应的机会有 5%～7%，需在严密观察下慎用。一旦发生过敏反应，抢救措施见青霉素。

2. 本品与氨基糖苷类抗生素可相互灭活，当前述药物同时给予时，应在不同部位给药，两类药物不能混入同一容器内。

3. 本品不能与其他抗生素相混给药。

4. 本品中含有碳酸钠，因此与含钙溶液如复方氯化钠注射液有配伍禁忌。

5. 本品主要经肾排出，肾功能减退者须减少剂量或延长给药间隔。

6. 应用本品的患儿以硫酸铜法测定尿糖时可出现假阳性反应。

【制剂与规格】注射剂：（1）0.5g；（2）1.0g。

干混悬剂：0.125g。

片剂：▲0.25g。

头孢硫脒 [保(乙)]
Cefathiamidine

【商品名或别名】先锋霉素 18，硫脒头孢菌素，仙力素

【用药指征】用于敏感菌所引起呼吸系统、肝胆系统、五官、尿路感染及心内膜炎、败血症。

【用法与用量】

1. 肌内注射：一日 50～100mg/kg，分 3～4 次给药。

2. 静脉给药：一日 50～100mg/kg，分 2～4 次给药。

临用前加灭菌注射用水或氯化钠注射液适量溶解。

【用药指导】

1. 对本品或其他头孢菌素过敏、有青霉素过敏性休克史者禁用。

2. 有胃肠道疾病史者，特别是溃疡性结肠炎、局限性肠炎或抗生素相关性结肠炎者应慎用。

3. 常见不良反应有过敏、哮喘、血清病、发热、寒战、瘙痒、皮疹、血管神经性水肿、过敏性休克。

4. 与强利尿剂和氨基糖苷类抗生素联合应用可加重对肾脏的毒性。

5. 肾功能减退患儿应用本品须适当减量。

【制剂与规格】注射剂：（1）0.5g；（2）1.0g。

头孢替唑
Ceftezole

【商品名或别名】特子社复，益替欣，去甲唑啉头孢菌素钠，Tezacef

【用药指征】本品用于敏感菌所引起的感染。

1. 呼吸系统感染：急慢性支气管炎、肺炎、支气管扩张、慢性呼吸系统疾病的继发感染等。

2. 泌尿系统感染：肾盂肾炎、输尿管炎、膀胱炎、尿道炎等；胆囊炎、胆管炎、腹膜炎。

3. 创伤性感染、败血症、烧伤、烫伤；浅表化脓性感染（毛囊炎、甲沟炎、疖、痈、脓肿、蜂窝织炎、丹毒、溃疡等）。

4. 深部化脓性感染：淋巴管炎等。

5. 耳鼻喉科感染：中耳炎、鼻窦炎、咽炎、扁桃腺炎；术前、术后预防感染。

【用法与用量】静脉注射、静脉滴注或肌内注射：一日 20～80mg/kg，分 2～3 次。静脉缓慢注射时用注射用水、0.9% 氯化钠注射液、5% 葡萄糖注射液溶解；静脉滴注时溶于 0.9% 氯化钠注射液或 5% 葡萄糖注射液中；肌内注射时溶于 0.5% 盐酸利多卡因注射液中。

【用药指导】

1. 用药前要详细询问患儿及家属过敏史，对头孢类过敏者禁用本品，对青霉素过敏者慎用本品。

2. 静脉内大量给药，有时会引起血管痛、血栓性静脉炎。肌内注射时注射量应尽量小。

3. 肾功能障碍患儿，应视肾功能损害程度，相应调整剂量及用药时间。

4. 本品与氨茶碱、氯化钙、葡萄糖酸钙、盐酸苯海拉明等抗组胺药、去甲肾上腺素、间羟胺、苯妥英钠、B 族维生素、维生素 C 等有配伍禁忌。

5. 药物溶解时如因温度原因出现混浊，可加温使其澄清后使用。药物溶解后宜立即使用，如需保存，应置于避光阴凉处，存放时间不应超过 24 小时。

6. 肌内注射时使用的溶剂不能用于静脉注射和静脉滴注。

【制剂与规格】注射剂：（1）0.25g；（2）0.5g；（3）1.0g；（4）1.5g；（5）2.0g；（6）4.0g。

头孢呋辛^[基(基).保(甲)]
Cefuroxime

【商品名或别名】信立欣，立健新，西力欣，Zinacef

【用药指征】本品可用于对头孢呋辛敏感的细菌所致的下列感染。

1. 呼吸道感染：由肺炎链球菌、流感嗜血杆菌（含氨苄西林耐药菌）、克雷伯杆菌属、金黄色葡萄球菌（青霉素酶产酶菌和非青霉素酶产酶菌）、化脓性链球菌及大肠埃希菌所引起的呼吸系统感染，如中耳炎、鼻窦炎、扁桃体炎、咽炎和急、慢性支气管炎、支气管扩张合并感染、细菌性肺炎、肺脓肿和术后肺部感染。

2. 泌尿系统感染：由大肠埃希菌及克雷伯杆菌属细菌所致的尿道感染，如肾盂肾炎、膀胱炎和无症状性菌尿症。

3. 皮肤及软组织感染：由金黄色葡萄球菌（青霉素酶产酶菌及非青霉素酶产酶菌）、化脓性链球菌、大肠埃希菌、克雷伯杆菌属及肠道杆菌属细菌所致的皮肤及软组织感染，如蜂窝织炎、丹毒、腹膜炎及创伤感染。

4. 败血症：由金黄色葡萄球菌（青霉素酶产酶菌和非青霉素酶产酶菌）、肺炎链球菌、大肠埃希菌，流感嗜血杆菌（含氨苄西林耐药菌）及克雷伯杆菌属细菌所引起的败血症。

5. 脑膜炎：由肺炎链球菌，流感嗜血杆菌（含氨苄西林耐药菌），脑膜炎奈瑟菌及金黄色葡萄球菌（青霉素酶产酶菌和非青霉素酶产酶菌）所引起的脑膜炎。

6. 淋病：由淋病奈瑟菌（青霉素酶产酶菌和非青霉素酶产酶菌）所引起的单纯性（无合并症）及有并发症的淋病，尤其适用于不宜用青霉素治疗者。

7. 骨及关节感染：由金黄色葡萄球菌（青霉素酶产酶菌和非青霉素酶产酶菌所）所引起的骨及关节感染。

本品亦可用于术前或术中防止敏感致病菌的生长，减少术中及术后因污染引起的感染。如腹部骨盆及矫形外科手术、心脏、肺部、食管及血管手术、全关节置换手术中的预防感染。

【用法与用量】

1. 可行深部肌内注射，也可静脉注射或静脉滴注。肌内注射前，必须回抽无血才可注射。

2. 3 个月以上的患儿，一日 50 ~ 100mg/kg，分 3 ~ 4 次给药。重症感染，一日用量不低于 0.1g/kg。骨和关节感染，一日 0.15g/kg，分 3 次给药。脑膜炎患儿一日 0.2 ~ 0.24g/kg，分 3 ~ 4 次给药。儿童一日最大剂量不超过 6g。

3. 肾功能不全患儿，应根据肾功能损害的程度来调整用法与用量，推荐调整方法见表 1 – 1。

表 1 – 1　肾功能不全患儿用法用量

肌酐清除率（ml/min）	剂量	间隔
>20	0.75 ~ 1.5g	每 8 小时
10 ~ 20	0.75g	每 12 小时
<10	0.75g	每 24 小时

【用药指导】

1. 对青霉素类药物过敏者慎用本品。

2. 有报道新生儿对头孢菌素有蓄积作用，3 个月以下儿童的安全有效性尚未确定，因而不推荐使用。

3. 本品能引起假膜性肠炎，应警惕。假膜性肠炎诊断确立后，应给予适宜的治疗。轻度者停药即可，中、重度者应给予液体、电解质、蛋白质补充，并需选用对梭状芽孢杆菌有效的抗生素类药物治疗。

4. 过量使用会刺激大脑发生惊厥。血液透析法或腹膜透析法可降低本品的血清浓度。

5. 使用本品时应注意监测肾功能，特别是对接受大剂量的重症患儿。

6. 肾功能不全者应减少每日剂量。

7. 用灭菌注射用水配制时，本品混悬液在室温 24 小时，冰箱 5℃保存 48 小时可保持活性。过了这个期限，任何未用的溶液都应丢弃。

8. 装在抗生素瓶中的 0.25g，0.75g 和 1.5g 三种规格的注射用头孢呋辛钠，用 20ml，50ml 或 100ml 5% 葡萄糖注射液，0.9% 氯化钠注射液，0.45% 氯化钠注射液稀释。

9. 本品不可与氨基糖苷类抗生素在同一容器中给药；与万古霉素混合可发生沉淀。

【制剂与规格】注射剂：▲（1）0.25g；▲（2）0.5g；▲（3）0.75g；（4）1.0g；▲（5）1.5g；（6）2.0g；（7）2.5g；（8）3.0g。

头孢呋辛酯 [基(基).保(甲/乙)]
Cefuroxime Axetil

【商品名或别名】联邦赛福欣，巴欣，新菌灵

【用药指征】用于治疗敏感细菌所致的下列感染。

1. 上呼吸道感染：鼻窦炎、副鼻窦炎、扁桃体炎和咽炎。

2. 下呼吸道感染：如急性和慢性支气管炎及肺炎。

3. 皮肤及软组织感染：如疖、脓疱病。

4. 淋病：急性淋球菌性尿道炎。

【用法与用量】口服，3 个月 ~ 2 岁，一次 10mg/kg（最大剂量 125mg），一日 2 次；2 ~ 12 岁，一次 15mg/kg（最大剂量 250mg），一日 2 次；12 ~ 18 岁，一次 250mg，一日 2 次。

重症下呼吸道感染，剂量加倍。下尿路感染，剂量减半。

【用药指导】

1. 对青霉素类有过敏反应的患儿应慎用。

2. 使用期间或停药后如发生严重腹泻，要警惕是否出现假膜性肠炎。

3. 过量使用头孢菌素会引起大脑的刺激而导致惊厥。

4. 使用本品治疗的患儿，建议使用葡萄糖氧化法或己糖活化法来测定血糖。

5. 片剂不宜压碎后使用，应整片吞服，因此 5 岁以下儿童不宜服用，宜服用分散片、颗粒、干混悬剂。最好餐后服药。

6. 本品应贮放于不超过 30℃的环境内。

【制剂与规格】片剂：▲（1）0.125g；▲（2）0.25g。

分散片：▲0.125g。

颗粒剂：0.125g。

干混悬剂：（1）5ml：0.125g；（2）5ml：0.25g。

头孢孟多酯钠
Cefamandole Nafate

【商品名或别名】头孢羟唑，羟苄唑头孢菌素，羟苄四唑头孢菌素

【用药指征】适用于敏感细菌所致的肺部感染、尿路感染、胆道感染、皮肤软组织感染、骨和关节感染以及败血症、腹腔感染等。

【用法与用量】

1. 肌内注射或静脉滴注。

2. 根据感染程度，一日剂量为 50～100mg/kg，分 3～4 次给予，最大剂量可用一日 150mg/kg。

【用药指导】

1. 有胃肠道疾病史者，特别是溃疡性结肠炎、局限性肠炎或抗生素相关性结肠炎者应慎用。

2. 1 个月内的新生儿和早产儿不推荐应用本品。

3. 对一种头孢菌素或头霉素（Cephamycin）过敏者对其他头孢菌素或头霉素也可能发生交叉过敏。

4. 对青霉素过敏患儿应用本品时应根据患儿情况充分权衡利弊后决定。有青霉素过敏性休克或即刻反应者，不宜再选用头孢菌素类。

5. 肾功能减退患儿应减少剂量，并须注意出血并发症的发生。若应用大剂量，偶可发生低凝血酶原血症，有时可伴出血，因此在治疗前和治疗过程中应测定出血时间。

6. 应用本品期间饮酒可出现双硫仑样反应，故在应用本品期间和以后数天内，应避免含乙醇饮料。

7. 长期使用本品，可能会促使耐药菌株的增加，如出现再度感染时，得重做药敏试验。

【制剂与规格】注射剂：（1）0.5g；（2）1.0g。

头孢克洛 [保（乙）]
Cefaclor

【商品名或别名】头孢氯氨苄，新达罗，再克，Ceclor

【用药指征】本品主要适用于敏感菌所致的呼吸系统、泌尿系统、耳鼻喉科及皮肤、软组织感染等。

【用法与用量】口服：一日 20mg/kg，分 3 次给予，严重感染可增至一日 40mg/kg，但一日总量不超过 1g。

【用药指导】

1. 存在严重肾功能不全时要慎用头孢克洛，因为头孢克洛在无尿症患儿体内的半衰期为 2.3～2.8 小时。对于中度至重度肾功能受损患儿，剂量通常可不变。但在这种情况下应用头孢克洛的临床经验有限，因此，应进行仔细的临床观察和实验室检查。

2. 与 β - 内酰胺类抗生素中存在交叉过敏反应，一旦发生过敏，立即抢救。抢救措施见青霉素。

3. 已有报道，实际上使用所有的广谱抗生素（包括大环内酯类抗生素、半合成青霉素和头孢菌素）都会产生假膜性结肠炎。因此，若使用抗生素的患儿发生腹泻，考虑到这一诊断是很重要的。其程度可能从轻度至危及生命不等，对于轻度的假膜性结肠炎病例，通常只需停药即可奏效，对于中度至严重病例，则应采取适当的治疗措施。

对于有胃肠道病史（特别是结肠炎）的患儿，使用广谱抗生素（包括头孢菌素）要慎重。

4. 一般注意事项：长期使用头孢克洛，会使不敏感菌株大量繁殖，因此，对患儿细心观察是必要的。如果治疗期间发生二重感染，必须采取适当措施。

5. 本品宜空腹口服，因食物可延迟其吸收。牛奶不影响本品吸收。

【制剂与规格】胶囊剂：0.25g。

干混悬剂：0.125g。

头孢丙烯 [保(乙)]
Cefprozil

【商品名或别名】施复捷，希能

【用药指征】用于敏感菌所致的下列轻、中度感染。

1. 上呼吸道感染：①化脓性链球菌性咽炎、扁桃体炎。通常治疗和预防链球菌感染（包括预防风湿热）应选择肌内注射青霉素。虽然头孢丙烯一般可有效清除鼻咽部的化脓性链球菌，但目前尚无可供借鉴的头孢丙烯预防继发性风湿热的资料。②肺炎链球菌、嗜血流感杆菌（包括产 β - 内酰胺酶菌株）和卡他莫拉菌（包括产 β - 内酰胺酶菌株）性中耳炎、急性鼻窦炎。

2. 下呼吸道感染：由肺炎链球菌、嗜血流感杆菌（包括产 β - 内酰胺酶菌株）和卡他莫拉菌（包括产 β - 内酰胺酶菌株）引起的急性支气管炎继发细菌感染和慢性支气管炎急性发作。

3. 皮肤和皮肤软组织：金黄色葡萄球菌（包括产青霉素酶菌株）和化脓性链球菌引起的非复杂性皮肤软组织感染，但脓肿通常需外科引流排脓。

适当时应进行细菌培养和药敏试验以确定病原菌对头孢丙烯的敏感性。

【用法与用量】口服：①2~12岁：上呼吸道感染，一次 7.5mg/kg，一日

2 次；皮肤或皮肤软组织感染，一次 20mg/kg，一日 1 次。②6 个月~12 岁：中耳炎，一次 15mg/kg，一日 2 次；急性鼻窦炎，一般一次 7.5mg/kg，一日 2 次；严重病例，一次 15mg/kg，一日 2 次。

1. 疗程一般 7~14 日，但 β-溶血性链球菌所致急性扁桃体炎、咽炎的疗程至少 10 日。

2. 肾功能不全患儿应调整剂量。

3. 血液透析可清除体内部分头孢丙烯，因此应在血液透析完毕后服用。

4. 肝功能受损患儿无须调整剂量。

【用药指导】

1. 患有胃肠道疾病，尤其是肠炎患儿应慎用头孢丙烯。

2. 使用本品治疗前，应仔细询问患儿是否有头孢丙烯和其他头孢菌素类药物、青霉素类及其他药物的过敏史。有青霉素过敏史患儿服用本品应谨慎。凡以往有青霉素类药物所致过敏性休克史或其他严重过敏反应者不宜使用本品。如发生过敏反应，应停止用药。

3. 几乎所有抗感染药物包括头孢丙烯长期使用可引起非敏感性微生物的过度生长，改变肠道正常菌群，诱发二重感染，尤其是假膜性肠炎。如出现上述情况，根据临床症状采取调节水和电解质平衡、补充蛋白和用对耐药菌有效的抗感染药物治疗。

4. 确诊或疑有肾功能损伤的患儿（见用法与用量）在用本品治疗前和治疗时，应严密观察临床症状并进行适当的实验室检查。在这些患儿中，常规剂量时血药浓度较高和（或）排泄减慢，故应减少本品的每日用量。同时服用强利尿剂治疗的患儿使用头孢菌素应谨慎，因为这些药物可能会对肾功能产生有害影响。

5. 头孢丙烯主要经肾脏清除，对严重过量，尤其是肾功能损伤患儿，血液透析有助于本品清除。

【制剂与规格】片剂：0.25g。

分散片：0.125g。

颗粒剂：0.125g。

干混悬剂：31.5g∶3g。

头孢替安 [保(乙)]
Cefotiam

【商品名或别名】泛司博林，凡司颇灵，头孢噻四唑，CTM

【用药指征】用于治疗敏感菌所致的感染，如肺炎、支气管炎、胆道感染、腹膜炎、尿路感染以及手术和外伤所致的感染和败血症等。

【用法与用量】

1. 肌内注射：用 0.25% 利多卡因注射液溶解后作深部肌内注射。

2. 静脉注射：用灭菌注射用水、氯化钠注射液或 5% 葡萄糖注射液溶解，每 0.5g 药物稀释成约 20ml，缓缓注射。

3. 静脉滴注：将一次用量溶于适量的 5% 葡萄糖注射液、氯化钠注射液或氨基酸输液中，于 30 分钟内滴入。

4. 一日 40~80mg/kg，病重时可增至一日 160mg/kg，分 3~4 次给予。

【用药指导】

1. 有胃肠道疾病史者，特别是溃疡性结肠炎、局限性肠炎或抗生素相关性结肠炎者应慎用。

2. 肾功能不全者应减量并慎用。用药期间应进行尿液化验，如果损及肾功能，则应停药。

3. 有青霉素过敏性休克或即刻反应者，不宜再选用头孢菌素类。

4. 对一种头孢菌素或头霉素（Cephamycin）过敏者对其他头孢菌素或头霉素也可能发生交叉过敏。

5. 本品可引起血象改变，严重时应立即停药。

6. 本品溶解后应立即使用，否则药液色泽会变深。

【制剂与规格】注射剂：（1）0.5g；（2）1.0g。

头孢甲肟
Cefmenoxime

【商品名或别名】倍司特克，CMX，氨噻肟唑头孢菌素，头孢氨噻肟唑

【用药指征】本品适用于头孢甲肟敏感的链球菌属（肠球菌除外）、肺炎链球菌、消化球菌属、消化链球菌属、大埃希菌、柠檬酸杆菌属、克雷伯菌属、肠杆菌属、沙雷菌属、变形菌属、流感嗜血杆菌、拟杆菌属等引起的下述感染症：①肺炎、支气管炎、支气管扩张合并感染、慢性呼吸系统疾病的继发感染；肺脓肿、脓胸；②肾盂肾炎、膀胱炎；前庭大腺炎；③胆管炎、胆囊炎；肝脓肿；腹膜炎；④烧伤、手术创伤的继发感染；⑤败血症；⑥脑脊膜炎。

【用法与用量】

1. 轻度感染：一日 40~80mg/kg，分 3~4 次静脉滴注。

2. 中、重度感染：可增至一日 160mg/kg，分 3～4 次静脉滴注。

3. 脑脊膜炎：可增量至一日 200mg/kg，分 3～4 次静脉滴注。

【用药指导】

1. 因有可能发生休克反应，所以要详细问诊，要事先做好一旦发生休克时的急救处理工作。

2. 使用本品时，最好定期做肝功能、肾功能、血液等检查。

3. 早产儿、新生儿用药的安全性尚不确定。

【制剂与规格】注射剂：（1）0.25g；（2）0.5g；（3）1.0g。

头孢哌酮
Cefoperazone

【商品名或别名】先锋必素，头孢氧哌唑，氧哌羟苯唑，先锋松，Cefobid，Cefobine

【用药指征】临床上主要用于敏感菌引起的各种感染，如呼吸系统感染、腹膜炎、胆囊炎、肾盂肾炎、尿路感染、脑膜炎、败血症、骨和关节感染、盆腔炎、子宫内膜炎、淋病、皮肤及软组织感染等。

【用法与用量】静脉注射或静脉滴注：一日 50～200mg/kg，分 2 次用。静脉注射或静脉滴注可用生理盐水或 5% 葡萄糖注射液溶解稀释供输注。

【用药指导】

1. 交叉过敏：对任何一种头孢菌素过敏者对本品也可能过敏。

2. 部分患儿用本品治疗可引起维生素 K 缺乏和低凝血酶原血症，用药期间应进行出血时间、凝血酶原时间监测。同时应用维生素 K_1 可防止出血现象的发生。

3. 长期应用头孢哌酮可引起二重感染。

4. 新生儿和早产儿应用本品时，应权衡利弊，谨慎考虑。

5. 肝病和（或）胆道梗阻患儿，半衰期延长（病情严重者延长 2～4 倍），尿中头孢哌酮排泄量增多；肝病、胆道梗阻严重或同时有肾功能减退者，胆汁中仍可获得有效治疗浓度；给药剂量须予适当调整，且应进行血药浓度监测。如不能进行血药浓度监测时，每日给药剂量不应超过 2g。

6. 对诊断的干扰：用硫酸铜法进行尿糖测定时可出现假阳性反应，直接抗人球蛋白（Coombs）试验呈阳性反应。新生儿此试验亦可为阳性。

7. 本品无特效拮抗药，药物过量时主要给予对症治疗和大量饮水及补液等。

【制剂与规格】注射剂：（1）0.5g；（2）1.0g；（3）1.5g；（4）2.0g。

头孢哌酮舒巴坦 [保(乙)]
Cefoperazone and Sulbactam

【商品名或别名】新瑞普欣，萨典，舒普深，斯坦定

【用药指征】本品适用于治疗由敏感菌所引起的下列感染：上、下呼吸道感染；上、下泌尿道感染；腹膜炎、胆囊炎、胆管炎和其他腹腔内感染；败血症；脑膜炎；皮肤和软组织感染；骨骼及关节感染；盆腔炎、子宫内膜炎、淋病和其他生殖系统感染。

【用法与用量】

1. 头孢哌酮舒巴坦儿童每日推荐剂量见表1-2。

表1-2　头孢哌酮舒巴坦儿童每日推荐剂量

比例	头孢哌酮舒巴坦 [mg/(kg·d)]	头孢哌酮 [mg/(kg·d)]	舒巴坦 [mg/(kg·d)]
1:1	40~80	20~40	20~40

上述剂量分成等量，每6~12小时注射1次。在严重感染或难治性感染时，上述剂量可按1:1的比例增加到一日160mg/kg，头孢哌酮一日80mg/kg，分等量，一日给药2~4次。

2. 新生儿用药：出生第1周的新生儿应每12小时给药1次。舒巴坦在患儿中的一日最高剂量不应超过80mg/kg。

3. 婴儿用药：头孢哌酮舒巴坦已被有效地用于婴儿感染的治疗。对早产儿和新生儿尚未进行过广泛的研究，因此头孢哌酮舒巴坦用于早产儿和新生儿前，医生应充分权衡利弊。

4. 肾功能障碍患儿的用药：肾功能明显降低的患儿（肌酐清除率<30ml/min）舒巴坦清除减少，应调整头孢哌酮舒巴坦的用药方案。肌酐清除率为15~30ml/min的患儿每日舒巴坦的最高剂量为1g（即本品最大剂量2.0g）。分等量，每12小时注射1次。肌酐清除率<15ml/min的患儿每日舒巴坦的最高剂量为500mg（即本品1.0g），分等量，每12小时注射1次。遇严重感染，必要时可单独增加头孢哌酮的用量。

在血液透析患儿中，舒巴坦的药物动力学特性有明显改变。头孢哌酮在血液透析患儿中的血清半衰期轻微缩短。因此在血液透析后，应给予一剂头孢哌酮舒巴坦。

5. 静脉给药

（1）采用间歇静脉滴注时，每瓶头孢哌酮舒巴坦用适量的 5% 葡萄糖溶液或 0.9% 注射用氯化钠溶液溶解见表 1 – 3，然后再用上述相同溶液稀释至 50 ~ 100ml 供静脉滴注，滴注时间应至少 30 ~ 60 分钟。

尽管乳酸钠林格注射液可作为头孢哌酮舒巴坦静脉注射液的溶媒，但不能用于本品最初的溶解过程。

（2）静脉推注时，每瓶头孢哌酮舒巴坦应按上述方法溶解，静脉推注时间至少应超过 3 分钟。

①本品的溶解：0.75g 规格的本品装于耐压小瓶中，其溶解所需水量及溶解后浓度见表 1 – 3。

表 1 – 3 溶解所需水量及溶解后浓度

总剂量（g）	等剂量的舒巴坦 + 头孢哌酮	水溶后总容量（ml）	最大终浓度（mg/ml）
0.75	0.375 + 0.375	3.0	125 + 125
1.0	0.5 + 0.5	4.0	125 + 125

头孢哌酮舒巴坦在头孢哌酮和舒巴坦分别为 10 ~ 250mg/ml 和 5 ~ 125mg/ml 浓度范围内，可与注射用水、5% 葡萄糖注射液、生理盐水、5% 葡萄糖和 0.225% 氯化钠注射液，5% 葡萄糖和 0.9% 氯化钠注射液等配伍。

②乳酸钠林格注射液：头孢哌酮舒巴坦应使用灭菌注射用水进行溶解。采用两步稀释法：先用灭菌注射用水溶解，再用乳酸钠林格注射液稀释至舒巴坦的浓度为 5mg/ml 的溶液（用 2ml 初配液稀释至 50ml 乳酸钠林格注射液中或 4ml 初配液稀释至 100ml 乳酸钠林格注射液中）。

【用药指导】

1. 与其他抗生素一样，少数患儿使用头孢哌酮治疗后出现了维生素 K 缺乏，这种现象可能与合成维生素 K 的肠道菌群受到抑制有关，可能存在上述危险患儿包括营养不良、吸收不良（如肺囊性纤维化患儿）和长期静脉输注高营养制剂的患儿。应监测上述这些患儿以及接受抗凝血药治疗患儿的凝血酶原时间，需要时应另外补充维生素 K。

2. 与其他抗生素一样，长期使用头孢哌酮舒巴坦可引起不敏感细菌过度生长。因此在治疗过程中应仔细观察患儿的病情变化。

3. 与其他全身应用的抗生素一样，建议在疗程较长时应定期检查患儿是否存在各系统器官的功能障碍，其中包括肾脏、肝脏和血液系统。这一点对新生儿，尤其是早产儿特别重要。

4. 应用本品期间接受含乙醇药物者可出现双硫仑样反应，对于需要鼻饲或胃肠外营养患儿，采用流质饮食或输注营养液中应避免给予含有乙醇成分。

5. 肾衰竭的患儿，应监测头孢哌酮的血清浓度，根据需要调整用药剂量。对这些患儿如不能密切监测血清浓度，头孢哌酮的每日剂量不应超过 2g。血液透析时，头孢哌酮血清半衰期可略缩短，因此血液透析时，给药时间应另行安排。

6. 本品注射液不可与氨基糖苷类注射液直接混合。因存在物理性配伍禁忌。如必须用本品和氨基糖苷类联合治疗时，可采用序贯间歇静脉输注法，本品和氨基糖苷类的白天用药间隔时间应尽可能延长。各剂量输注间应采用足量的适宜稀释液灌洗静脉输注管，也可采用另一根单独的静脉输注管。

7. 脑脊液中高浓度的 β - 内酰胺类抗生素可引起中枢神经系统不良反应，如抽搐等。由于头孢哌酮和舒巴坦均可通过血液透析从血循环中被清除，因此如肾功能损害的患儿发生药物过量，血液透析治疗可增加本品从体内的排出。

【制剂与规格】注射剂：（1）0.75g（头孢哌酮钠 0.375g，舒巴坦钠 0.375g）；（2）1.0g（头孢哌酮钠 0.5g，舒巴坦钠 0.5g）；（3）1.5g（头孢哌酮钠 1.0g，舒巴坦钠 0.5g）；（4）2.0g（头孢哌酮钠 1.0g，舒巴坦钠 1.0g）。

头孢他啶 [基(基).保(乙)]
Ceftazidime

【商品名或别名】头孢噻甲羧肟，凯复定，复达欣，CAZ，Fortum

【用药指征】用于敏感革兰阴性杆菌所致的败血症、下呼吸道感染、腹腔和胆道感染、复杂性尿路感染和严重皮肤软组织感染等。对于由多种耐药革兰阴性杆菌引起的免疫缺陷者感染、医院内感染以及革兰阴性杆菌或铜绿假单胞菌所致中枢神经系统感染尤为适用。

【用法与用量】

1. 新生儿：静脉滴注。①<7 天新生儿，一次 25～50mg/kg，一日 1 次；②7～21 天新生儿，一次 25～50mg/kg，一日 2 次；③21～28 天新生儿，一次 25～50mg/kg，一日 3 次。

2. 1 个月～18 岁：一次 25～50mg/kg，一日 3 次，最大剂量一日 6g，静脉注射或滴注。

3. 患有囊性纤维化并发肺部铜绿假单胞菌感染的 1 个月～18 岁：一次

50mg/kg，一日 3 次，最大剂量一日 9g，肌内注射、静脉注射或滴注。

4. 肾功能损害者：当肌酐清除率 < 50ml/（1.73m^2 · min），应减少剂量。

【用药指导】

1. 有胃肠道疾病史者，特别是溃疡性结肠炎、局限性肠炎或抗生素相关性结肠炎（头孢菌素类很少产生假膜性结肠炎）者应慎用。

2. 对一种头孢菌素或头霉素过敏者对其他头孢菌素或头霉素也可能过敏。对青霉素过敏患儿应用本品时应根据患儿情况充分权衡利弊后决定。有青霉素过敏性休克或即刻反应者，不宜再选用头孢菌素类。

3. 对重症革兰阳性球菌感染，本品为非首选品种。

4. 在不同存放条件下，本品粉末的颜色可变暗，但不影响其活性。

5. 对诊断的干扰　应用本品的患儿直接抗球蛋白（Coombs）试验可出现阳性；本品可使硫酸铜尿糖试验呈假阳性；血清丙氨酸氨基转移酶（ALT）、天门冬氨酸氨基转移酶（AST）、碱性磷酸酶、血尿素氮和血清肌酐皆可升高。

6. 以生理盐水、5% 葡萄糖注射液或乳酸钠稀释成的静脉注射液（20mg/ml）在室温存放不宜超过 24 小时。肌内注射时可用 0.2% 盐酸利多卡因 1.5～3ml 注射液配制。

7. 本品不可与氨基糖苷类抗生素在同一容器中给药。与万古霉素混合可发生沉淀。

【制剂与规格】注射剂：（1）0.25g；▲（2）0.5g；▲（3）1.0g；（4）2.0g。

头孢曲松 [基（基）. 保（甲）]
Ceftriaxone

【商品名或别名】头孢三嗪，菌必治，头孢泰克松

【用药指征】用于敏感致病菌所致的下呼吸道感染、尿路、胆道感染，以及腹腔感染、盆腔感染、皮肤软组织感染、骨和关节感染、败血症、脑膜炎等及手术期感染预防。本品单剂可治疗单纯性淋病。

【用法与用量】深部肌内注射或静脉给药：≤14 天新生儿，一日 20～50mg/kg，最大剂量不超过一日 50mg/kg；>15 天新生儿至 12 岁，一日 20～80mg/kg，一日 1 次；>50kg 的儿童，一日 1～2g，一日 1 次。

1. 肌内注射溶液的配制：以 3.6ml 灭菌注射用水、氯化钠注射液、5% 葡萄糖注射液或 1% 盐酸利多卡因加入 1g 瓶装中，制成每 1ml 含 250mg 头孢曲松的溶液。

2. 静脉给药溶液的配制 将 9.6ml 前述稀释液（除利多卡因外）加入 1g 瓶装中，制成每 1ml 含 100mg 头孢曲松的溶液，再用 5% 葡萄糖注射液或氯化钠注射液 100~250ml 稀释后静脉滴注。

【用药指导】

1. 有胃肠道疾病史者，特别是溃疡性结肠炎、局限性肠炎或抗生素相关性结肠炎者应慎用。

2. 新生儿（出生体重小于 2kg 者）的用药安全尚未确定。有黄疸的新生儿或有黄疸严重倾向的新生儿应慎用或避免使用本品。

3. 对一种头孢菌素或头霉素过敏者对其他头孢菌素或头霉素也可能过敏。对青霉素过敏患儿应用本品时应根据患儿情况充分权衡利弊后决定。有青霉素过敏性休克或即刻反应者，不宜再选用头孢菌素类。

4. 应用本品期间饮酒或服含乙醇药物时在个别患儿可出现双硫仑样反应，故在应用本品期间和以后数天内，应避免饮酒和服含乙醇的药物。

5. 本品与含钙剂或含钙产品合并用药有可能导致致死性结局的不良事件。

6. 由于头孢菌素类毒性低，所以有慢性肝病患儿应用本品时不需调整剂量。患儿有严重肝肾损害或肝硬化者应调整剂量。

7. 肾功能不全患儿肌酐清除大于 5ml/min；一日应用本品剂量少于 2g 时，不需作剂量调整。血液透析清除本品的量不多，透析后无须增补剂量。

【制剂与规格】注射剂：▲（1）0.25g；▲（2）0.5g；▲（3）1.0g；▲（4）2.0g。

头孢噻肟^[保(甲)]
Cefotaxime

【商品名或别名】头孢氨噻肟，凯福隆，治菌必妥，新治菌，CTX

【用药指征】临床上主要用于各种敏感菌的感染，如呼吸系统、五官、腹腔、胆道、脑膜炎、淋病、泌尿系统感染、败血症等。

【用法与用量】

1. 肌内注射或静脉注射：一日 50~100mg/kg，分 2~3 次；新生儿一次 25mg/kg，一日 2~3 次。

2. 本品亦可供静脉滴注，宜用 1~2g 溶于生理盐水或葡萄糖注射液中稀释，在 20~60 分钟内滴注完毕。

【用药指导】

1. 对青霉素有时有交叉过敏反应。

2. 本品与含钙剂或含钙产品合并用药有可能导致致死性结局的不良事件。

3. 婴幼儿不宜做肌内注射。

4. 头孢噻肟可用氯化钠注射液或葡萄糖液稀释，但不能与碳酸氢钠液混合。

5. 头孢噻肟钠 1.05g 约相当于 1g 头孢噻肟，每 1g 头孢噻肟钠含钠量约为 2.2mmol（51mg）。1g 头孢噻肟溶于 14ml 灭菌注射用水形成等渗溶液。

6. 配制肌内注射液时，0.5g、1.0g 或 2.0g 的头孢噻肟分别加入 2ml、3ml 或 5ml 灭菌注射用水。供静脉注射的溶液，加至少 10～20ml 灭菌注射用水于上述不同量的头孢噻肟内，于 5～10 分钟内徐缓注入。静脉滴注时，将静脉注射液再用适当溶剂稀释至 100～500ml。肌内注射剂量超过 2g 时，应分不同部位注射。

7. 用硫酸铜法测定尿糖可呈假阳性。

8. 本品无特效拮抗药，药物过量时主要给予对症治疗和大量饮水及补液等。

【制剂与规格】注射剂：（1）0.5g；（2）1.0g；（3）2.0g。

头孢克肟 [保（乙）]
Cefixime

【商品名或别名】氨噻肟烯头孢菌素，世福素

【用药指征】本品适用于敏感菌所致的咽炎、扁桃体炎、急性支气管炎、慢性支气管炎急性发作、中耳炎、尿路感染、单纯性淋病（宫颈炎、尿道炎）等。

【用法与用量】口服：体重 <30kg，一次 1.5～3mg/kg；一日 2 次；重症患儿，一次 6mg/kg，一日 2 次。体重 >30kg，一次 50～100mg，一日 2 次；重症患儿，可一次口服 200mg，一日 2 次。

【用药指导】

1. 肠炎患儿慎用，6 月以下婴儿不宜应用。过去有青霉素过敏休克病史的患儿慎用本品，因亦有发生过敏性休克的可能。

2. 肾功能不全者血清半衰期延长，须调整给药剂量。

3. 治疗化脓性链球菌感染疗程至少需 10 日。

4. 不要将牛奶、果汁等与药混合后放置。

【制剂与规格】片剂：（1）50mg；（2）0.1g。

分散片：（1）50mg；（2）0.1g；（3）0.2g。

干混悬剂：（1）50mg；（2）0.1g；（3）0.2g。

颗粒剂：50mg。

咀嚼片剂：（1）50mg；（2）0.1g。

头孢唑肟 [保（乙）]
Ceftizoxime

【商品名或别名】头孢去甲噻肟，益保世灵，安普西林

【用药指征】用于敏感菌所致的下呼吸道感染、尿路感染、腹腔感染、盆腔感染、败血症、皮肤软组织感染、骨和关节感染、肺炎链球菌或流感嗜血杆菌所致脑膜炎和单纯性淋病。

【用法与用量】

1. 静脉注射或静脉滴注：≥6 个月，一次 50mg/kg，每 6 ~ 8 小时 1 次。

2. 本品可用注射用水、氯化钠注射液、5% 葡萄糖注射液溶解后缓慢静脉注射，亦可加在 10% 葡萄糖注射液、电解质注射液或氨基酸注射液中静脉滴注 30 分钟到 2 小时。

【用药指导】

1. 有胃肠道疾病病史者，特别是结肠炎患儿应慎用。易发生支气管哮喘、皮疹、荨麻疹等过敏性体质者慎用。不能很好进食或非经口摄取营养者、恶病质等患儿应慎用，因为有出现维生素 K 缺乏症的情况。

2. 6 个月以下婴儿使用本品的安全性和有效性尚未确定。

3. 对一种头孢菌素或其他头孢菌素过敏对本品也可能过敏。对青霉素过敏患儿应用本品时应根据患儿情况充分权衡利弊后决定。有青霉素过敏性休克或即刻反应者，不宜再选用头孢菌素类。

4. 如应用本品时，一旦发生过敏反应，需立即停药。如发生过敏性休克，抢救措施见青霉素。

5. 几乎所有的抗生素都可引起假膜性肠炎，包括头孢唑肟。如在应用过程中发生抗生素相关性肠炎，必须立即停药，采取相应措施。

6. 虽然本品未显示出对肾功能的影响，应用本品时仍应注意肾功能，特别是在那些接受大剂量治疗的重症患儿中。

7. 与其他抗生素相仿，过长时间应用本品可能导致不敏感微生物的过度繁殖，需要严密观察，一旦发生二重感染，需采取相应措施。

8. 一次大剂量静脉注射时可引起血管痛、血栓性静脉炎，应尽量减慢注射速度以防其发生。

9. 本品溶解后在室温下放置不宜超过 7 小时，冰箱中放置不宜超过 48 小时。

【制剂与规格】注射剂：（1）0.5g（50 万 U）；（2）1.0g（100 万 U）。

头孢泊肟酯
Cefpodoxime Proxetil

【商品名或别名】博拿，纯迪，头孢泊普昔酯，头孢多星酯，Banan，Cepodem，Cefpodoxime

【用药指征】由葡萄球菌属、链球菌属（包括肺炎链球菌）、淋球菌、卡他莫拉菌、克雷伯杆菌属、大肠埃希菌、变形杆菌属、枸橼酸杆菌属、肠杆菌属、流感嗜血杆菌等引起的、对本品敏感的下述轻、中度感染。

1. 呼吸道感染：包括咽喉炎、咽喉脓肿、扁桃体炎、扁桃体周围炎、扁桃体周围脓肿、急性气管支气管炎、慢性支气管炎急性发作、支气管扩张症继发感染、肺炎。

2. 泌尿生殖系统感染：包括肾盂肾炎、膀胱炎、前庭大腺炎、前庭大腺脓肿、淋菌性尿道炎等。

3. 皮肤及软组织感染：包括毛囊炎、疖、疖肿症、痈、丹毒、蜂窝织炎、淋巴管（结）炎、化脓性甲沟炎、皮下脓肿、汗腺炎、感染性粉瘤、肛门周围脓肿等。

4. 中耳炎、副鼻窦炎。

【用法与用量】餐后口服。

1. 敏感菌感染：15 天 ~ 6 个月，一次 4mg/kg，一日 2 次；6 个月 ~ 2 岁，一次 40mg，一日 2 次；3 ~ 8 岁，一次 80mg，一日 2 次；9 ~ 18 岁，一次 100mg，一日 2 次。鼻窦炎、皮肤软组织感染、无并发症上尿路感染和下呼吸道感染，剂量可增至一次 200mg，一日 2 次。

2. 无并发症淋病：12 ~ 18 岁，单剂一次 200mg。

【用药指导】

1. 对青霉素类抗生素有过敏史的患儿慎用。

2. 易引起支气管哮喘、荨麻疹、湿疹等过敏症状体质的患儿慎用。

3. 全身营养状态不佳者慎用。

4. 严重肾功能损害患儿应慎用本品，如必须使用时，应调节给药剂量和给药间隔。

5. 避免与制酸剂、H$_2$受体拮抗剂、质子泵抑制剂同时服用。

6. 大剂量给药未发现药物蓄积和中毒情况。本品过量时无特殊解救药物，可对症处理。

【制剂与规格】片剂：（1）0.1g；（2）0.2g。

干混悬剂：（1）50mg；（2）0.1g。

分散片：0.1g。

头孢地尼[保(乙)]
Cefdinir

【商品名或别名】全泽复，世扶尼，世富盛，CFDN

【用药指征】对头孢地尼敏感的葡萄球菌属、链球菌属、肺炎球菌、消化链球菌、丙酸杆菌、淋病奈瑟菌、卡他莫拉菌、大肠埃希菌、克雷伯菌属、奇异变形杆菌、普鲁威登斯菌属、流感嗜血杆菌等菌株所引起的下列感染：咽喉炎、扁桃体炎、急性支气管炎、肺炎；中耳炎、鼻窦炎；肾盂肾炎、膀胱炎、淋菌性尿道炎；附件炎、宫内感染、前庭大腺炎；乳腺炎、肛门周围脓肿、外伤或手术伤口的继发感染；毛囊炎、疖、疖肿、痈、传染性脓疱病、丹毒、蜂窝织炎、淋巴管炎、甲沟炎、皮下脓肿、粉瘤感染、慢性脓皮症；眼睑炎、睑腺炎、睑板腺炎。

【用法与用量】口服：一日 9～18mg/kg，分 3 次。

【用药指导】

1. 根据惯例，应在确定微生物对本品的敏感性后使用，疗程应限于治疗患儿所需的最短周期，以防止耐药菌的产生。

2. 因有出现休克等过敏反应的可能，应详细询问过敏史。

3. 由于头孢地尼在严重肾功能障碍患儿血清中存在时间较长，应根据肾功能障碍的严重程度酌减剂量以及延长给药间隔时间。对于进行血液透析的患儿，建议剂量一日 1 次，一次 100mg；患有严重基础疾病、不能很好进食或非经口摄取营养者、高龄者、恶病质等患儿（因可出现维生素 K 缺乏，要进行严密临床观察）需慎用。

4. 用药期间可能出现红色尿。与添加铁的产品（如奶粉或肠营养剂）合用时，可能出现红色粪便。

5. 本品与铁制剂合用由于可能导致头孢地尼的吸收降低约 10%，因此建议避免与此类药物合用。如果合用不能避免，两者的给药间隔应大于 3 小时。

6. 与抗酸药（含铝或镁）合用由于可导致头孢地尼的吸收降低而使其作用减弱，因此应在服用本品 2 个小时以后方可使用抗酸药物。

【制剂与规格】分散片：（1）50mg；（2）100mg。

胶囊剂：0.1g。

头孢他美酯
Cefetamet Pivoxil

【商品名或别名】头孢米特，安美素，代宁

【用药指征】本品适用于敏感菌引起的下列感染：

1. 耳、鼻、喉部感染，如中耳炎、鼻窦炎、咽炎、扁桃体炎等。

2. 下呼吸道感染，如慢性支气管炎急性发作、急性气管炎、急性支气管炎等。

3. 泌尿系统感染，如非复杂性尿路感染、复杂性尿路感染（包括肾盂肾炎）、男性急性淋球菌性尿道炎等。

【用法与用量】饭前或饭后 1 小时内口服，12～18 岁，一次 500mg，一日 2 次；<12 岁，一次 10～20mg/kg 给药，一日 2 次。

【用药指导】

1. 对青霉素类药物过敏者慎用。

2. 若发生过敏反应，应立即停药并紧急治疗。

3. 在使用本品期间，由于肠道微生物的改变，可能导致假膜性肠炎。若发生假膜性肠炎，应积极治疗（推荐使用万古霉素）。

4. 本品对新生儿的有效性和安全性尚无可靠的临床数据。

5. 若过量服用，发生严重反应，应洗胃并采取对应治疗。

【制剂与规格】片剂：250mg。

干混悬剂：（1）125mg；（2）250mg。

头孢匹胺
Cefpiramide

【商品名或别名】头孢吡四唑，先福吡兰，抗立欣，Sepatren

【用药指征】适用于由金黄色葡萄球菌属、链球菌属（除肠球菌外）、厌氧球菌属、厌氧链球菌属、大肠埃希菌、柠檬酸杆菌属、克雷伯杆菌属、肠杆菌属、变形杆菌属、摩根变形菌属、假单胞菌属、流感嗜血杆菌、不动杆菌、拟杆菌属中对本品敏感的细菌所致的下列各种感染：

1. 败血症。

2. 烧伤、手术切口等继发性感染。

3. 咽喉炎（咽喉脓肿）、急性支气管炎、扁桃体炎（扁桃体周围炎、扁桃体周围脓肿）、慢性支气管炎、支气管扩张（感染时）、慢性呼吸系统疾病的继发性感染、肺炎、肺脓肿、脓胸。

4. 肾盂肾炎、胆管炎。

5. 腹膜炎（包括盆腔腹膜炎、膀胱直肠陷凹脓肿）。

6. 脑膜炎。

7. 颌关节炎、颌骨周围蜂窝织炎。

【用法与用量】静脉滴注：常用量为一日 30～80mg/kg，分 2～3 次。难治性或严重感染时，根据不同症状可增至一日 150mg/kg，分 2～3 次。加入葡萄糖液、电解质液、氨基酸液等输液中，经 30～60 分钟滴注完毕。

【用药指导】

1. 重度肝肾功能障碍患儿，应适当调节用药量及用药间隔，慎重给药。

2. 应用本品时，为防止出现耐药菌，原则上应确定敏感性后用药，给药疗程应控制在治疗疾病所必要的最短时间内。

3. 有可能发生过敏性休克，需充分问诊。

4. 用药时须做好抢救过敏性休克的准备，用药后须使患儿保持安静状态，密切观察。

5. 在用药期间和用药后 1 周不宜饮酒，否则可出现颜面潮红、恶心、心动过速、多汗、头痛等症状。

6. 长期使用本品可导致产生耐药菌，结肠中耐药梭状芽孢杆菌的增生可能导致假膜性结肠炎，引起严重腹泻。

7. 本品只能用于静脉给药。不得使用注射用水溶解静脉滴注用药，因为溶液不等渗。

8. 大剂量静脉给药时，有时引起血管痛和血栓性静脉炎，为了预防出现这类症状，应注意注射液的溶解、注射部位的选择、注射方法等，注射速度应尽量缓慢。

9. 溶解后须迅速使用，需要保存时，务必于 24 小时内使用。

10. 头孢匹胺不应与其他药物在同一容器中混合滴注使用。

11. 本品尚未确立对早产儿或新生儿的安全性。

【制剂与规格】注射剂：1.0g。

头孢吡肟 [保(乙)]
Cefepime Dihydochoride

【商品名或别名】马斯平，立健平，信立威，Cefepime，Maxipime

【用药指征】

1. 本品适用于治疗由头孢吡肟敏感感染引起的儿童脑脊髓膜炎。

2. 本品适用于治疗由一种或多种对头孢吡肟敏感需氧或厌氧菌株引起的感染。

3. 由于其抗菌谱广，在获得药敏结果后可选择头孢吡肟单药经验用药。合适的情况下，头孢吡肟可以安全的和氨基糖苷类抗生素或其他抗生素联合使用。

【用法与用量】

1. 静脉滴注：在静脉滴注时，本品 1~2g 可溶于 50~100ml 0.9% 氯化钠注射液；或 5% 葡萄糖注射液；或葡萄糖氯化钠注射液；或乳酸林格液中在不少于 30 分钟内滴注完毕。

2. 肌内注射：本品可通过深部肌肉（如外侧四头肌或臀肌群）注射。0.5g 本品应使用 1.5ml 无菌注射用水溶解。1g 本品应使用 3ml 无菌注射用水溶解。

3. 肾功能正常的 2 个月~12 岁的细菌性脑膜炎患儿，且体重 <40kg，推荐剂量为：每 8 小时 50mg/kg，疗程为 7~10 日。对于 2 个月以下的患儿使用本品的经验有限，可使用 50mg/kg 的剂量，然而，在 2 个月以上患儿使用该药的药代动力学数据显示，每 8 或 12 小时给予 30mg/kg 的剂量被认为对于出生后 1~2 个月的患儿已经足够。对于这些患儿使用本品时应谨慎。

对于体重 >40kg 的患儿，可使用成年人剂量（每 8 小时 2g）。对于 12 岁以上体重 <40kg 的患儿药物剂量应按照 12 岁以下体重小于 40kg 的用量给予。

儿童用量不能超过每 8 小时 2g，儿童使用肌内注射的经验有限。

肝功能减退患儿除非患儿有肾功能不全，否则无须调整剂量。

【用药指导】

1. 同其他 β-内酰胺类抗生素一样，在使用本品治疗前，医生应明确患儿对青霉素或其他药物没有高度过敏，如有此情况，使用本品时应谨慎。如果出现对本品的过敏反应，必须立刻停止使用本品。严重的过敏反应可能需要急救措施。

2. 同其他广谱抗生素一样，延长使用本品可能导致如念珠菌等机会性致病菌的感染出现。

3. 几乎所有的广谱抗生素都有出现假膜性肠炎的报道。因此，对于接受抗生素治疗的患儿在出现腹泻时通常应考虑到假膜性肠炎的可能性。对于轻症假膜性肠炎的患儿简单的停药就可有效；其他情况下需要特殊药物治疗。

4. 溶液应在使用时配制。药物应在配制后立刻使用。本品可与其他抗生素或其他药物同时使用，但不能混于同一注射器或输液瓶中。

5. 同其他头孢菌素类药物一样，本品溶液的颜色会随着保存时间有所改变，该特性不影响药物的效果或耐受性。

6. 因为本品通过肾脏排泄，对于有肾功能不全的患儿必须调整用量，本品不应与有肾毒性药物或强效利尿药合用。

【制剂与规格】注射剂：（1）0.5g；（2）1.0g。

（三）头霉素类

头孢美唑 [保(乙)]
Cefmetazole

【商品名或别名】先锋美他醇，头孢氰四唑，先锋密林，CMZ，Cefmetazon

【用药指征】用于敏感菌引起的呼吸系统感染、胆道感染、泌尿系感染、妇产科细菌感染、皮肤软组织感染及手术后预防感染等。

【用法与用量】静脉缓慢注射或静脉滴注：一日 25～100mg/kg，分 2～4 次。

【用药指导】

1. 使用头孢美唑的患儿用药期间和用药后 1 周内避免使用含乙醇类药物，以免发生双硫仑反应。

2. 本品肌内注射或静脉给药时可致注射部位局部红肿、疼痛、硬结，严重者可致血栓性静脉炎。

3. 长期用药时可致菌群失调，发生二重感染。

4. 头孢美唑与氨基糖苷类药属配伍禁忌，联用时两者不能混合于同一容器中。

5. 头孢美唑药液宜现配现用，不宜配制后久置。

【制剂与规格】注射剂：（1）1.0g；（2）2.0g。

头孢西丁^[保(乙)]

Cefoxitin

【商品名或别名】美福仙，先锋美吩，头孢甲氧噻吩，CFX

【用药指征】头孢西丁钠在临床上主要用于敏感菌所致的下列感染：

1. 呼吸系统感染。

2. 泌尿生殖系统感染。

3. 腹内感染（包括腹膜炎、胆道炎）。

4. 骨、关节、皮肤和软组织等部位感染。

5. 败血症。

【用法与用量】静脉给药：2~12 岁，一日 100~150mg/kg；危重病例剂量可递增至一日 200mg/kg，分 3~4 次给药。

【用药指导】

1. 胃肠道疾病，尤其是结肠炎病史患儿慎用。

2. 如遇休克反应，可按青霉素过敏性休克处理方法处理。

3. 用药期间及用药后 1 周内应避免饮酒、口服或静脉输入含乙醇的药物。

4. 长期用药时应常规监测患儿肝、肾功能及血象。

5. 肌内注射时用 1g 头孢西丁钠和 2ml 无菌水或 2g 头孢西丁钠和 4ml 无菌水配制后注射。利多卡因可与头孢西丁混合成 0.5% 和 1.0% 的溶液注射以减轻肌内注射引起的疼痛。

6. 头孢西丁钠不宜用大量输液稀释，药液宜现配现用，不宜配制后久置。

7. 对 6 岁以下儿童及对利多卡因或酰胺类局部麻醉药过敏者，本品不宜采用肌内注射。

8. 头孢西丁钠与阿米卡星、氨曲南、红霉素、非格司亭、庆大霉素、氢化可的松、卡那霉素、甲硝唑、新霉素、奈替米星、去甲肾上腺素等药物属配伍禁忌。

9. 药物过量的处理：主要是对症和支持治疗。

（1）对于急性过敏，给予常用药物（抗组胺药、皮质类固醇、肾上腺素或其他升压的胺类物质），吸氧和保持气道通畅，包括气管插管。

（2）对于抗生素相关的假膜性结肠炎，中到重度者，可能需要补充液体、电解质和蛋白；必要时还可能需要口服甲硝唑、地衣杆菌素、考来烯胺或万古霉素。但对于严重的水样腹泻，不宜使用减少蠕动的止泻药。

（3）必要时可使用抗惊厥药。

（4）血液透析有助于清除血清中药物。

【制剂与规格】注射剂：（1）0.5g；（2）1.0g；（3）2.0g。

头孢米诺^[保(乙)]
Cefminox

【商品名或别名】美士林，立促诺

【用药指征】本品可用于治疗上述敏感细菌引起的下列感染症。

1. 呼吸系统感染：扁桃体炎、扁桃体周围脓肿、支气管炎、细支气管炎、支气管扩张症（感染时）、慢性呼吸系统疾患继发感染、肺炎、肺化脓症。

2. 泌尿系统感染：肾盂肾炎、膀胱炎。

3. 腹腔感染：胆囊炎、胆管炎、腹膜炎。

4. 败血症。

【用法与用量】

1. 静脉注射：在静脉注射时，每1g药物可用20ml注射用水、5%～10%葡萄糖注射液或0.9%氯化钠注射液溶解。

2. 静脉滴注：在静脉滴注时，每1g药物可用5%～10%葡萄糖100～500ml注射液或0.9%氯化钠注射液溶解，滴注1～2小时。

3. 推荐常用剂量为：一次20mg/kg，一日3～4次。

【用药指导】

1. 对β-内酰胺类抗生素有过敏史的患儿慎用。

2. 本人或双亲、兄弟姐妹有支气管哮喘、皮疹、荨麻疹等过敏体质者慎用。

3. 严重肾功能损害患儿慎用。

4. 经口摄食不足患儿、非经口维持营养患儿或全身状态不良患儿有可能出现维生素K缺乏症状应慎用。

5. 本品可能引起休克，使用前应仔细问诊，做好休克急救准备，给药后注意观察。

6. 本品应临时配制，溶解后尽快使用。

7. 新生儿、早产儿用药安全性尚未确立。

8. 与呋喃硫胺、硫辛酸、氢化可的松琥珀酸钠及腺苷钴胺配伍后时间稍长会变色，故配伍后应尽快使用。

【制剂与规格】注射剂：（1）0.5g；（2）1.0g。

（四）氧头孢烯类

拉氧头孢 [保(乙)]
Latamoxef

【商品名或别名】羟羧氧酰胺菌素，氧杂头霉素，拉他头孢，Moxalactam，Shiomarin

【用药指征】用于敏感菌引起的各种感染症，如败血症、脑膜炎、呼吸系统感染症（肺炎、支气管炎、支气管扩张症、肺化脓症、脓胸等，）消化系统感染症（胆道炎、胆囊炎等），腹腔内感染症（肝脓肿、腹膜炎等）泌尿系统及生殖系统感染症（肾盂肾炎、膀胱炎、尿道炎、淋病、附睾炎、盆腔炎等），皮肤及软组织感染、骨、关节感染及创伤感染。

【用法与用量】静脉滴注、静脉注射或肌内注射，一日 40～80mg/kg，分 2～4 次，并依年龄、症状适当增减；难治性或严重感染时，一日 150mg/kg，分 2～4 次给药。静脉注射前，本品 1g 以 4ml 以上的灭菌注射用水，5% 葡萄糖注射液或生理盐水充分摇匀，使完全溶解。

【用药指导】

1. 对青霉素过敏者、肾功能损害者慎用。

2. 本品不宜与强效利尿剂同时应用，以免增加肾毒性。

3 静脉内大量注射，应选择合适部位，缓慢注射、以减轻对管壁的刺激及减少静脉炎的发生。

4. 溶解后，冰箱内保存在 72 小时以内，室温保存 24 小时内使用。

【制剂与规格】注射剂：（1）0.5g；（2）1.0g。

（五）碳青霉烯类

亚胺培南西司他丁 [保(乙)]
Imipenem/Cilastatin

【商品名或别名】泰能

【用药指征】适用于治疗敏感革兰阳性菌及革兰阴性杆菌所致的严重感染（如败血症、感染性心内膜炎、下呼吸道感染、腹腔感染、盆腔感染、皮肤软组织感染、骨和关节感染、尿路感染）以及多种细菌引起的混合感染。

【用法与用量】（用量以亚胺培南计）。

静脉滴注：3个月～18岁或体重<40kg儿童，一次15mg/kg（最大剂量500mg），每6小时1次；体重>40kg儿童，一次250～500mg，每6小时1次。

1. 静脉滴注用0.9%氯化钠或5%葡萄糖注射液溶解稀释，配成5mg/ml浓度。

2. 给药速度：250～500mg滴注时间不低于20～30分钟，500mg以上滴注时间不低于40～60分钟。

【用药指导】

1. 本品与丙戊酸钠同时给药时，丙戊酸钠血清水平下降，在一些病例中发生癫痫发作，如同时给药，注意监测丙戊酸钠血浆浓度水平。

2. 静脉使用时速度太快可引起血栓静脉炎。

3. 静脉滴注时不能与其他抗生素混合或直接加入其他抗生素中使用。

4. 本品应在使用前溶解，用盐水溶解的药液只能在室温存放10小时，含葡萄糖的药液只能存放4小时。

【制剂与规格】注射剂：（1）0.5g（亚胺培南0.25g，西司他丁0.25g）；（2）1.0g（亚胺培南0.5g，西司他丁0.5g）；（3）2.0g（亚胺培南1g，西司他丁1g）。

美罗培南 [保(乙)]
Meropenem

【商品名或别名】麦罗派南，美罗配能，倍能

【用药指征】本品适用于治疗由单一或多种敏感细菌引起的儿童的下列感染：肺炎及院内获得性肺炎、尿路感染、腹腔内感染。已经证实，单独应用本品或联合应用其他抗微生物制剂治疗多重感染有效。目前，尚缺乏在有中性粒细胞减低或原发、继发免疫功能缺陷的患儿中应用本品的经验。

【用法与用量】静脉给药：>3个月，一次10～20mg/kg，一日3次；脑膜炎等严重感染，一次40mg/kg，一日3次；给药总量不超过一日2g。体重>50kg患儿，一次0.5～1g，一日3次；脑膜炎等严重感染，一次2g，一日3次。

【用药指导】

1. 尚未确立本品对早产儿、新生儿的安全性。

2. 连续用药 1 周后应进行肝功能检查。

3. 本品与齐多夫定、昂丹司琼、多种维生素、多西环素、地西泮、葡萄糖酸钙和阿昔洛韦等药有配伍禁忌。

4. 由于本品有广谱抗菌活性，因此在尚未确定致病菌前，本品可单独使用。

5. 轻度肝功能不全患儿不需调整剂量。透析患儿在血液透析时建议增加剂量。

6. 配制好静脉滴注液后应立即使用，建议在 15 ~ 30 分钟之内完成给药。使用前，先将溶液振荡摇匀。如有特殊情况需放置，仅能用生理盐水溶解，室温下应于 6 小时内使用（本药溶液不可冷冻）。

【制剂与规格】注射剂：（1）0.5g；（2）0.25g。

厄他培南 [保（乙）]
Ertapenem

【商品名或别名】怡万之

【用药指征】适用于由敏感菌引起的下列中重度感染：

1. 复杂性腹腔感染。

2. 复杂性皮肤及附属器官感染，包括无骨髓炎的糖尿病足感染。

3. 社区获得性肺炎。

4. 复杂性尿道感染，包括肾盂肾炎。

5. 急性盆腔感染，包括产后子宫内膜炎、流产感染和妇产科术后感染。

【用法与用量】静脉输注。>13 岁，一次 1g，一日 1 次。3 ~ 12 岁，一次 15mg/kg，一日 2 次（一日不超过 1g）。

1. 静脉滴注：将 1g 本品溶解在 10ml 注射用水或 0.9% 氯化钠注射液中，振摇安瓿至本品充分溶解，并立即将溶液移至 50ml 0.9% 氯化钠注射液中，应在药物溶解后 6 小时内用完。禁止与其他药物混合滴注，不得使用含葡萄糖的稀释液。

2. 肌内注射：必须在给药前用 1% 盐酸利多卡因注射液 3.2ml（不得含有肾上腺素）溶解后，1 小时内肌内注射，此溶液不得静脉给药。

【用药指导】

1. 由于盐酸利多卡因作为肌注时的稀释剂，所以对酰胺类局麻药过敏的患者、伴有严重休克或心脏传导阻滞的患者禁止肌内注射本品。

2. 对青霉素、头孢菌素和其他 β－内酰胺类抗生素过敏者慎用。

3. 哺乳期妇女慎用，因本品能分泌乳汁中，只有当潜在的益处超过危险时，哺乳期妇女才能使用本品。

4. 对 3 个月以下患儿的安全性和疗效尚不明确，不推荐 3 个月以下的婴儿使用本品。

5. 有可能出现癫痫发作，这种现象在患有神经系统疾患（如脑部病变或有癫痫发作史）和/或肾功能受到损害的患者中最常发生。

6. 肌内注射本品时应避免误将药物注入血管。

【制剂与规格】注射剂：1g（以厄他培南计）。

（六）单环 β－内酰胺类

氨曲南 [保(乙)]
Aztreonam

【商品名或别名】氨噻酸单胺菌素，君刻单

【用药指征】本品用于治疗革兰阴性需氧菌（含铜绿假单胞菌）所致的各类感染如泌尿系统感染、下呼吸道感染、败血症、腹腔感染、术后伤口及烧伤、溃疡等皮肤软组织感染。尤其适用于肿瘤、血液病、粒细胞缺乏症患儿的严重感染。

【用法与用量】深部肌内注射、静脉注射或静脉滴注：一次 30mg/kg，每 6～8 小时 1 次；严重感染，一次 50mg/kg，每 6～8 小时 1 次，最大剂量不超过一日 120mg/kg。

早产儿或≤7 天新生儿，一次 30mg/kg，体重≤2kg 新生儿，每 12 小时 1 次；体重＞2kg 新生儿，每 8 小时 1 次。＞7 天，一次 30mg/kg，体重＜1.2kg，每 12 小时 1 次；体重 1.2～2kg，每 8 小时 1 次；体重＞2kg，每 6 小时 1 次。

1. 静脉滴注：每 1g 氨曲南至少用注射用水 3ml 溶解，再用适当输液（0.9%氯化钠注射液、5% 或 10% 葡萄糖注射液或林格注射液）稀释，氨曲南浓度不得超过 2%，滴注时间 20～60 分钟。

2. 静脉推注：每瓶用注射用水 6～10ml 溶解，于 3～5 分钟内缓慢注入静脉。

【用药指导】

1. 过敏体质及对其他 β－内酰胺类抗生素（如青霉素、头孢菌素）有过敏反应者慎用。

2. 婴幼儿的安全性尚未确立，应慎用。

3. 可引起肠道菌群紊乱，引发二重感染。

4. 静脉注射部位疼痛，并可发生静脉炎。

【制剂与规格】注射剂：（1）0.5g；（2）1.0g。

二、氨基糖苷类

庆大霉素[基(基).保(甲/乙)]
Gentamycin

【商品名或别名】艮他霉素，正泰霉素，瑞贝克，Swibec

【用药指征】用于敏感菌所致的严重感染，如败血症、下呼吸道感染、肠道感染、盆/腹腔感染、皮肤软组织感染、复杂性尿路感染。用于中枢神经系统感染时，可同时用本品鞘内注射作为辅助治疗。

【用法与用量】肌内注射或静脉滴注，一日 3～5mg/kg，分 2～3 次给予。口服，一日 10～15mg/kg，分 3～4 次服，用于肠道感染或术前准备。

【用药指导】

1. 庆大霉素属氨基糖苷类，在儿科中应慎用，尤其早产儿及新生儿，因其肾脏组织尚未发育完全，使本类药物的半衰期延长，易在体内积蓄而产生毒性反应。

2. 本品与 β－内酰胺类合用时，多数可获得协同抗菌作用。

3. 与其他氨基糖苷类合用或先后连续局部或全身应用，可能增加其产生耳毒性、肾毒性及神经－肌肉阻滞作用的可能性。

【制剂与规格】片剂：40mg。

胃内滞留型缓释片剂：40mg。

颗粒剂：10mg。

注射剂：▲（1）40mg；▲（2）80mg。

阿米卡星 [基(基).保(甲)]
Amikacin

【商品名或别名】丁胺卡那霉素，阿米卡霉素，Amiklin，Briclin，Chemacin

【用药指征】铜绿假单胞菌及部分其他假单胞菌、大肠埃希菌、变形杆菌属、克雷伯菌属、肠杆菌属、沙雷菌属、不动杆菌属等敏感革兰阴性杆菌与葡萄球菌属（甲氧西林敏感株）所致严重感染，如菌血症或败血症、细菌性心内膜炎、下呼吸道感染、骨关节感染、胆道感染、腹腔感染、复杂性尿路感染、皮肤软组织感染。

【用法与用量】肌内注射或静脉滴注：首剂 10mg/kg，继以每 12 小时 7.5mg/kg，或每 24 小时 15mg/kg。

【用药指导】

1. 其他肾毒性药物及耳毒性药物均不宜与本品合用或先后应用，以免加重肾毒性或耳毒性。

2. 使用本品时应给予患儿足够的水分，以减少肾小管损害。

3. 与碳酸氢钠、氨茶碱合用可增强抗菌作用。

【制剂与规格】注射剂：▲（1）100mg；▲（2）200mg；（3）500mg.

三、酰胺醇类

氯霉素 [基(基).保(甲)]
Chloramphenicol

【商品名或别名】润洁，清润

【用药指征】

1. 敏感菌所致伤寒、副伤寒；脑膜炎、脑脓肿；中枢神经系统、腹腔、盆腔、肺部感染；败血症；立克次体感染，可用于 Q 热、落基山斑点热、地方性斑疹伤寒。

2. 滴眼液、眼膏用于治疗由埃希杆菌、流感嗜血杆菌、克雷伯菌属、金黄色葡萄球菌、溶血性链球菌和其他敏感菌所致眼部感染，如沙眼、结膜炎、角膜炎、眼睑缘炎等。

3. 滴耳液用于治疗敏感细菌感染引起的外耳炎、急慢性中耳炎。

4. 耳栓用于急、慢性化脓性中耳炎及乳突根治术后流脓者。对病原微生物引起的外耳道炎亦有效。

【用法与用量】

1. 口服：一日 25～50mg/kg，分 3～4 次服用。

2. 静脉滴注：一日 25～50mg/kg，分 3～4 次给予；新生儿一日不超过 25mg/kg，分 4 次给予。

3. 滴眼：滴于眼睑内，一日 3～5 次；眼膏：涂入眼睑内，一日 3 次。

4. 滴耳：滴耳液滴于耳道内，一次 2～3 滴，一日 3 次；耳栓：先将患耳内的分泌物擦拭干净，然后将栓剂 1 粒放入患耳的外耳道内。如患耳内无分泌物时，可先将栓剂塞入耳道内，再将一湿棉球塞于栓剂尾部即可。

【用药指导】

1. 肝、肾功能损害患儿避免使用，如必须使用时须减量。在治疗中应定期检查血常规。

2. 应用氯霉素滴眼液时注意

（1）大剂量长期使用（超过 3 个月）可引起视神经炎或视神经乳头炎（特别是小儿）。长期应用本品的患儿，应事先做眼部检查，并密切注意患儿的视功能和视神经炎的症状，一旦出现即停药。同时服用维生素 C 和维生素 B。

（2）滴眼时瓶口勿接触眼睛，使用后应将瓶盖拧紧，勿使瓶口接触皮肤以免污染。

3. 应用滴耳液注意事项：如耳内分泌物多时，应先清除，再滴入本品；使用后应拧紧瓶盖，防止污染。

4. 耳栓注意事项：本品虽是局部用药，但长期大量应用后也可因吸收而引起类似于全身用药的不良反应（如再生障碍性贫血），长期、反复使用本品者应定期检查血常规。

【制剂与规格】片剂：0.25g。

注射剂：（1）0.125g；（2）0.25g。

滴眼剂：▲8ml：20mg。

眼膏剂：（1）1%；（2）3%。

滴耳剂：10ml：0.25g。

耳栓：0.1g。

四、大环内酯类

红霉素 [基(基).保(甲)]
Erythromycin

【商品名或别名】福爱力，新红康，美红

【用药指征】本品作为青霉素过敏患儿治疗下列感染的替代用药：敏感菌所致的急性扁桃体炎、咽炎、鼻窦炎；溶血性链球菌所致的猩红热、蜂窝织炎；白喉及白喉带菌者；气性坏疽、炭疽、破伤风；放线菌病；梅毒；李斯特菌病。军团菌病，支原体、衣原体肺炎，其他衣原体属、支原体属所致泌尿生殖系统感染、沙眼衣原体结膜炎和淋球菌感染，厌氧菌所致口腔感染，空肠弯曲菌肠炎，百日咳，风湿热复发、感染性心内膜炎，口腔、上呼吸道医疗操作时的预防用药。

【用法与用量】

1. 口服：一日 20～40mg/kg，分 3～4 次空腹与水同服。

2. 静脉滴注：一日 20～30mg/kg，分 2 次，滴注宜缓，静脉滴注浓度以 1%～5% 为宜。

【用药指导】

1. 溶血性链球菌感染用本品治疗时，至少需持续 10 日，以防止急性风湿热的发生。

2. 肾功能减退患儿一般无须减少用量。

3. 为获得较高血药浓度，红霉素需空腹（餐前 1 小时或餐后 3～4 小时）与水同服。如出现胃肠道反应，可进餐时服用。

4. 用药期间定期随访肝功能。肝病患儿和严重肾功能损害者红霉素的剂量应适当减少。

5. 患儿对一种红霉素制剂过敏或不能耐受时，对其他红霉素制剂也可过敏或不能耐受。

6. 因不同细菌对红霉素的敏感性存在一定差异，故应做药敏测定。

【制剂与规格】肠溶片剂：▲(1) 0.125g；▲(2) 0.25g。

肠溶胶囊剂：▲0.125g。

肠溶微丸胶囊剂：(1) 0.125g；(2) 0.25g。

注射剂：▲(1) 0.25g；▲(2) 0.3g。

罗红霉素 [保(乙)]
Roxithromycin

【商品名或别名】丽珠星，罗立萨，罗迈新，Renicin，Romycin

【用药指征】本品适用于化脓性链球菌引起的咽炎及扁桃体炎，敏感菌所致的鼻窦炎、中耳炎、急性支气管炎、慢性支气管炎急性发作，肺炎支原体或肺炎衣原体所致的肺炎；沙眼衣原体引起的尿道炎和宫颈炎；敏感细菌引起的皮肤软组织感染。

【用法与用量】口服：一日 5～10mg/kg，分 2 次服用。

【用药指导】

1. 肝功能不全者慎用。严重肝硬化者的半衰期延长至正常水平 2 倍以上，如确实需要使用，则每次给药 150mg，每日 1 次。

2. 使用本品可引起非敏感菌的过度增殖，引发二重感染。

3. 肾功能不全者可发生累积效应。轻度肾功能不全者不需作剂量调整，严重肾功能不全者给药时间延长一倍（每次给药 150mg，每日 1 次）。

4. 本品与红霉素存在交叉耐药性。

5. 食物对本品的吸收有影响，进食后服药会减少吸收，与牛奶同服可增加吸收。

【制剂与规格】片剂：（1）50mg；（2）75mg；（3）150mg。

分散片：（1）50mg；（2）75mg；（3）150mg。

干混悬剂：（1）25mg；（2）50mg。

颗粒剂：（1）50mg；（2）75mg；（2）150mg。

麦迪霉素
Midecamycin

【商品名或别名】美地加霉素，米地卡，丽珠利民，Medemycin

【用药指征】主要适用于金黄色葡萄球菌、溶血性链球菌、肺炎球菌等所致的呼吸系统感染及皮肤、软组织和胆道感染，也可用于支原体肺炎。

【用法与用量】口服：一日 30mg/kg，分 3～4 次服用。

【用药指导】

1. 肝肾功能不全者慎用。

2. 本品与其他大环内酯类药物之间有交叉耐药性。

3. 如发生过敏反应，应立即停药，并对症处理。

4. 本品在 pH≥6.5 时吸收差，故胃溶衣片较肠溶衣片有利于吸收。

5. 片剂口服时不宜嚼碎，应整片吞服。

【制剂与规格】片剂：0.1g。

胶囊剂：（1）0.1g；（2）0.2g。

乙酰麦迪霉素
Acetylmidecamycin

【商品名或别名】美力泰，美欧卡

【用药指征】对本品敏感的葡萄球菌、溶血性链球菌、肺炎球菌、流感杆菌、肺炎支原体等引起的毛囊炎、疖、痈、蜂窝织炎、皮下脓肿、中耳炎、咽喉炎、扁桃体炎、支气管炎、肺炎等。

【用法与用量】口服：一日 30~40mg（3 万~4 万 U）/kg，分 3~4 次。

【用药指导】

1. 对本品或大环内酯类药物过敏者禁用。

2. 肝肾功能不全者慎用。

3. 可见食欲不振、恶心、胃部不适感等胃肠道反应，暂时性的血清丙氨酸氨基转移酶、门冬氨酸氨基转移酶值上升。

4. 如发生过敏反应，应立即停药，并对症处理。

【制剂与规格】干混悬剂：（1）0.1g（10 万 U）；（2）0.2g（20 万 U）。片剂：0.1g（10 万 U）。

克拉霉素 [基(基).保(乙)]
Clarithromycin

【商品名或别名】克拉仙，甲力，利迈先，Klacid，Limaixian

【用药指征】本品适用于对其敏感的致病菌引起的感染，包括：下呼吸道感染（如支气管炎、肺炎）；上呼吸道感染（如咽炎、窦炎）；皮肤及软组织感染（如毛囊炎、蜂窝织炎、丹毒）；由鸟型分枝杆菌或细胞内分枝杆菌引起的局部或弥散性感染；由海龟分枝杆菌、意外分枝杆菌或堪萨斯分枝杆菌引起的局部感染；克拉霉素适用于 CD_4 淋巴细胞小于或等于 $100/mm^3$ 的 HIV 感染的患儿预防由弥散性鸟型分枝杆菌引起的混合感染；存在胃酸抑制剂时，克拉霉素也适用于根除幽门螺杆菌，从而减少十二指肠溃疡的复发；牙源性感染的治疗。

【用法与用量】口服：>6 个月，一次 7.5mg/kg，每 12 小时 1 次。或按以下方法给药：体重 8~11kg，一次 62.5mg，每 12 小时 1 次；体重 12~19kg，一次 0.125g，每 12 小时 1 次；体重 20~29kg，一次 0.1875g，每 12 小时 1 次；体重 30~40kg，一次 0.25g，每 12 小时 1 次；根据感染的严重程度应连续服用 5 ~ 10 日。

【用药指导】

1. 肝功能损害、中度至严重肾功能损害者慎用。

2. 肾功能严重损害（肌酐清除率小于 30ml/min）者，须作剂量调整。

3. 本品与红霉素及其他大环内酯类药物之间有交叉过敏和交叉耐药性。

4. 与别的抗生素一样，可能会出现真菌或耐药细菌导致的严重感染，此时需要中止使用本品，同时采用适当的治疗。

5. 本品可空腹口服，也可与食物或牛奶同服，与食物同服不影响其吸收。

6. 血液或腹膜透析不能降低本品的血药浓度。

【制剂与规格】片剂：▲（1）0.125g；▲（2）0.25g。

分散片：（1）50mg；（2）125mg；（3）250mg。

干混悬剂：（1）0.125g；（2）0.25g。

颗粒剂：▲（1）0.125g；▲（2）0.25g。

阿奇霉素 [基(基).保(甲/乙)]
Azitromycin

【商品名或别名】维宏，派芬，希舒美

【用药指征】

1. 口服制剂：化脓性链球菌引起的急性咽炎、急性扁桃体炎；敏感细菌引起的鼻窦炎、急性中耳炎、急性支气管炎、慢性支气管炎急性发作；肺炎链球菌、流感嗜血杆菌以及肺炎支原体所致的肺炎；沙眼衣原体及非多种耐药淋病奈瑟菌所致的尿道炎和宫颈炎；敏感细菌引起的皮肤软组织感染。

2. 注射剂：敏感致病菌株所引起的下列感染：由肺炎衣原体、流感嗜血杆菌、嗜肺军团菌、卡他摩拉菌、金黄色葡萄球菌或肺炎链球菌引起的需要首先采取静脉滴注治疗的社区获得性肺炎；由沙眼衣原体、淋病双球菌、人型支原体引起的需首先采取静脉滴注治疗的盆腔炎。若怀疑合并厌氧菌感染，应合用抗厌氧菌的抗感染药物。

【用法与用量】

1. 口服：>6 个月，餐前 1 小时或餐后 2 小时服用。①中耳炎、呼吸系统感染、皮肤和软组织感染：一日 10mg/kg（一日最大量为 500mg），一日 1 次，连用 3 日。②非复杂性生殖器衣原体感染和非淋病尿道炎，12 ~ 18 岁，一剂 1g 治疗。

2. 静脉滴注：一日 10mg/kg，至少滴注 2 天，待症状控制后改口服。

【用药指导】

1. 由于肝胆系统是阿奇霉素排泄的主要途径，肝功能不全者慎用，严重肝病患儿不应使用。用药期间定期随访肝功能。

2. 轻度肾功能不全患儿（肌酐清除率 >40ml/min）不需作剂量调整，但阿奇霉素对较严重肾功能不全患儿中的使用尚无资料，给这些患儿使用阿奇霉素时应慎重。

3. 用药期间如果发生过敏反应（如血管神经性水肿、皮肤反应、Stevens - Jonson 综合征及表皮毒性坏死等），应立即停药，并采取适当措施。

4. 治疗期间，若患儿出现腹泻症状，应考虑假膜性肠炎发生。如果诊断确立，应采取相应治疗措施，包括维持水、电解质平衡及补充蛋白质等。

5. 同其他抗生素一样，应注意观察包括真菌在内的非敏感菌所致的二重感染症状。

6. 治疗盆腔炎时若怀疑合并厌氧菌感染，应合用抗厌氧菌药物。

7. 本品每次滴注时间不得少于 60 分钟，滴注液浓度不得高于 2.0mg/ml。

8. 进食可影响阿奇霉素的吸收，故需在饭前 1 小时或饭后 2 小时口服。

【制剂与规格】胶囊剂：（1）0.125g；▲（2）0.25g。

分散片：（1）0.125g；（2）0.25g。

片剂：（1）0.125g；▲（2）0.25g；（3）0.5g。

干混悬剂：0.1g。

颗粒剂：（1）0.125g；（2）0.25g；▲（3）0.1g。

注射剂：（1）0.125g；（2）0.2g；（3）0.25g；（4）0.5g。

五、林可霉素类

林可霉素 [保(甲/乙)]
Lincomycin

【商品名或别名】洁霉素，林肯霉素，丽可胜

【用药指征】本品适用于敏感葡萄球菌属、链球菌属、肺炎链球菌及厌氧菌所致的呼吸系统感染、皮肤软组织感染、女性生殖道感染和盆腔感染及腹腔感染等，后两种病种可根据情况单用本品或与其他抗感染药物联合应用。此外有应用青霉素指征的患儿，如患儿对青霉素过敏或不宜用青霉素者本品可用作替代药物。

【用法与用量】

1. 口服：一日 30～60mg/kg，分 3～4 次口服。本品宜空腹服用。

2. 肌内注射：一日 10～20mg/kg，分 2～3 次注射。

3. 静脉滴注：一日 10～20mg/kg。需注意静脉滴注时每 0.6g 溶于不少于 100ml 的溶液中，滴注时间不少于 1 小时。

【用药指导】

1. 新生儿不宜使用。

2. 用药期间需密切注意大便次数，如出现排便次数增多，应注意假膜性肠炎的可能，需及时停药并作适当处理。

3. 处理本品所致的假膜性肠炎，轻症患儿停药后可能恢复，中等至重症患儿需纠正水、电解质紊乱。如经上述处理病情无明显好转者，则应口服甲硝唑。

4. 偶尔会导致不敏感微生物的过度繁殖或引起二重感染，一旦发生二重感染，需采取相应措施。

5. 疗程长者，需定期检测肝、肾功能和血常规。

6. 对本品过敏时有可能对克林霉素类也过敏。

7. 为防止急性风湿热的发生，用本类药物治疗溶血性链球菌感染时的疗程，至少为 10 日。

8. 对诊断的干扰：服药后血清丙氨酸氨基转移酶和天门冬氨酸氨基转移酶可有增高。

9. 药物过量时主要是对症疗法和支持疗法，如洗胃、用催吐药及补液等。

【制剂与规格】片剂：（1）75mg；（2）150mg。

胶囊剂：（1）75mg；（2）150mg。

注射剂：（1）2ml∶0.6g；（2）1ml∶0.2g。

克林霉素 [基(基).保(甲/乙)]
Clindamycin

【商品名或别名】克林霉素磷酸酯，磷酸林大霉素，氯洁霉素，氯林霉素

【用药指征】

1. 用于革兰阳性菌引起的下列各种感染性疾病。

（1）扁桃体炎、化脓性中耳炎、鼻窦炎等。

（2）急性支气管炎、慢性支气管炎急性发作、肺炎、肺脓肿和支气管扩

张合并感染等。

（3）皮肤和软组织感染：疖、痈、脓肿、蜂窝织炎、创伤、烧伤和手术后感染等。

（4）泌尿系统感染：急性尿道炎、急性肾盂肾炎、前列腺炎等。

（5）其他：骨髓炎、败血症、腹膜炎和口腔感染等。

2. 用于厌氧菌引起的各种感染性疾病：

（1）脓胸、肺脓肿、厌氧菌性肺炎。

（2）皮肤和软组织感染、败血症。

（3）腹内感染：腹膜炎、腹腔内脓肿。

【用法与用量】

1. 口服：4 周或 4 周以上，一日 8～16mg/kg，分 3～4 次口服。

2. 肌内注射或静脉滴注：4 周及 4 周以上患儿，一日 15～25mg/kg，分 3～4 次应用；严重感染：一日 25～40mg/kg，分 3～4 次应用。本品肌内注射的容量 1 次不能超过 600mg，超过此容量应改为静脉给药。静脉给药速度不宜过快，600mg 的本品应加入不少于 100ml 的输液中，至少滴注 20 分钟。1 小时内输入的药量不能超过 1200mg。

【用药指导】

1. 患儿对林可霉素过敏时有可能对克林霉素也过敏。

2. 本品和青霉素、头孢菌素类抗生素无交叉过敏反应，可用于对青霉素过敏者。

3. 本品无特异性拮抗药，药物过量时主要是对症疗法和支持疗法。

4. 其余见林可霉素。

【制剂与规格】片剂：（1）100mg；▲（2）150mg。

胶囊剂：▲（1）150mg；（2）250mg。

注射剂：▲2ml∶150mg。

六、肽类

万古霉素 [保(乙)]
Vancomycin

【商品名或别名】来可信，凡可霉素，稳可信

【用药指征】本品静脉滴注主要用于治疗对甲氧西林耐药的葡萄球菌引起

的感染，对青霉素过敏的患儿及不能使用其他抗生素包括青霉素、头孢菌素类，或使用后治疗无效的葡萄球菌、肠球菌和棒状杆菌、类白喉杆菌所致的动、静脉血分流感染。本品口服用于治疗由于长期服用广谱抗生素所致难辨梭状杆菌引起的假膜性结肠炎或葡萄球性肠炎。

【用法与用量】

1. 口服：一日 20～40mg/kg，分 3～4 次服用，连服 7～10 日。一日总剂量不能超过 2g，所需剂量用 30ml 饮用水稀释后，由患儿饮用。

2. 静脉滴注：静脉滴注引起的不良反应与药物浓度及输液速度有关，一次 15mg/kg，每 8 小时滴注 1 次，每次给药时间至少为 60 分钟以上。

新生儿：一日剂量可能较低。初用剂量建议为 15mg/kg，以后为 10mg/kg，出生 1 周的新生儿，每 12 小时给药 1 次，而出生 1 周后至 1 个月者，则每 8 小时 1 次，每一次给药时间至少 60 分钟以上，此类患儿，应密切检测其万古霉素的血药浓度。

【用药指导】

1. 快速静脉滴注万古霉素时或之后，可能发生类过敏性反应，包括低血压、喘息、呼吸困难、荨麻疹或瘙痒。快速静脉滴注亦可能引起身体上部的潮红（"红颈"）或疼痛及胸部和背部的肌肉抽搐。这些反应通常在 20 分钟内即可解除，但亦有可能持续数小时。若万古霉素采用 60 分钟以上的缓慢静脉滴注，此类情况罕见发生。

2. 口服多剂量本品，治疗由难辨梭状芽孢杆菌引起的假膜性结膜炎，有些患儿的血药浓度会升高，并有临床意义。

3. 当治疗的患儿有肾功能不全或患儿正同时接受氨基糖苷类药治疗，为了减少肾毒性的危险，应进行连续的肾功能检测。连续做听力功能试验有助于使耳毒性的危险减至最低。

4. 本品不宜肌内注射，静脉滴注时尽量避免药液外漏，以免引起疼痛或组织坏死，且应经常更换注射部位，滴速不宜过快。

5. 配制及稳定性：使用时，加入 10ml 无菌注射用水于 500mg 万古霉素无菌干粉小瓶内。配成 50mg/ml 溶液，配制后的溶液应贮存冰箱内，且必须再稀释。

含有 500mg 万古霉素的溶液，必须以至少 100ml 的稀释剂稀释。经此法稀释后，所需的静脉注射剂量，至少用 60 分钟滴注给药。

6. 本品配制前应在室温 15～30℃贮存。配制后的溶液 pH 低，能使与其混合的其他化合物理化性质不稳定，故使用前应仔细注意是否有微粒或变色。

7. 未成熟的新生儿及婴幼儿，最好确定所需的万古霉素血药浓度。并用万古霉素及麻醉剂于儿童，会引起红斑及类似组胺反应的面红。

8. 多次给药：药物间相互作用和罕见药物动力学可导致用药过量，可致不良反应增加，特别是耳毒性和肾毒性。万古霉素不易透析法除去，采用聚砜树脂作离子交换可提高万古霉素的清除率。

【制剂与规格】胶囊剂：0.125g。注射剂：0.5g。

去甲万古霉素[保(乙)]
Norvancomycin

【商品名或别名】万迅

【用药指征】

1. 本品静脉滴注适用于葡萄球菌属（包括甲氧西林耐药菌株对本品敏感者）所致心内膜炎、骨髓炎、肺炎、败血症或软组织感染等。

2. 青霉素过敏者不能采用青霉素类或头孢菌素类，或经万古霉素治疗无效的严重葡萄球菌感染患儿，可选用去甲万古霉素。

3. 本品也用于对青霉素过敏者的肠球菌心内膜炎、棒状杆菌属（类白喉杆菌属）心内膜炎的治疗。

4. 对青霉素过敏与青霉素不过敏的血液透析患儿发生葡萄球菌属所致动、静脉分流感染的治疗。

【用法与用量】临用前加注射用水适量使溶解。静脉缓慢滴注：一日 16 ~ 24mg/kg（1.6 万 ~ 2.4 万 U/kg），分 2 次静脉滴注。

【用药指导】

1. 肾功能不全患儿慎用本品，如有应用指征时需在治疗药物浓度监测（TDM）下，根据肾功能减退程度减量应用。

2. 治疗期间应定期检查听力、尿液中蛋白、管型、细胞数及测定尿相对密度等。

3. 新生儿和婴幼儿中尚缺乏应用本品的资料。

4. 本品不可肌内注射，也不宜静脉推注。

5. 静脉滴注速度不宜过快，每次剂量（0.4 ~ 0.8g）应至少用 5% 葡萄糖注射液或氯化钠注射液 200ml 溶解后缓慢滴注，滴注时间宜在 1 小时以上。

6. 对诊断的干扰：血尿素氮可能增高。

【制剂与规格】注射剂：0.4g（40 万 U）。

替考拉宁 [保(乙)]
Teicoplanin

【商品名或别名】肽可霉素，加立信，他格适，Targocid

【用药指征】各种严重的革兰阳性菌感染，特别是耐甲氧西林金黄色葡萄球菌（MRSA）感染。对皮肤和软组织感染、尿路感染、呼吸系统感染、骨和关节感染、败血症，心内膜炎及持续不卧床腹膜透析相关性腹膜炎均有效。

【用法与用量】>1 个月患儿，中度感染者可先给予 3 次负荷量，静脉注射 10mg/kg，每 12 小时 1 次，维持量为一日 6mg/kg，静脉或肌内注射。严重感染及中性粒细胞减少者可先给 3 次负荷量，静脉注射 10mg/kg，每 12 小时 1 次，维持量为静脉或肌内注射一日 10mg/kg。

【用药指导】

1. 本品与万古霉素可能有交叉过敏反应，故对万古霉素过敏者应慎用。

2. 肾功能不全者长期应用本品应连续监测肾功能和听力功能，本品不能被血透清除，肾功能受损者应调整剂量。

3. 曾有报道，本品可引起血小板减少，故使用高于常规用药量者建议治疗期间进行血液检查。

4. 溶液配制后应立即使用或 4℃储存备用，但不得超过 24 小时。

【制剂与规格】注射剂：（1）0.2g；（2）0.4g。

多黏菌素 B [保(乙)]
Polymyxin B

【商品名或别名】多胜菌素乙，Polyfax

【用药指征】主要用于治疗铜绿假单胞菌引起的感染。耐氨基糖苷类、耐第三代头孢菌素菌以及铜绿假单胞菌或其他敏感菌所致的严重感染，如菌血症、心内膜炎、肺炎、烧伤后感染等。

【用法与用量】

1. 肌内注射：一日 2.5～4mg/kg，分 2～4 次。

2. 静脉滴注：一日 1.5～2.5mg/kg，分 2～3 次。

【用药指导】

1. 多黏菌素类药物推荐用于治疗严重耐药革兰阴性菌引起的严重感染。

2. 多黏菌素类药物相关肾毒性可表现为蛋白尿、管型尿、氮质血症以及血肌酐的升高。

3. 硫酸多黏菌素 B 所致的皮肤色素沉着主要表现为头颈部的皮肤颜色加深。

【制剂与规格】注射剂：50mg（1mg = 1 万 U）。

多黏菌素 E[保(乙)]
Polymyxin E

【商品名或别名】可立斯丁，抗敌素，黏菌素，Colimycin

【用药指征】用于治疗大肠埃希菌性肠炎和对其他药物耐药的菌痢。外用于烧伤和外伤引起的铜绿假单胞菌局部感染和耳、眼等部位敏感菌感染。

【用法与用量】

1. 口服：一日 4.5 万 ~7.5 万 U/kg，分 3 ~4 次。

2. 肌内注射或静脉滴注：一日 1.5 万 ~2 万 U/kg，分 2 ~3 次。

【用药指导】

1. 口服应空腹给药。

2. 严重肾功能损害者慎用。

3. 常见肾毒性不宜与其他肾毒性药物合用。

4. 药物过量时应催吐及给予对症治疗、大量饮水和补液。因本品的分子大，很难经血液透析消除。

【制剂与规格】片剂：（1）50 万 U；（2）100 万 U；（3）300 万 U。

注射剂：（1）50 万 U；（2）100 万 U。

七、其他

磷霉素[基(基).保(甲/乙)]
Fosfomycin

【商品名或别名】磷霉素氨丁三醇，磷霉素钠，福赐美仙，美复威，忆欣，复安欣，复美欣，Fosmicin Sodium，Selemicina

【用药指征】

1. 磷霉素口服制剂适用于治疗敏感菌所致的单纯性下尿路感染、肠道感染（包括细菌性痢疾）、呼吸系统感染、皮肤软组织感染、眼科感染等。

2. 磷霉素注射制剂适用于治疗敏感菌所致的呼吸道感染、尿路感染、皮肤软组织感染等。也可与其他抗菌药联合用于治疗敏感菌所致的严重感染（如败血症、腹膜炎、骨髓炎等）。

【用法与用量】

1. 口服给药：一日 0.05 ~ 0.1g/kg，分 3 ~ 4 次服用。

2. 静脉滴注：一日 0.1 ~ 0.3g/kg，分 2 ~ 3 次静脉滴注。

【用药指导】

1. 肝、肾功能减退者慎用。

2. 本品静脉滴注速度宜缓慢，每次静脉滴注时间应在 1 ~ 2 小时以上。

3. 用于严重感染时除需应用较大剂量外，尚需与其他抗生素如 β - 内酰胺类或氨基糖苷类联合应用。用于金黄色葡萄球菌感染时，也宜与其他抗生素联合应用。

4. 应用较大剂量时应监测肝功能。

【制剂与规格】磷霉素氨丁三醇散剂：▲(1) 3.0g；(2) 6.0g。
磷霉素钠注射剂：▲(1) 1.0g；▲(2) 2.0g；▲(3) 4.0g。

夫西地酸 [保(乙)]
Fusidic Acid

【商品名或别名】立思丁，褐霉素，Fucidin

【用药指征】本品主治各种敏感细菌，尤其葡萄球菌引起的感染，如骨髓炎、败血症、心内膜炎、脑膜炎，反复感染的囊性纤维化，肺炎，皮肤及软组织感染、外科及创伤性感染等。

【用法与用量】

1. 口服：1 岁以下，一日 50mg/kg，分 3 次给予；1 ~ 5 岁，一次 250mg，一日 3 次；5 ~ 12 岁一次 0.5g，一日 3 次，重症可加倍。

2. 静脉滴注：一日 20mg/kg，分 3 次给药。

3. 外用：局部涂于患处，并缓和地摩擦；必要时可用多孔绷带包扎患处。一日 2 ~ 3 次，7 日为一疗程，必要时可重复一个疗程。

【用药指导】

1. 夫西地酸对眼结膜有刺激作用，尽量避免在眼睛周围使用。

2. 不可肌内注射和皮下注射，也不可直接静脉注射，一般做缓慢静脉滴注。

3. 若发生严重刺激作用或出现过敏反应时，应停止用药并改用其他适当的药物治疗。

4. 因本品可经皮肤吸收，故不能长时间、大面积使用。

5. 夫西地酸钠可与耐青霉素酶的青霉素、头孢菌素类、红霉素、氨基糖苷类、林可霉素、利福平和万古霉素联合使用，并可获得相加或协同作用的效果。

6. 本品可致黄疸、肝功能变化，禁用于有肝病者。

【制剂与规格】片剂：250mg。

注射剂：（1）0.25g；（2）0.5g。

软膏剂：（1）5g：0.1g；（2）15g：0.3g。

利奈唑胺[保（乙）]
Linezolid

【商品名或别名】利奈唑酮，利奈唑烷，Zyvox

【用药指征】本品主要用于敏感菌引起的各种感染，包括耐万古霉素肠球菌感染、社区或医院获得性肺炎、腹腔感染、菌血症、尿路感染、皮肤及软组织感染等。

【用法与用量】口服或静脉滴注：从静脉给药转换成口服给药时无须调整剂量，滴注时间30~120分钟。

1. 革兰阳性细菌引起的复杂性皮肤或皮肤软组织感染、院内获得性肺炎，疗程10~14日：<7天新生儿，一次10mg/kg，每12小时1次，治疗反应欠佳，可改为每8小时用药1次；>7天新生儿，一次10mg/kg，每8小时1次；1个月~12岁：一次10mg/kg（最大剂量600mg），每8小时1次；12~18岁：一次600mg，每12小时1次。

2. 万古霉素耐药的鸟肠球菌感染及伴发的菌血症，疗程14~28日：剂量同上。

【用药指导】

1. 肝肾功能不全者慎用。

2. 临床试验结果提示，服用本品不应超过28日。因此，当患儿服药超过28日时，一定要注意该药引起周围神经病变的危险。

3. 使用本品超过14日的患儿，均应监测血小板计数。

4. 本品可引起假膜性结肠炎。轻者停药，中度和重度的患儿应补充电解质、蛋白质和使用对难辨梭状芽孢杆菌有效的抗菌药。

【制剂与规格】片剂：（1）400mg；（2）600mg。

注射剂：（1）100ml：200mg；（2）200ml：400mg；（3）300ml：600mg。

口服混悬液：5ml：100mg。

第二节　合成的抗菌药

一、磺胺类

磺胺嘧啶[基(基).保(甲/乙)]
Sulfadiazine

【商品名或别名】大力克，他太先，太先，SD

【用药指征】

1. 敏感脑膜炎球菌所致的流行性脑脊髓膜炎的治疗和预防。

2. 与甲氧苄啶合用可治疗对其敏感的流感嗜血杆菌、肺炎链球菌和其他链球菌所致的中耳炎及皮肤软组织等感染。

3. 星形奴卡菌病。

4. 对氯喹耐药的恶性疟疾治疗的辅助用药。

5. 为治疗沙眼衣原体所致宫颈炎和尿道炎的次选药物。

6. 治疗由沙眼衣原体所致的新生儿包涵体结膜炎的次选药物。

【用法与用量】

1. 口服：一次 25 ~ 30mg/kg，一日 2 次，首次剂量加倍（总量不超过 2g）。

2. 预防流行性脑脊髓膜炎：口服，一日 0.5g，分 2 次，疗程 2 ~ 3 日。

3. 缓慢静脉注射或静脉滴注：一日 50 ~ 75mg/kg，分 2 次。

【用药指导】

1. 小于 2 个月婴儿禁用。

2. 交叉过敏反应　对一种磺胺药呈现过敏的患儿对其他磺胺药可能过敏。

3. 对呋塞米、砜类药物、噻嗪类利尿药、磺脲类、碳酸酐酶抑制药呈现过敏的患儿，对磺胺药亦可过敏。

4. 每次服用本品时应饮用足量水分。如应用本品疗程长，剂量大时除多饮水外宜同服碳酸氢钠。

5. 治疗中定期尿液检查（每 2 ~ 3 日查尿常规 1 次）以发现长疗程或大剂量治疗时可能发生的结晶尿。

6. 严重感染者应测定血药浓度，对大多数感染性疾患游离磺胺浓度达

50 ～ 150μg/ml（严重感染 120 ～ 150μg/ml）可有效。总磺胺血浓度不应超过 200μg/ml，如超过此浓度，不良反应发生率增高。

7. 由于本品在尿中溶解度低，出现结晶尿机会增多。故一般不推荐用于尿路感染的治疗。

8. 不可任意加大剂量、增加用药次数或延长疗程，以防蓄积中毒。

9. 由于本品能抑制大肠埃希菌的生长，妨碍 B 族维生素在肠内的合成，故使用本品超过 1 周以上者，应同时给予维生素 B 以预防其缺乏。

10. 接受本品治疗者对维生素 K 的需要量增加。

【制剂与规格】片剂：▲0.5g。

注射剂：▲（1）0.4g；▲（2）1g。

复方磺胺甲噁唑 [基(基). 保(甲)]
Compound Sulfamethoxazole

【商品名或别名】复方新诺明

【用药指征】用于敏感菌所致的儿童急性中耳炎，细菌性尿路感染，肠道感染的治疗，亦用于肺孢子菌病等的预防和治疗。

【用法与用量】

1. 治疗细菌感染：2 个月以上体重 <40kg 的患儿，一次口服磺胺甲噁唑 20 ～ 30mg/kg 及甲氧苄啶 4 ～ 6mg/kg，每 12 小时 1 次；体重 ≥40kg 的患儿，一次口服磺胺甲噁唑 800mg 及甲氧苄啶 160mg，每 12 小时 1 次。

2. 治疗肺孢子菌病：一次口服磺胺甲噁唑 18.75 ～ 25mg/kg 及甲氧苄啶 3.75 ～ 5mg/kg，每 8 小时 1 次，一疗程 21 日。

【用药指导】

1. 禁忌证：①对 SMZ（磺胺甲噁唑）和 TMP（甲氧苄啶）过敏者禁用。②由于本品阻止叶酸的代谢，加重巨幼细胞贫血患儿叶酸盐的缺乏，所以该病患儿禁用本品。③小于 2 个月的婴儿禁用本品。④重度肝肾功能损害者禁用本品。

2. 交叉过敏反应，对一种磺胺药呈现过敏的患儿对其他磺胺药也可能过敏。对呋塞米，砜类、噻嗪类利尿药、磺脲类、碳酸酐酶抑制药呈现过敏的患儿，对磺胺药亦可过敏。

3. 可致肾脏损害，发生结晶尿、血尿和管型尿，故服用本品期间应多饮水，保持高尿流量，如应用本品疗程长、剂量大时，除多饮水外，宜同服碳酸氢钠，以防止此不良反应。

4. 由于本品可与胆红素竞争在血浆蛋白上的结合部位，而新生儿的乙酰转移酶系统未发育完善，磺胺游离血浓度增高，以致增加了核黄疸发生的危险性，因此该类药物在新生儿及 2 个月以下婴儿的应用属禁忌。儿童处于生长发育期，肝肾功能还不完善，用药量应酌减。

5. 过敏反应较为常见，可表现为药物疹，严重者可发生渗出性多形红斑、剥脱性皮炎和大疱表皮松解萎缩性皮炎等；也有表现为光敏反应、药物热、关节及肌肉疼痛、发热等血清病样反应。偶见过敏性休克。

【制剂与规格】片剂：▲（1）磺胺甲基异噁唑 0.1g，甲氧苄啶 20mg；▲（2）磺胺甲基异噁唑 0.4g，甲氧苄啶 80mg。

颗粒剂：磺胺甲基异噁唑 0.1g，甲氧苄啶 20mg。

二、硝基呋喃类

呋喃唑酮 [保(甲)]
Furazolidone

【商品名或别名】痢特灵，Furazon

【用药指征】主要用于菌痢、肠炎、也可用于伤寒、副伤寒、梨形鞭毛虫病和阴道滴虫病。对胃炎和胃、十二指肠溃疡有治疗作用，据认为与本品对幽门螺旋杆菌的抗菌作用有关（但新近有人认为本品对胃、十二指肠溃疡的疗效可疑）。

【用法与用量】口服：一日 5~8mg/kg，分 4 次，最大剂量不宜超过一日 10mg/kg，1 个疗程 3~7 日。

【用药指导】

1. 一般不宜用于溃疡病或支气管哮喘患儿。

2. 口服本品期间和停药后 5 日内，禁止饮酒。

3. 新生儿和葡萄糖-6-磷酸脱氢酶（G-6-PD）缺乏者可致溶血性贫血。

【制剂与规格】片剂：（1）25mg；（2）100mg；（3）10mg；（4）30mg。

三、硝基咪唑类

甲硝唑 [基(基).保(甲/乙)]
Metronidazole

【商品名或别名】灭滴灵，弗来格，Fflagyl

【用药指征】用于各种厌氧菌感染，如败血症、心内膜炎、脓胸、肺脓肿、腹腔感染、盆腔感染、妇科感染、骨和关节感染、脑膜炎、脑脓肿、皮肤软组织感染、艰难梭菌引起的抗生素相关肠炎、幽门螺杆菌相关胃炎或消化性溃疡、牙周感染及加德纳阴道炎等。也可作为某些污染或可能污染手术的预防用药，如结肠、直肠择期手术等。还可用于治疗肠道及肠外阿米巴病（如阿米巴肝脓肿、胸腔阿米巴病等）、阴道滴虫病、小袋虫病、皮肤利什曼病、麦地那龙线虫病、贾第虫病等。

【用法与用量】口服：一次 7.5mg/kg，6 小时 1 次。重症患儿可采用静脉滴注：首剂 15mg/kg，以后每 6 小时 7.5mg/kg，7～10 日为一个疗程。

【用药指导】

1. 对本品或吡咯类药物过敏患儿以及有活动性中枢神经疾病和血液病患儿禁用。

2. 使用中发生中枢神经系统不良反应，应及时停药。

3. 肝功能减退者本品代谢减慢，药物及其代谢物易在体内蓄积，应减量使用，并作血药浓度监测。

4. 用药期间不应饮酒或饮用含乙醇的饮料，也不应与含乙醇的药物合用，因可引起体内乙醛蓄积，干扰乙醇的氧化过程，导致双硫仑样反应，患儿可出现腹部疼挛、恶心、呕吐、头痛、面部潮红等。

5. 本品最严重不良反应为大剂量时可引起癫痫发作和周围神经病变，后者主要表现为肢端麻木和感觉异常。某些病例长期用药时可产生持续周围神经病变。

【制剂与规格】片剂：▲0.2g。

注射剂：（1）20ml ：100mg；（2）100ml ：0.2g；（3）250ml ：0.5g；（4）250ml ：1.25g。

甲硝唑葡萄糖：250ml（内含甲硝唑 0.5g，葡萄糖 12.5g）。

替硝唑 [基（基）.保（甲/乙）]
Tinidazole

【商品名或别名】康多利，普洛施，替消唑，Tinadazol，Tinidazolum，Tricolam

【用药指征】

1. 用于治疗多种厌氧菌感染，如败血症、骨髓炎、腹腔感染、盆腔感染、鼻窦炎、支气管感染、肺炎、皮肤蜂窝织炎、口腔感染及术后伤口感染。

2. 可用于结肠或直肠手术、口腔手术的术前预防用药。

3. 也可用于肠道及肠道外阿米巴病、阴道滴虫病、贾第鞭毛虫病、加得纳菌阴道炎的治疗。

4. 还可作为甲硝唑的替代药，用于治疗幽门螺杆菌所致的胃窦炎及消化性溃疡。

【用法与用量】口服。

1. 阿米巴痢疾：一日 30~50mg/kg，连用 3 日。

2. 阿米巴肝脓肿：一日 30mg/kg，分 2 次给药，连用 3~5 日。

3. 泌尿生殖系统滴虫病：一日 50~75mg/kg，一日 2 次，共 3 日。

【用药指导】

1. 对本品及其他硝基咪唑类药物过敏者和中枢神经系统疾病患儿禁用。

2. 本品代谢产物可使尿液呈深红色，需与血尿相鉴别。

3. 用药中如出现运动失调或其他中枢神经系统症状时，应及时停药。

4. 口服片剂宜于餐间或餐后服用。

5. 念珠菌感染者应用本品时症状可能加重，需同时给予抗真菌药治疗。

6. 本品对阿米巴包囊作用不大，宜加用杀包囊药物。

7. 与苯妥英钠、苯巴比妥等肝微粒体酶诱导药物同用，可加速本品代谢，使血药浓度下降；而苯妥英钠的排泄减慢，血药浓度升高。

8. 与西咪替丁等抑制肝微粒体酶活性的药物同用，可减缓本品的代谢及排泄，使其半衰期延长，应注意监测血药浓度并调整剂量。

9. 其余参阅"甲硝唑"。

【制剂与规格】片剂：（1）0.15g；（2）0.25g；▲（3）0.5g。

胶囊剂：（1）0.2g；（2）0.25g；▲（3）0.5g。

口含片剂：2.5mg。

奥硝唑 [保（乙）]
Ornidazole

【商品名或别名】氯丙硝唑，滴必露，氯醇硝唑，甲硝咪氯丙醇，潇然，固特，奥立泰

【用药指征】

1. 用于治疗由脆弱拟杆菌、狄氏拟杆菌、卵圆拟杆菌、多形拟杆菌、普通拟杆菌、梭状芽孢杆菌、真杆菌、消化球菌和消化链球菌、幽门螺杆菌、

黑色素拟杆菌、梭杆菌、CO_2 噬织维菌、牙龈类杆菌等敏感厌氧菌所引起的多种感染性疾病。

2. 用于手术前预防感染和手术后厌氧菌感染的治疗。

3. 治疗消化系统严重阿米巴虫病，如阿米巴痢疾、阿米巴肝脓肿等。

【用法与用量】

1. 口服

（1）毛滴虫病：急性毛滴虫病：一日 25mg/kg，一次顿服。

（2）阿米巴虫病：①阿米巴痢疾：体重 35～60kg 患儿，一次 1500mg，晚饭后顿服，连服 3 日；>60kg 儿童，一次 1000mg，一日 2 次，饭后口服，连服 3 日；<35kg 儿童，40mg/kg，一次顿服，饭后口服，连服 3 日。②其他阿米巴虫病：>35kg 儿童，一次 500mg，一日 2 次；<35kg 以下儿童，25mg/kg，一次顿服，连服 5～10 日。

（3）贾第鞭毛虫病：①体重 35kg 以上儿童，晚上顿服 1500mg，服药 1～2 日。②体重 35kg 以下儿童，40mg/kg，一次顿服，服药 1～2 日。

（4）厌氧菌感染：体重 35kg 以上儿童，一次 500mg，一日 2 次；体重 35kg 以下儿童，20mg/kg，分 2 次口服。

2. 静脉滴注：一次 10mg/kg，12 小时 1 次，滴注时间 30 分钟，连用 5～10 日。

【用药指导】

1. 脑和脊髓发生病变的患儿、癫痫及各种器官硬化症患儿禁用。建议 3 岁以下儿童勿用。

2. 肝损伤患儿用药每次剂量与正常用量相同，但用药间隔时间要加倍，以免药物蓄积。

3. 使用过程中，如有异常神经症状反应即停药，并进一步观察治疗。

4. 同其他硝基咪唑类药物相比，本品对乙醛脱氢酶无抑制作用。

5. 巴比妥类药物、雷尼替丁、西咪替丁等均可加快本药的消除而降解，并影响凝血，故禁止合用。

6. 奥硝唑与阿洛西林钠存在配伍禁忌，临床上联合使用时，应在两者间加输一组液体或更换输液管。

【制剂与规格】分散片：250mg。

注射剂：5ml：500mg。

奥硝唑氯化钠注射剂：100ml（奥硝唑 250mg，氯化钠 825mg）。

奥硝唑葡萄糖注射剂：100ml（奥硝唑 500mg，葡萄糖 5000mg）。

第三节 抗结核药

异烟肼 [基(基).保(甲)]
Isoniazid

【商品名或别名】雷米封，异烟酰肼，INH，Isolyn，Tubazid

【用药指征】

1. 本品注射液与其他抗结核药联合用于治疗重症或不能口服给药的各型结核病，包括结核性脑膜炎以及其他非结核分枝杆菌感染。

2. 单用或与其他抗结核药联合用于以下各型结核病：①新近确诊为结核病患儿的家庭成员。②正在接受免疫抑制剂或长期激素治疗的结核菌素试验阳性者。③某些血液病或单核-吞噬细胞系统疾病（如白血病、霍奇金病）、糖尿病等伴结核菌素试验阳性者。④已知或怀疑为 HIV 感染，其结核菌素试验（PPD）阳性者。

3. 对痢疾、百日咳、睑腺炎等也有一定疗效。

【用法与用量】

1. 口服：一日 10～20mg/kg，最高日剂量为 300mg，顿服。

2. 肌内注射：治疗剂量为一日 10～20mg/kg，最高日剂量为 300mg；某些严重结核病患儿（如结核性脑膜炎），一日剂量可增加至 30mg/kg，但最高日剂量为 500mg。

3. 静脉滴注：参见肌内注射。

【用药指导】

1. 本品与戊四氮属配伍禁忌。

2. 慢乙酰化患儿较易产生不良反应，如周围神经炎等，故宜用较低剂量。

3. 治疗结核必须持续 6～24 个月，甚至需数年或不定期用药。

4. 轻度单项氨基转移酶增高不需停药，但在保肝治疗的同时氨基转移酶持续增高及出现黄疸均需停药。

5. 新生儿用药时，应密切观察不良反应的出现。

【制剂与规格】片剂：▲（1）50mg；▲（2）100mg；▲（3）300mg。

注射剂：▲（1）2ml∶50mg；▲（2）2ml∶100mg。

异烟肼氯化钠注射剂：250ml（异烟肼 300mg、氯化钠 2.25g）。

对氨基水杨酸钠 [基(基).保(甲)]
Sodium Aminosalicylate

【商品名或别名】PAS – NA，对氨柳酸钠，抗痨钠

【用药指征】适用于结核分枝杆菌所致的肺及肺外结核病。本品仅对分枝杆菌有效，单独应用时结核杆菌对本品能迅速产生耐药性，因此必须与其他抗结核药合用。链霉素和异烟肼与本品合用时能延缓结核杆菌对前两者耐药性的产生。主要用作二线抗结核药物。本品对不典型分枝杆菌无效。

【用法与用量】

1. 口服：一日 0.15 ~ 0.2g/kg，分 3 ~ 4 次。

2. 静脉滴注：剂量同口服量，临用前加适量注射用水溶解后再用 5% 葡萄糖注射液 500ml 稀释（遮光），2 ~ 3 小时滴完。

【用药指导】

1. 下列情况应慎用：充血性心力衰竭、胃溃疡、葡萄糖 – 6 – 磷酸脱氢酶（G – 6 – PD）缺乏症、严重肝功能损害、严重肾功能损害。

2. 对其他水杨酸类包括水杨酸甲酯（冬青油）或其他含对氨基苯基团（如某些磺胺药和染料）过敏的患儿对本品亦可呈过敏。

【制剂与规格】肠溶片剂：▲0.5g。

注射剂：▲（1）2.0g；（2）4.0g。

乙胺丁醇 [基(基).保(甲)]
Ethambutol

【商品名或别名】盐酸乙胺丁醇，乙二胺丁醇，Dexambutol，Myambutol

【用药指征】

1. 与其他抗结核药联合治疗结核分枝杆菌所致的肺结核和肺外结核，尤其适用于不能耐受链霉素注射的患儿。

2. 也可用于治疗结核性脑膜炎及非典型结核分枝杆菌感染。

【用法与用量】口服。

1. 结核初治（与其他抗结核药合用）：①一次 0.015g/kg，一日 1 次。②一次 0.025 ~ 0.03g/kg，最高 2.5g，一周 3 次。③一次 0.05g/kg，最高 2.5g，一周 2 次。

2. 结核复治（与其他抗结核药合用）：一次 0.025g/kg，一日 1 次，连续 60 日，继以一次 0.015g/kg，一日 1 次。

69

3. 非结核分枝杆菌感染（与其他抗分枝杆菌药合用）：一日 0.015 ~ 0.025g/kg，顿服。

【用药指导】

1. 本品为二线抗结核药，可用于经其他抗结核药治疗无效的患儿。因单用本品时可迅速产生耐药性，故常与其他抗结核药联合应用，以增强疗效并延缓细菌耐药性的产生。

2. 可与食物同服，以减少胃肠道刺激。

3. 本品每日剂量分次服用可能达不到有效血药浓度，因此每日剂量宜一次顿服。

4. 治疗中一旦出现视觉障碍应视情况减量或停药，发生视神经炎时需立即停药，并予大剂量 B 族维生素治疗。

5. 药物过量的处理：停药；对症处理。

6. 13 岁以下儿童尚缺乏临床资料。由于在幼儿中不易监测视力变化，故不推荐用于 13 岁以下儿童。

【制剂与规格】片剂：▲0.25g。

胶囊剂：▲0.25g。

利福平 [基(基).保(甲)]

Rifampicin

【商品名或别名】甲哌利福霉素，力复平，甲哌力复霉素，Rifadine，Feronia

【用药指征】

1. 与其他抗结核药联用于结核病初治与复治，包括结核性脑膜炎的治疗。亦适用于无症状脑膜炎球菌带菌者，以消除鼻咽部奈瑟脑膜炎球菌。还作为骨关节结核和淋巴结核伴有瘘管者的局部用药。

2. 可与其他药物联合用于麻风、非结核分枝杆菌感染的治疗。

3. 也可用于耐甲氧西林金黄色葡萄球菌（MRSA）所致的感染。

4. 可与红霉素合用治疗军团菌感染。

【用法与用量】口服。

1. 抗结核：1 个月以上患儿，一日 10 ~ 20mg/kg，顿服；新生儿，一次 5mg/kg，一日 2 次。

2. 脑膜炎球菌带菌者（无症状）：1 个月以上患儿，一日 10mg/kg，每 12 小时 1 次，连服 4 次。

【用药指导】

1. 本品不宜用于脑膜炎球菌感染的治疗。

2. 间歇使用本品治疗时宜每周 3 次以上，以免发生免疫反应，这种给药方法也适用于麻风病的治疗。

3. 宜空腹时（餐前 1 小时或餐后 2 小时）用水送服，以利吸收。如出现胃肠道刺激症状则可在睡前或进食时服用。

4. 单独用于治疗结核病时可能迅速产生细菌耐药性，因此本品必须与其他抗结核药合用。治疗至少 6 个月，甚至持续 1~2 年、数年或长期服药。

5. 服药后，尿、唾液、汗液等排泄物可呈橘红色，尤以尿液更加明显。

6. 本品可能引起白细胞和血小板减少，并导致齿龈出血和感染，愈合延迟等。此时应避免拔牙等手术，并注意口腔卫生，刷牙及剔牙均需谨慎，直至血象恢复正常。

7. 本品过量的症状：精神迟钝、眼周和面部水肿、全身瘙痒、红人综合征（皮肤黏膜及巩膜呈红色或橙色）。

【制剂与规格】片剂：（1）100mg；▲（2）150mg；（3）300mg；（4）450mg；（5）600mg。

胶囊剂：（1）100mg；▲（2）150mg；▲（3）300mg；（4）450mg；（5）600mg。

利福喷汀 [保（甲）]
Rifapentine

【商品名或别名】环戊去甲利福平，利福喷丁

【用药指征】

1. 本品与其他抗结核药联合用于各种结核病的初治与复治，但不宜用于结核性脑膜炎的治疗。

2. 适合医务人员直接观察下的短程化疗。

3. 亦可用于非结核性分枝杆菌感染的治疗。

4. 与其他抗麻风药联合用于麻风治疗可能有效。

【用法与用量】口服，一次 10mg/kg，一周 1 次空腹顿服或分 2 次服。

【用药指导】

1. 酒精中毒、肝功能损害者慎用。肝功能减退患儿必须密切观察肝功能的变化。

2. 本品与其他利福霉素有交叉过敏性。

3. 服用本品后引起白细胞和血小板减少患儿，应避免进行拔牙等手术，并注意口腔卫生，剔牙需谨慎，直至血常规恢复正常。

4. 服药后，尿、唾液、汗液等排泄物可呈橘红色。

5. 长期应用可引起低钙血症，儿童可出现佝偻病样改变，少年出现骨软化症。

【制剂与规格】片剂：150mg。

胶囊剂：150mg。

第四节　抗麻风药

氨苯砜 ^[基(基).保(甲)]
Dapsone

【商品名或别名】二氨二苯砜，二氨苯砜，对位氨基双苯砜

【用药指征】

1. 本品与其他抑制麻风药联合用于由麻风分枝杆菌引起的各种类型麻风和疱疹样皮炎的治疗，也用于脓疱性皮肤病、类天疱疮、坏死性脓皮病、复发性多软骨炎、环形肉芽肿、系统性红斑狼疮的某些皮肤病变、放线菌性足分支菌病、聚会性痤疮、银屑病、带状疱疹的治疗。

2. 可与甲氧苄啶联合治疗肺孢子虫感染；与乙胺嘧啶、氯喹三者联合用于预防间日疟。

【用法与用量】

1. 抑制麻风：与一种或多种其他抗麻风药合用，口服，一次 0.9～1.4mg/kg，一日 1 次。由于本品有蓄积作用，故每服药 6 日停药 1 日，每服药 10 周停药 2 周。

2. 治疗疱疹样皮炎：口服，开始一次 2mg/kg，一日 1 次，如症状未完全抑制，可逐渐增加剂量，待病情控制后减至最小有效量。

3. 预防疟疾：本品 100mg 与乙胺嘧啶 12.5mg 联合，1 次顿服，每 7 日服药 1 次。

【用药指导】

1. 下列情况应慎用本品：严重贫血、G-6-PD 缺乏症、变性血红蛋白还原酶缺乏症、肝肾功能减退、胃和十二指肠溃疡病及有精神病史者。

2. 交叉过敏：砜类药物之间存在交叉过敏现象。此外，对磺胺类、呋塞米

类、噻嗪类、磺酰脲类以及碳酸酐酶抑制药过敏的患儿亦可能对本品发生过敏。

3. 随访检查：血常规计数，用药前和治疗第 1 个月中每周 1 次，以后每月 1 次，连续 6 个月，以后每半年 1 次。

4. 与丙磺舒合用可减少肾小管分泌砜类，使砜类药物血浓度高而持久，易发生毒性反应。因此在应用丙磺舒的同时或以后需调整砜类的剂量。

5. 利福平可刺激肝微粒体酶的活性，使本品血药浓度降低 1/7 ~ 1/10，故服用利福平的同时或以后应用氨苯砜时需调整后者的剂量。

6. 本品不宜与骨髓抑制药物合用，因可加重白细胞和血小板减少的程度，必须合用时应密切观察对骨髓的毒性。

7. 本品与其他溶血药物合用时可加剧溶血反应。

【制剂与规格】片剂：▲50mg。

第五节　抗真菌药

两性霉素 B [基(基).保(甲/乙)]
Amphotericin B

【商品名或别名】锋可松，异性霉素，庐山霉素，节丝霉素 B

【用药指征】适用于敏感真菌所致的深部真菌感染且病情呈进行性发展者，如败血症、心内膜炎、脑膜炎（隐球菌及其他真菌）、腹腔感染（包括与透析相关者）、肺部感染、尿路感染和眼内炎等。

【用法与用量】

1. 静脉用药：开始静脉滴注时先试以 1 ~ 5mg 或按体重一次 0.02 ~ 0.1mg/kg 给药，以后根据患儿耐受情况每日或隔日增加 5mg，当增至一次 0.6 ~ 0.7mg/kg 时即可暂停增加剂量，此为一般治疗量。

2. 鞘内给药：首次 0.05 ~ 0.1mg，以后渐增至每次 0.5mg，最大量一次不超过 1mg，一周给药 2 ~ 3 次，总量 15mg 左右。鞘内给药时宜与小剂量地塞米松或琥珀酸氢化可的松同时给予，并需用脑脊液反复稀释药液，边稀释边缓慢注入以减少不良反应。

3. 局部用药：超声雾化吸入时本品浓度为 0.01% ~ 0.02%，每日吸入 2 ~ 3 次，每次吸入 5 ~ 10ml。持续膀胱冲洗时一日以两性霉素 B 5mg 加入 1000ml 灭菌注射用水中按每小时注入 40ml 速度进行冲洗，共用 5 ~ 10 日。

4. 两性霉素 B 脂质体：静脉滴注，起始剂量 0.1mg/kg，以后一日 1mg/kg，逐日递增至一日 3mg/kg，严重感染可增加剂量至一日 5mg/kg，肝功能损害者无须减量。

【用药指导】

1. 本品毒性大，不良反应多见，但它又是治疗危重深部真菌感染的唯一有效药物，选用本品时必须权衡利弊后作出决定。

2. 下列情况应慎用

（1）肾功能损害：本品主要在体内灭活，故肾功能重度减退时半衰期仅轻度延长，因此肾功能轻、中度损害的患儿如病情需要仍可选用本品，重度肾功能损害者则需延长给药间期或减量应用，应用其最小有效量；当治疗累积剂量大于 4g 时可引起不可逆性肾功能损害。

（2）肝功能损害：本品可致肝毒性，肝病患儿避免应用本品。

（3）静脉及鞘内给药剂量以体重计算，应限用最小有效剂量。

3. 治疗期间定期严密随访血、尿常规、肝、肾功能、血钾、心电图等，如血尿素氮或血肌酐明显升高时，则需减量或暂停治疗，直至肾功能恢复。

4. 为减少本品的不良反应，给药前可给解热镇痛药和抗组胺药，如吲哚美辛和异丙嗪等，同时给予琥珀酸氢化可的松 25～50mg 或地塞米松 2～5mg 一同静脉滴注。

5. 本品治疗如中断 7 日以上者，需重新自小剂量（0.25mg/kg）开始逐渐增加至所需量。

6. 本品宜缓慢避光滴注，每次滴注时间至少 6 小时。

7. 药液静脉滴注时应避免外漏，因本品可致局部刺激。

【制剂与规格】注射剂：▲（1）5mg（5000U）；▲（2）25mg（2.5 万 U）；▲（3）50mg（5 万 U）。

脂质体：（1）2mg（2000U）；（2）10mg（1 万 U）；（3）50mg（5 万 U）；（4）100mg（10 万 U）。

制霉素 [保（甲）]
Nysfungin

【商品名或别名】制霉菌素

【用药指征】用于皮肤、黏膜、消化道的白色念珠菌感染，如鹅口疮、真菌性肠炎、泌尿道白色念珠菌感染。

【用法与用量】

1. 口服：一日 5 万～10 万 U/kg，分 3～4 次。

2. 外用：涂患部，一日 2～3 次。

【用药指导】

1. 本品过敏的患儿禁用。

2. 全身真菌感染无治疗作用。5 岁以下儿童不推荐使用。

3. 制霉菌素外用不可用水作为溶媒，甘油做溶媒效果更佳。

【制剂与规格】片剂：（1）10 万 U；（2）25 万 U；（3）50 万 U。
软膏：（1）1g：10 万 U；（2）1g：20 万 U。

酮康唑
Ketoconazole

【商品名或别名】里素劳，Nizoral

【用药指征】本品适用于下列系统性真菌感染的治疗：①念珠菌病、慢性皮肤黏膜念珠菌病、口腔念珠菌感染、尿路念珠菌感染，局部治疗无效的慢性、复发性阴道念珠菌病；②皮炎芽生菌病；③球孢子菌病；④组织胞浆菌病；⑤着色真菌病；⑥副球孢子菌病。由皮肤真菌和酵母菌所致的皮肤真菌病、花斑癣及发癣，当局部治疗或口服灰黄霉素无效，或难以接受灰黄霉素治疗的严重顽固性皮肤真菌感染，可用本品治疗。

【用法与用量】口服。2 岁以上患儿，一日 3.3～6.6mg/kg，顿服或分 2 次服。

【用药指导】

1. 下列情况应慎用：①胃酸缺乏（可能引起本品的吸收减少）。②乙醇中毒或肝功能损害（本品可致肝毒性）。

2. 治疗前及治疗期间应定期检查肝功能。血清氨基转移酶的升高可能不伴肝炎症状，然而，如果血清氨基转移酶值持续升高或加剧，或伴有肝毒性症状时均应中止酮康唑的治疗。

3. 如同时应用西咪替丁或呋喃硫胺，应至少于服用本品 2 小时后服用。

4. 本品可引起光敏反应，故服药期间应避免长时间暴露于明亮光照下，可佩戴有色眼镜。

5. 服药期间禁服含乙醇类饮料或药物。如发生头晕、嗜睡时需引起注意。

6. 肾功能损害者应用本品不需减量。

7. 本品对血-脑屏障穿透性差，不宜用于真菌性脑膜炎的治疗；本品对曲霉、毛霉或足分支菌感染的疗效不佳，亦不宜选用。

【制剂与规格】片剂：0.2g。

氟康唑 [基(基).保(甲/乙)]

Fluconazole

【商品名或别名】大扶康，三维康，Diflucan

【用药指征】

1. 念珠菌病：用于治疗口咽部和食管念珠菌感染；播散性念珠菌病，包括腹膜炎、肺炎、尿路感染等；念珠菌外阴阴道炎。尚可用于骨髓移植患儿接受细胞毒类药物或放射治疗时，预防念珠菌感染的发生。

2. 隐球菌病：用于治疗脑膜炎以外的新型隐球菌病或治疗隐球菌脑膜炎时，本品可作为两性霉素 B 联合氟胞嘧啶初治后的维持治疗药物。

3. 球孢子菌病。

4. 用于接受化疗、放疗和免疫抑制治疗患儿的预防治疗。

5. 本品亦可替代伊曲康唑用于芽生菌病和组织胞浆菌病的治疗。

【用法与用量】黏膜念珠菌病：4 周以上患儿，氟康唑一日推荐剂量为 3mg/kg。为能更迅速地达到稳态浓度，第 1 天可给予 6mg/kg 饱和剂量，疗程 7~14 日。其他黏膜感染如食管炎、念珠菌尿以及非侵袭性念珠菌感染 14~30 日疗程。新生儿氟康唑自体内排出缓慢，小于 2 周的患儿剂量同上，但应每 72 小时给药 1 次；出生后 3~4 周的患儿，给予相同剂量，每 48 小时给药 1 次。

【用药指导】

1. 本品与其他吡咯类药物可发生交叉过敏反应，因此对任何一种吡咯类药物过敏者禁用本品。

2. 由于本品主要自肾排出，因此治疗中需定期检查肾功能。用于肾功能减退患儿需减量应用。

3. 本品目前在免疫缺陷者中的长期预防用药，已导致念珠菌属等对氟康唑等吡咯类抗真菌药耐药性的增加，故需掌握指征，避免无指征预防用药。

4. 治疗过程中可发生轻度—过性血清氨基转移酶升高，偶可出现肝毒性症状。因此用本品治疗开始前和治疗中均应定期检查肝功能，如肝功能出现持续异常，或肝毒性临床症状时均需立即停用本品。

5. 本品与肝毒性药物合用、需服用本品 2 周以上或接受多倍于常用剂量的本品时，可使肝毒性的发生率增高，故需严密观察，在治疗前和治疗期间每 2 周进行 1 次肝功能检查。

6. 本品应用疗程应视感染部位及个体治疗反应而定。一般治疗应持续至真菌感染的临床表现及实验室检查指标显示真菌感染消失为止。

7. 接受骨髓移植者，如严重粒细胞减少已先期发生，则应预防性使用本品，直至中性粒细胞计数上升至 1×10^9/L 以上后 7 日。

【制剂与规格】片剂：▲（1） 50mg；▲（2） 100mg。

注射剂：▲氯化钠注射液：100ml：0.2g。

伏立康唑[保(乙)]
Voriconazole

【商品名或别名】迪尔达宁，威凡，Vfend

【用药指征】本品应在有经验的医生的指导下严格按照以下适应证范围应用。本品是一种广谱的三唑类抗真菌药，其适应证如下：治疗侵袭性曲霉病；治疗对氟康唑耐药的念珠菌引起的严重侵袭性感染（包括克柔念珠菌）；治疗由足放线病菌属和镰刀菌属引起的严重感染。本品应主要用于治疗免疫缺陷患儿中进行性的、可能威胁生命的感染。

【用法与用量】不推荐 2 岁以下儿童使用本品。根据中国《国家处方集》和国内儿科临床实践 1～12 岁儿童推荐的维持用药方案：口服和静脉用药都不推荐用负荷剂量，维持剂量静脉为每 12 小时给药 7mg/kg；口服为每 12 小时给药 200mg。如果患儿不能耐受 7mg/kg、一日 2 次的静脉用药，根据群体药代动力学分析和以往的临床经验，可以考虑从 7mg/kg 减量到 4mg/kg、一日 2 次。

12～16 岁儿童静脉滴注首次给药时第一天均应给予负荷剂量，以使其血药浓度在给药第一天即接近于稳态浓度。静脉滴注负荷剂量（第 1 个 24 小时）每 12 小时给药 1 次，一次 6mg/kg（适用于第 1 个 24 小时）；维持剂量（开始用药 24 小时以后）一日给药 2 次，一次 4mg/kg。由于口服片剂的生物利用度很高（96%），所以在有临床指征时，静脉滴注和口服两种给药途径可以互换。疗程视患儿用药后的临床和微生物学反应而定。静脉用药的疗程不宜超过 6 个月。

可以采用下列注射液稀释：5% 葡萄糖或 0.9% 氯化钠注射液。本品与其他溶液的相容性尚不清楚。本品稀释后必须立即使用。本品仅供单次使用，未用完的溶液应当弃去。只有清澈的、无颗粒的溶液才能使用。本品在静脉滴注前先使用 5ml 专用溶媒溶解，再稀释至 2～5mg/ml。本品不宜用于静脉推注。建议本品的静脉滴注速度最快不超过每小时 3mg/kg，稀释后每瓶滴注时间须 1～2 小时以上。

【用药指导】

1. 本品应在有经验的医生的指导下严格按照适应证范围应用。

2. 警告视觉障碍，疗程超过 28 日时伏立康唑对视觉功能的影响尚不清楚。如果连续治疗超过 28 日，需监测视觉功能，包括视敏度、视力范围以及色觉。

3. 患儿在治疗初以及在治疗中发生肝功能异常时均必须常规监测肝功能，以防发生更严重的肝脏损害。监测应包括肝功能的实验室检查（特别是肝功能试验和胆红素）。如果临床症状体征与肝病发展相一致，应考虑停药。

4. 有潜在心律失常危险的患儿中需慎用伏立康唑。在应用伏立康唑治疗前必须严格纠正钾、镁和钙的异常。

5. 健康受试者在静脉滴注过程中发生的与滴注相关的类过敏反应主要为脸红、发热、出汗、心动过速、胸闷、呼吸困难、晕厥、恶心、瘙痒以及皮疹，上述反应并不常见且多为即刻反应，一旦出现上述反应考虑停药。

6. 伏立康唑片剂应在餐后或餐前至少 1 小时服用。肾功能障碍者静脉给药时必须密切监测血肌酐水平。

【制剂与规格】片剂：（1）50mg；（2）200mg。

注射剂：200mg。

卡泊芬净 [基(基).保(乙)]
Caspofungin

【商品名或别名】科赛斯，Cancidas

【用药指征】本品适用于治疗念珠菌败血症和下列念珠菌感染：腹腔脓肿、腹膜炎和腹腔感染；食管念珠菌病；难治性或不能耐受其他治疗如两性霉素 B、两性霉素 B 脂质体制剂和（或）伊曲康唑的侵袭性曲霉病的治疗。也用于发热性中性粒细胞减少症患儿真菌感染的治疗。

【用法与用量】

1. 在 3 个月～17 岁患儿中，本品需要大约 1 小时的时间经静脉缓慢地输注给药。给药剂量应根据患儿的体表面积 BSA。BSA（m^2）＝｛[身高（cm）×

体重（kg）]/3600)$^{1/2}$}。对于所有适应证，第 1 天都应当给予 70mg/m^2 的单次负荷剂量（日实际剂量不超过 70mg），之后给予 50mg/m^2 的日剂量（日实际剂量不超过 70mg）。疗程可以根据适应证进行调整。

如果 50mg/m^2 的日剂量无法获得足够的临床反应，但是患儿又能很好地耐受，可以将日剂量增加到 70mg/m^2（日实际剂量不超过 70mg）。尽管 70mg/m^2 的日剂量能否提高药效尚缺乏证据，但是有限的安全性数据显示，日剂量提升至 70mg/m^2 仍能被很好地耐受。

在患儿中，当本品和代谢诱导剂（如利福平、依非韦伦、奈韦拉平、苯妥英、地塞米松或卡马西平）联合使用时，本品的日剂量可调整到 70mg/m^2（日实际剂量不超过 70mg）。

2. 根据 BNFC（2010~2011）推荐：1~3 个月，25mg/m^2，一日 1 次；3 个月至 1 岁，50mg/m^2，一日 1 次；其余同以上介绍。

3. 溶液配制　将本品注射剂放至室温，加入注射用水或 0.9% 氯化钠注射液 10.5ml 溶解得溶解原液，浓度为 7mg/ml（每瓶 70mg 包装）或 5mg/ml（每瓶 50mg 包装）；根据患儿用药剂量，取溶解原液适量加入到 0.9% 氯化钠注射液或乳酸林格注射液 250ml 中，得稀释液供静脉滴注。

【用药指导】

1. 严重肝功能不全的患儿，目前尚无用药的临床经验。

2. 本品应单独输注，不宜与其他静脉注射剂混合。

3. 本品在葡萄糖溶液中不稳定，故不能用葡萄糖注射液稀释。

4. 尚无药物过量报道，已使用的最大剂量 100mg 耐受良好。本品不能被透析清除。

5. 2~8℃ 冰箱冷藏。本品溶解的原液可在 25℃ 以下保存 24 小时，稀释好的静脉注射液可 2~8℃ 冰箱冷藏 48 小时，或 25℃ 以下存放 24 小时。

【制剂与规格】注射剂：▲(1) 50mg；▲(2) 70mg。

第六节　抗病毒药

阿昔洛韦 [基(基).保(甲/乙)]
Aciclovir

【商品名或别名】康达威，葆珍康，地昔洛韦，Acycloguanosine，Zovirax

【用药指征】

1. 单纯疱疹病毒感染：用于免疫缺陷者初发和复发性黏膜皮肤感染的治疗以及反复发作病例的预防；也用于单纯疱疹性脑炎治疗。

2. 带状疱疹：用于免疫缺陷者严重带状疱疹患儿或免疫功能正常者弥散型带状疱疹的治疗。

3. 免疫缺陷者水痘的治疗。

【用法与用量】根据 BNFC（2010～2011）推荐，用法用量如下。

1. 口服：1 个月～2 岁，一次 100mg，一日 5 次，一般疗程 5 日（如果在治疗过程中出现新病变，或者没有完全康复可延长疗程）；免疫缺陷者剂量可适量增加。2～18 岁，一次 200mg，一日 5 次，一般疗程 5 日（如果在治疗过程中出现新病变，或者没有完全康复可延长疗程）；免疫缺陷者剂量可适量增倍。

2. 静脉滴注：新生儿，一次 20mg/kg，每 8 小时 1 次药，疗程 14 日（如果累及中枢神经系统，疗程 21 日）；1～3 个月婴儿，一次 20mg/kg，每 8 小时 1 次，疗程 14 日（如果累及中枢神经系统，疗程 21 日）；3 个月～12 岁，每次最大剂量不超过 10mg/kg，每 8 小时 1 次，疗程 5 日，如果累及中枢神经系统（最多不超过 21 日）或者免疫受损，剂量加倍。12～18 岁，一次 5mg/kg，每 8 小时 1 次，疗程 5 日，如果累及中枢神经系统（最多不超过 21 日）或者免疫受损，剂量加倍。

【用药指导】

1. 脱水或已有肾功能不全者，本品剂量应减少。

2. 严重肝功能不全者、对本品不能承受者、精神异常或以往对细胞毒性药物出现精神反应者，静脉用本品易产生精神症状，需慎用。

3. 严重免疫功能缺陷者长期或多次应用本品治疗后可能引起单纯疱疹病毒和带状疱疹病毒对本品耐药。如单纯疱疹患儿应用本品后皮损无改善者应测试单纯疱疹病毒对本品的敏感性。

4. 对诊断的干扰：静脉给药可引起肾小管阻塞，使血肌酐和尿素氮增高。如剂量恰当、补水充足则不易引起。

5. 静脉用药可能引起肾毒性，用药前或用药期间应检查肾功能。

6. 一旦疱疹症状与体征出现，应尽早给药。

7. 本品专供静脉滴注，药液至少在 1 小时内匀速滴入，避免快速滴入或静脉推注，否则可发生肾小管内药物结晶沉积，引起肾功能损害（可达 10%）。

8. 静脉滴注后 2 小时，尿药浓度最高，此时应给患儿充足的水，防止药物沉积于肾小管内。

9. 血液透析使血药浓度降低 60%，故每血液透析 6 小时应重复给药一次。

【制剂与规格】注射剂：0.25g。

片剂：0.1g。

胶囊剂：▲0.2g。

更昔洛韦 [基(基).保(乙)]
Ganciclovir

【商品名或别名】丽科韦，必瑞特，赛美威，丙氧鸟苷，Cymeran，Cymevene，Cytovene

【用药指征】

1. 适用于免疫缺陷患儿（包括艾滋病患儿）并发巨细胞病毒视网膜炎的诱导期和维持期治疗。

2. 亦可用于接受器官移植的患儿预防巨细胞病毒感染，用于巨细胞病毒血清试验阳性的艾滋病患儿预防发生巨细胞病毒疾病。

【用法与用量】

1. 诱导期：静脉滴注，一次 5mg/kg，每 12 小时 1 次，每次静脉滴注 1 小时以上，疗程 14~21 日，肾功能减退者剂量应酌减。肌酐清除率为 50~69ml/min 时，每 12 小时静脉滴注 2.5mg/kg；肌酐清除率为 25~49ml/min 时，每 24 小时静脉滴注 2.5mg/kg；肌酐清除率为 10~24ml/min 时，每 24 小时静脉滴注 1.25mg/kg；肌酐清除率 <10ml/min 时，一周给药 3 次，一次 1.25mg/kg 于血液透析后给予。

2. 维持期：静脉滴注，一次 5mg/kg，一日 1 次，静脉滴注 1 小时以上。肾功能减退者按肌酐清除率调整剂量：肌酐清除率为 50~69ml/min 时，每 24 小时静脉滴注 2.5mg/kg；肌酐清除率为 25~49ml/min 时，每 24 小时静脉滴注 1.25mg/kg；肌酐清除率为 10~24ml/min 时，每 24 小时静脉滴注 0.625mg/kg；肌酐清除率 <10ml/min 时，一周给药 3 次，一次 0.625mg/kg 于血液透析后给予。

3. 预防用药：静脉滴注，一次 5mg/kg，滴注时间至少 1 小时以上，每 12 小时 1 次，连续 7~14 日；继以 5mg/kg，一日 1 次，共 7 日。本品静脉滴注时，配制方法如下：首先根据患儿体重确定使用剂量，用适量注射用水或氯化钠注射液使之溶解，浓度达 50mg/ml，再注入氯化钠注射液、5% 葡萄糖注射液、复方氯化钠注射液或复方乳酸钠注射液 100ml 中，滴注液浓度不得大于 10mg/ml。

【用药指导】

1. 大约 10%～40% 接受治疗的患儿出现白细胞减少，因此本品应慎用于有白细胞减少病史的患儿。10% 接受本品治疗的患儿出现血小板减少（少于 5 万个/L），接受免疫抑制药物治疗的患儿比艾滋病患儿下降得更低。当患儿的血小板计数少于 10 万个/L 时，发生血小板减少的风险也增大。

2. 对于 12 岁以下患儿，应充分权衡利弊后决定是否用药。

3. 本品并不能治愈巨细胞病毒感染，因此用于艾滋病患儿合并巨细胞病毒感染时往往需长期维持用药，防止复发。

4. 本品须静脉滴注给药，不可肌内注射，一次剂量至少滴注 1 小时以上，患儿需给予充足水分，以免增加毒性。

5. 本品可引起中性粒细胞减少、血小板减少。

6. 肾功能减退者剂量应酌减，血液透析患儿用量每 24 小时不超过 1.25mg/kg，每次透析后血药浓度约可减低 50%，因此在透析日宜在透析以后给药。用药期间应每 2 周进行血清肌酐或肌酐清除率的测定。

7. 避免药液渗漏到血管外组织。

8. 影响造血系统的药物、骨髓抑制剂及放射治疗等与本品同用时，可增强对骨髓的抑制作用。

【制剂与规格】注射剂：▲(1) 50mg；▲(2) 250mg。

伐昔洛韦 [保(乙)]
Valaciclovir

【商品名或别名】乏昔洛韦，万乃洛韦，丽珠威，明竹欣，Valtrey

【用药指征】用于治疗水痘带状疱疹及 Ⅰ 型、Ⅱ 型单纯疱疹病毒感染，包括初发和复发的生殖器疱疹病毒感染。本品可用于阿昔洛韦的所有适应证。

【用法与用量】口服：一日 10～12mg/kg，分 2 次。

【用药指导】

1. 2 岁以下儿童禁用。

2. 大于 2 岁儿童、肝、肾功能异常、精神异常患儿或以往对细胞毒性药物有精神异常反应患儿慎用。

3. 其余参阅"阿昔洛韦"。

【制剂与规格】片剂：0.15g。

分散片：0.3g。

阿糖腺苷
Vidarabine

【商品名或别名】阿糖腺嘌呤，Adenine，Arabinoside，Vra - A

【用药指征】用以治疗单纯疱疹病毒性脑炎，也用于治疗免疫抑制患儿的带状疱疹和水痘感染，但对巨细胞病毒则无效。

【用法与用量】临用前，每瓶加 2ml 灭菌生理盐水溶解后缓慢静脉滴注，或遵医嘱。

1. 单纯疱疹病毒性脑炎：一日 5 ~ 10mg/kg（新生儿一日 10 ~ 15mg/kg，最高剂量一日 20mg/kg），一日 1 次，时间持续 12 小时以上，一疗程 10 日。

2. 带状疱疹：一日 10mg/kg，连用 5 日。

【用药指导】

1. 不可静脉推注或快速滴注。

2. 用药过程中密切注意不良反应的发生并及时处理。

3. 液体伴随本品进入体内，应注意水、电解质平衡。

4. 输液不可冷藏以免析出结晶。

【制剂与规格】注射剂：（1）100mg；（2）200mg。

金刚烷胺[基(基).保(甲)]
Amantadine

【商品名或别名】金刚胺，Adamantanamine，Peramantin

【用药指征】用于防治 A 型流感病毒所引起的呼吸系统感染。

【用法与用量】口服：1 ~ 9 岁，一次 1.5 ~ 3mg/kg，8 小时 1 次，或一次 2.2 ~ 4.4mg/kg，12 小时 1 次；9 ~ 12 岁，每 12 小时口服 100mg；≥12 岁，一次 200mg，一日 1 次，或 200mg，分 2 次，每 12 小时 1 次。

【用药指导】

1. 1 岁以下儿童禁用。

2. 下列情况下应在严密监护下使用：有癫痫史、精神错乱、幻觉、充血性心力衰竭、肾功能不全、外周血管性水肿或直立性低血压的患儿。

3. 可改变患儿的注意力和反应性。

4. 每日最后一次服药时间应在下午 4 时前，以避免失眠。

【制剂与规格】片剂：▲0.1g。

奥司他韦 [基(基).保(乙)]
Oseltamivir

【商品名或别名】达菲，奥塞米韦，Tamiflu

【用药指征】1. 用于 1 岁及 1 岁以上儿童和成人的甲型和乙型流感治疗。

2. 用于成人和 13 岁以上青少年的甲型和乙型流感的预防。

【用法与用量】口服：1 岁以上患儿：体重 <15kg，一次 30mg；15～23kg，一次 45mg；23～40kg，一次 60mg；体重 >40kg，一次 75mg；用于治疗均一日 2 次，连用 5 日。应在症状出现后 2 日内开始用药。用于与流感患儿密切接触后的预防及流感季节预防的推荐剂量为 75mg，一日 1 次，至少 7 日。

【用药指导】

1. 对肌酐清除率小于 30ml/min 的患儿建议做剂量调整。目前没有研究数据提供肾衰竭者（肌酐清除率小于 10ml/min）的用药经验。所以对这类人群用药时要慎重。

2. 用于肝功能不全患儿治疗和预防流感时剂量不需要调整。

3. 磷酸奥司他韦对儿童患儿的安全性和疗效研究的数据尚未完全建立。目前只有有限的儿童药代动力学资料。

【制剂与规格】胶囊剂：▲75mg。

颗粒剂：▲（1）15mg；▲（2）25mg。

利巴韦林 [基(基).保(甲/乙)]
Ribavirin

【商品名或别名】三氮唑核苷，病毒唑，酰胺三唑核苷，ICN - 1229，Viramid，Virazol

【用药指征】抗病毒药，用于呼吸道合胞病毒引起的病毒性肺炎与支气管炎。

【用法与用量】

1. 口服：一日 15～30mg/kg，分 2 次。

2. 肌内注射或静脉滴注：一日 10～15mg/kg，分 2 次。

3. 滴眼：浓度为 0.1%，一日 4～6 次。治疗疱疹感染及病毒引起的角膜炎等。

4. 喷鼻：一次 1 喷，一日 3 次，可防治流感。

【用药指导】

1. 有严重贫血、肝功能异常者慎用。

2. 活动性结核不宜使用。

3. 本品不宜用于未经实验室确诊为呼吸道合胞病毒感染的患儿。

4. 对诊断的干扰：口服本品后引起血胆红素增高者可高达 25%。大剂量可引起血红蛋白量下降。

5. 尽早用药。呼吸道合胞病毒性肺炎病初 3 日内给药一般有效。

【制剂与规格】片剂：▲100mg。

颗粒剂：（1）50mg；（2）150mg。

注射剂：2ml：100mg。

滴眼剂：0.8ml：0.8mg。

喷雾剂：每瓶 400mg，每喷 3mg。

帕拉米韦 [保(乙)]
Peramivir

【商品名或别名】力纬

【用药指征】用于流感病毒引起的普通流行性感染、甲型或乙型流行性感冒。包括 H1（H1N1）、HA（HAN）及 H9N9 等系列病毒引起的流行性感冒，也可用于奥司他韦不能控制的重症流感。

【用法与用量】静脉滴注给药。

1. 成人：一次 300mg，一日 1 次，单次滴注时间不少于 30 分钟。严重并发症的患者，一次 600mg，一日 1 次，滴注时间不少于 40 分钟。症状严重者，可每日一次，1～5 天连续重复给药。

2. 儿童：一日 1 次，每次 10mg/kg，单次滴注时间不少于 30 分钟，单次给药量的上限为 600mg 以内。

【用药指导】

1. 孕妇及哺乳期妇女慎用。

2. 使用该药物治疗期间，应该对患者的精神、神经异常行为予以关注，对未成年人等进行两天的监护。

3. 出现流感症状的 48 小时内尽快开始给药。

4. 本品仅对甲型和乙型流感病毒有效。

5. 不能取代流感疫苗，其使用不应影响接种流感疫苗，三价灭活流感疫苗可以在使用本品前后的任何时间使用。

【制剂与规格】注射剂：帕拉米韦氯化钠注射液 100ml（内含帕拉米韦 0.15g，氯化钠 0.9g）。

第七节　抗寄生虫药

阿苯达唑 [基（基）.保（甲）]
Albendazole

【商品名或别名】丙硫咪唑，抗蠕敏，扑尔虫，肠虫清，阿丙条，Zentel，Abentel

【用药指征】驱虫药，适用于治疗钩虫、蛔虫、鞭虫、蛲虫、旋毛虫等线虫病，亦可用于治疗囊虫和包虫病。

【用法与用量】口服。2～12 岁：①蛔虫病，400mg 顿服，如需要，10 天后重复 1 次；②蛲虫病，400mg 顿服，2～4 周后重复 1 次；③钩虫病、鞭虫、粪类圆线虫病，一次 200mg，一日 2 次，连服 3 日；④旋毛虫病，一次 200mg，一日 3 次，连服 7 日；⑤广州管圆线虫病，一日 20mg/kg，分 3 次口服；⑥猪囊尾蚴病，一日 20mg/kg，分 3 次口服，10 日为 1 个疗程，一般需 1～3 个疗程。疗程间隔视病情而定，多为 3 个月；⑦包虫病，一日 20mg/kg，分 2 次口服，疗程 1 个月，一般需 5 个疗程以上，疗程间隔为 7～10 日。

【用药指导】

1. 对阿苯达唑类药品、双羟萘酸嘧啶过敏者及 2 岁以下儿童禁用。

2. 肝、肾功能不全、活动性溃疡病患儿慎用。

3. 腹泻者因虫体接触少，故治愈率低，应在腹泻停止后服药。

4. 本品禁与哌嗪类药物合用。

5. 蛲虫病易自身重复感染，故在治疗 2 周后应重复治疗 1 次。

6. 脑囊虫患儿必须住院治疗，以免发生意外。

7. 并发眼囊虫病时，须先行手术摘除虫体，而后进行药物治疗。

【制剂与规格】片剂：▲(1) 100mg；▲(2) 200mg。

胶囊剂：▲200mg。

第二章

中枢神经系统用药

第一节　中枢兴奋药

尼可刹米 [基(基).保(甲)]
Nikethamide

【商品名或别名】可拉明，烟酸乙胺，烟酸二乙胺

【用药指征】

1. 用于中枢性呼吸功能不全、各种继发性呼吸抑制、慢性阻塞性肺疾病伴高碳酸血症。

2. 也用于肺心病引起的呼吸衰竭以及麻醉药或其他中枢抑制药的中毒解救。

【用法与用量】皮下注射、肌内注射或静脉注射：6 个月以下，一次 75mg；1 岁，一次 125mg；4~7 岁，一次 175mg。

【用药指导】

1. 对本品过敏者，抽搐、惊厥及急性卟啉病患儿禁用。

2. 大剂量可引起血压升高、心悸、出汗、呕吐、震颤及肌僵直，应及时停药以防惊厥。

3. 用于中枢性呼吸衰竭，但对呼吸肌麻痹所引起的呼吸抑制无效。

4. 与其他中枢神经兴奋药合用，有协同作用，可引起惊厥。

5. 惊厥发作可静脉注射地西泮或硫喷妥钠加以控制。

6. 本品与鞣酸、有机碱的盐类及各种金属盐类配伍，均可能产生沉淀。

7. 本品作用时间短暂，一次静脉注射只能维持作用 5~10 分钟，视病情间隔给药。

【制剂与规格】注射剂：▲1.5ml：0.375g。

洛贝林 [基(基).保(甲)]
Lobeline

【商品名或别名】山梗菜碱，半边莲碱

【用药指征】主要用于各种原因引起的中枢性呼吸抑制。常用于新生儿窒息、一氧化碳中毒、吸入麻醉药或其他中枢抑制药（如阿片、巴比妥类）中毒，传染病（如肺炎、白喉等）引起的呼吸衰竭。

【用法与用量】

1. 皮下或肌内注射：一次 1～3mg。

2. 静脉注射：一次 0.3～3mg。静脉注射应缓慢。必要时 30 分钟可重复 1 次。新生儿窒息可注入脐静脉 3mg。

【用药指导】

1. 大剂量用药可出现心动过缓；剂量继续增大可出现心动过速、传导阻滞、呼吸抑制、惊厥昏迷、死亡。

2. 与碱性药物配伍可产生山梗素沉淀。

3. 洛贝林与三磷腺苷二钠两种药物共同抽取时，产生浑浊并有絮状物出现，用 0.9% 氯化钠注射液或 5% 葡萄糖稀释后絮状物消失，但液体仍浑浊，提示这两种药物之间存在配伍禁忌。

【制剂与规格】注射剂：▲（1） 1ml：3mg；▲（2） 1ml：10mg。

哌甲酯 [保(乙)]
Methylphenidate

【商品名或别名】利他林，利太林，哌醋甲酯

【用药指征】用于发作性睡病、小儿遗尿症、注意缺陷多动障碍、轻度抑郁症及中枢神经抑制剂中毒性昏迷等。

【用法与用量】口服，6 岁以上儿童服用，根据疗效持续时间分速释片和缓释片。

1. 速释片：一次 5mg，一日 2 次。早餐和午餐前服用，然后按需每周递增 5～10mg，最大剂量一日 60mg。

2. 缓释片：一日 1 次，早晨、餐前或餐后服用。对于目前未接受哌甲酯治疗的患儿或正在接受其他兴奋药治疗的患儿，本品推荐剂量一日 1 次 18mg，剂量增加过程中，通常每周调整一次剂量，最大剂量一日一次 54mg。

【用药指导】

1. 对本品过敏者、6 岁以下儿童、严重心血管病、癫痫患儿、严重外源性或内源性抑郁症患儿禁用。

2. 每日最后一次给药要至少应在睡前 4 小时服用。

3. 停药时应逐渐递减用量。

4. 使用单胺氧化酶抑制剂者，应在停药 2 周后，再使用本品。

5. 本品缓释片要整片用水送下，不能咀嚼、掰开或压碎。

6. 本品为国家特殊管理的第一类精神药品，有一定依赖性，必须严格遵守国家对精神药品的管理条例，按规定开写精神药品处方和供应、管理本类药品，防止滥用。

【制剂与规格】片剂：10mg。

缓释片：（1）18mg；（2）36mg；（3）54mg。

托莫西汀 [保（乙）]
Tomoxetine

【商品名或别名】托模新定，LY－139603

【用药指征】用于治疗 6 岁以上儿童和青少年的注意缺陷多动障碍（ADHD）。

【用法与用量】口服。

1. 体重不足 70kg 的患儿，起始剂量一日 0.5mg/kg，3 日后根据效果增加剂量至一日总目标剂量，通常为 1.2mg/kg。可早餐前或后一次性给药，也可以早晚分 2 次给药，一日最大剂量不超过 1.4mg/kg。

2. 体重超过 70kg 的患儿，起始剂量一日 40mg，3 日后根据效果增加剂量至一日总目标剂量，通常为 80mg。可早餐前或后一次性给药，也可以早晚分 2 次给药，一日最大剂量不超过 100mg。

【用药指导】

1. 本品主要不良反应有便秘、口干、恶心、失眠等。

2. 禁忌证为闭角型青光眼和正在服用或在 14 天内服用过单胺氧化酶抑制药如苯乙肼、苯环丙胺等的患儿及对盐酸托莫西汀过敏者。

3. 长期用药应监测儿童生长发育情况。

4. 应注意自杀风险。

【制剂与规格】胶囊剂：（1）5mg；（2）10mg；（3）25mg；（4）40mg。

第二节　脑代谢功能改善药

胞磷胆碱 [基(基).保(乙)]
Citicoline

【商品名或别名】胞磷胆碱钠，尼可林，二磷酸胞苷胆碱，胞二磷胆碱

【用药指征】主要用于急性颅脑外伤、脑手术后的意识障碍。

【用法与用量】

1. 肌内注射：一日 4mg/kg，分 1～2 次。

2. 静脉滴注，一日 4～12mg/kg，用 5% 葡萄糖注射液或 10% 葡萄糖注射液稀释后缓慢滴注，5～10 日为 1 个疗程。

【用药指导】

1. 对本品过敏者、处于严重颅脑内损伤急性期的患儿禁用。

2. 在脑出血急性期和严重脑干损伤时，不宜大剂量，并应与止血药、降颅压药合用。

3. 肌内注射一般不采用，若用时应注意经常更换注射部位。

【制剂与规格】注射剂：（1）100mg；（2）200mg；▲（3）250mg。

吡拉西坦 [保(乙)]
Piracetam

【商品名或别名】脑复康，吡咯烷酮，吡乙酰胺，乙酰胺吡咯烷酮，2－氧代－1－吡咯烷基乙酰胺

【用药指征】常用作治疗脑缺氧、脑外伤，也用于乙醇中毒、脑血管意外的治疗，还可用于药物中毒、一氧化碳中毒引起的记忆思维障碍。对低智能儿童的智力提高也有效。也用于酒精中毒性脑病、肌阵挛性癫痫、镰状细胞贫血神经并发症的辅助治疗。

【用法与用量】

1. 口服：一次 0.4～0.8g，一日 3 次，视病情增减。

2. 肌内注射，一次 0.5g，一日 2 次。

3. 静脉注射或静脉滴注，一次 2g，一日 1 次，加入 5% 葡萄糖注射液或 0.9% 氯化钠注射液中。

【用药指导】

1. 对本品过敏者、锥体外系疾病患儿、重度肝肾功能障碍者、新生儿禁用。

2. 吡拉西坦、γ-氨酪酸和抗癫痫药合用,可拮抗抗癫痫药的抗癫痫作用,造成顽固性癫痫的假象,不宜合用。

3. 中枢神经系统不良反应包括兴奋、易激动、头晕、头痛和失眠等,但症状轻微,且与服用剂量大小无关。停药后以上症状消失。

4. 本品无特殊解救药,如用药过量,应按药物过量治疗的一般原则进行处理,并给予对症支持治疗。

5. 可引起荨麻疹等,停药后自行消失。

6. 与华法林合用,可延长凝血酶原时间,抑制血小板聚集。

【制剂与规格】片剂:0.4g。

胶囊剂:(1)0.2g;(2)0.4g。

口服溶液剂:(1)0.4g;(2)0.8g。

注射剂:250ml(吡拉西坦8g,葡萄糖12.5g)。

第三节　解热镇痛抗炎抗风湿药

阿司匹林 [基(基).保(甲/乙)]
Aspirin

【商品名或别名】乙酰水杨酸,巴米尔,拜阿司匹林

【用药指征】用于发热、头痛、牙痛、神经痛、肌肉痛、关节痛及痛经等,为风湿热及川崎病的首选药。

【用法与用量】口服。

1. 解热镇痛:一日30~60mg/kg,或一日1.5g/m²,分4~6次。

2. 抗风湿:一日80~100mg/kg,分3~4次服,如1~2周未获疗效,可根据血药浓度调整剂量,最高可增至一日130mg/kg,疗程约需3个月;

3. 川崎病(黏膜皮肤淋巴结综合征),开始一日80~100mg/kg,分3~4次,退热2~3天后改为一日30mg/kg,分3~4次,症状解除后减少剂量至一日3~5mg/kg,一日1次,连服2个月或更久,血小板增多,血液高凝状态期间,一日5~10mg/kg,一日1次。

【用药指导】

1. 3个月以下婴儿及血友病患儿禁用。

2. 本品不宜长期服用。

3. 用药过量可引起中枢神经系统、血液系统及肝、肾等的不良反应，应避免过量服用。

4. 10 岁左右儿童，患流感或水痘后忌用本品，否则容易诱发 Reye 综合征，严重者可致死。

【制剂与规格】片剂：（1）25mg；（2）50mg；（3）100mg；（4）200mg；▲（5）300mg；▲（6）500mg。

肠溶片：（1）40mg；（2）150mg；▲（3）300mg；（4）500mg。

泡腾片：（1）300mg；（2）500mg。

赖氨酸阿司匹林[保(乙)]
Lysine Aspirin

【商品名或别名】阿沙吉尔，来比林，阿司匹林赖氨酸盐

【用药指征】本品用于发热及轻、中度的疼痛。

【用法与用量】肌内注射或静脉注射：一日 10 ~ 25mg/kg，分 2 次给药。以 4ml 注射用水或 0.9% 氯化钠注射液溶解后注射。

【用药指导】

1. 服用阿司匹林或其他非甾体抗炎药后诱发哮喘、荨麻疹或过敏反应的患儿禁用。

2. 3 个月以下婴儿禁用。

3. 严重肝功能损害、低凝血酶原血症、维生素 K 缺乏、血小板减少者均需避免应用本品，手术前 1 周也应停用。

4. 短期应用不良反应较少，偶有轻微胃肠道反应（如胃部不适、恶心、呕吐），用量较大时严重者可引起消化道出血。长期应用消化性溃疡发病率较高。

5. 本品剂量过大（一日相当于阿司匹林 5g 以上）可致水杨酸反应，应立即停药，给予含碳酸氢钠的葡萄糖注射液静脉滴注，以加速水杨酸盐从尿中排泄。

6. 12 岁以下儿童应用本品可发生 Reye 综合征，表现为开始有短期发热等类似急性感染症状，惊厥、频繁呕吐、颅内压增高与昏迷等。此种情况虽少见，但有生命危险。

【制剂与规格】注射剂：（1）0.9g（相当阿司匹林 0.5g）；（2）0.5g（相当阿司匹林 0.28g）；（3）0.25g（相当阿司匹林 0.14g）。

精氨酸阿司匹林
Arginine Aspirin

【商品名或别名】阿司匹林精氨酸盐，爱茜灵，Alxiling，L – arginine Ace-tylsalicylis

【用药指征】主要用于发热、头痛、神经痛、牙痛、肌肉痛及活动性风湿病、类风湿关节炎、创伤及手术后疼痛。

【用法与用量】

1. 肌内注射：一日 10～25mg/kg，分 2 次给药。每瓶用 4ml 注射用水或 0.9% 氯化钠注射液溶解后注射。

2. 静脉注射：一日 20～40mg/kg，分 2 次给药。以 250ml 等渗葡萄糖注射液或氯化钠注射液溶解后立即静脉滴注。

【用药指导】

1. 体温超过 40℃ 者，需注意给药剂量，以免引起虚脱。

2. 其余参阅"赖氨酸阿司匹林"。

【制剂与规格】注射剂：（1）0.25g；（2）0.5g；（3）0.9g。

对乙酰氨基酚 [基（基）.保（甲/乙）]
Paracetamol

【商品名或别名】扑热息痛，乙酰氨基酚，泰诺林，儿童百服咛

【用药指征】用于解热、镇痛，如小儿感冒、发热、关节痛、头痛及阿司匹林过敏者。

【用法与用量】

1. 口服：一次 10～15mg/kg，必要时每 4～6 小时 1 次。最多每 24 小时不超过 5 次，疗程不超过 5 日。

2. 直肠给药：3～12 岁儿童，一次 0.15～0.3g，一日 1 次。

【用药指导】

1. 本品用于解热和镇痛是对症治疗，必要时辅以对因治疗。

2. 出现过敏性皮炎，应立即停药。

3. 肝病者尽量避免长期使用，肾功能不全者长期大量使用本品有增加肾毒性的危险，故建议减量使用。

【制剂与规格】片剂：（1）0.1g；（2）0.3g；▲（3）0.5g。

混悬液：▲15ml：1.5g。

颗粒剂：▲（1）1g：0.1g；（2）2g：0.3g。

干混悬剂：▲（1）0.3g；▲（2）3.75g；▲（3）1.25g；▲（4）0.5g；

栓剂：0.15g。

萘普生[保(乙)]
Naproxen

【商品名或别名】 dl - 萘普生，帕诺丁，Naproxenum

【用药指征】

1. 用于治疗风湿性关节炎和类风湿关节炎、骨性关节炎、强直性脊柱炎、幼年型关节炎（Juvenilearthritis）、肌腱炎、腱滑膜炎、滑囊炎及急性痛风性关节炎。对关节炎的疼痛、肿胀及活动受限均有缓解作用。

2. 用于缓解各种轻、中度疼痛，如手术后疼痛、牙痛、神经痛、原发性痛经及头痛等。

3. 也用于关节及肌肉扭伤、挫伤和纤维组织炎的消炎及镇痛。

【用法与用量】

1. 口服：一日 10mg/kg，分 2 次服。

2. 静脉注射、静脉滴注：一次 5mg/kg，一日 1～2 次。

【用药指导】

1. 肾功能不全患儿用药期间应监测血清肌酐和（或）肌酐清除率；某些患儿特别是肾血流受损者（如细胞外脱水、钠盐限制、充血性心力衰竭、肝功能不全及先天性肾病），治疗前及治疗期间应监测肾功能。在进行肾功能测试前，应暂停使用本品 40 小时。

2. 用药期间，如患儿出现胃肠出血、肝肾功能异常、过敏反应、水潴留、血液异常、视物模糊、听力下降以及精神异常等情况时，应立即停药，并作相应处理。胃肠道疾病患儿应在严密医疗监护下服用本品。其他不良反应持续存在时也应注意。

3. 本品缓释制剂应整片（粒）吞服，不得咀嚼。

4. 由于本品血浆蛋白结合率较高，对同时服用乙内酰脲类药物的患儿须密切监测，必要时调整用药剂量。

5. 使用本品栓剂以镇痛不得超过 5 日。

6. 用药过量中毒时应予以紧急处理，包括催吐或洗胃、口服活性炭及抗酸药、给予对症及支持治疗及合理使用利尿药。

【制剂与规格】片剂：（1）0.1g；（2）0.125g；（3）0.25g。

分散片剂：0.25g。

胶囊剂：0.25g。

注射剂：（1）2ml：0.1g；（2）2ml：0.2g。

布洛芬 ^[基(基).保(甲/乙)]
Ibuprofen

【商品名或别名】安瑞克，芬必得，异丁苯丙酸，易服芬，Perofen

【用药指征】

1. 口服或局部给药用于缓解类风湿关节炎、骨性关节炎、脊柱关节病、痛风性关节炎、风湿性关节炎等各种慢性关节炎的急性发作期或持续性的关节肿痛症状。

2. 口服或局部给药用于非关节性的各种软组织风湿性疼痛或炎症，如肌腱及腱鞘炎、滑囊炎、肩痛、肌痛及运动后损伤性疼痛等。

3. 口服给药用于急性轻、中度疼痛，如手术、创伤、牙痛、头痛等。

4. 口服或直肠给药可用于感冒、急性上呼吸道感染、急性咽喉炎等疾病引起的发热。

【用法与用量】

1. 口服给药

（1）发热 ①分散片、混悬液：推荐剂量为一日20mg/kg，分3次服用。②缓释混悬剂：推荐剂量为一日20mg/kg，分2次服用。③混悬滴剂具体用法如下：一次5~10mg/kg，需要时每6~8小时重复使用，每24小时不超过4次。或参照表2-1，用滴管量取。使用前请摇匀，使用后清洗滴管。

表2-1 布洛芬混悬滴剂年龄、体重剂量表

年龄	体重（kg）	剂量（次）
6~11个月	5.5~8.0	1滴管（1.25ml）
12~23个月	8.1~12.0	1.5滴管（1.875ml）
2~3岁	12.1~15.9	2滴管（2.5ml）

（2）疼痛 ①分散片、混悬液：推荐剂量为一日30mg/kg，分3次服用。②缓释混悬剂：推荐剂量为一日30mg/kg，分2次服用。③混悬滴剂用法用量

同发热项。

（3）风湿性疾病 >12 岁，混悬液推荐剂量为一次 0.3~0.4g，一日 3~4 次。

2. 直肠给药：1~3 岁，一次 50mg，塞肛门内。如症状无缓解，每 4~6 小时可重复给药 1 次，24 小时不超过 200mg；>3 岁，一次 100mg。

【用药指导】

1. 应用本品解热、镇痛时还应针对病因治疗。

2. 治疗类风湿关节炎等多种慢性关节炎时，本品应与其他慢作用抗风湿药同用以控制类风湿关节炎的活动性及病情进展。

3. 对应用阿司匹林或其他非甾体抗炎药引起胃肠道不良反应的患儿，可改用本品，但应密切注意不良反应。

4. 对其他抗风湿药物耐受性差者可能对本品有良好耐受性。

5. 有溃疡病史者使用本品，宜严密观察或加用抗酸药。

6. 泡腾片应溶解于开水或温水后口服使用。

7. 本品直肠给药时，应用助推器将药栓推入肛门深处。

8. 用药期间如出现胃肠出血、肝肾功能损害、视力障碍、血象异常以及过敏反应等，应立即停药。

【制剂与规格】片剂：▲（1）0.1g；▲（2）0.2g。

分散片剂：50mg。

泡腾片：0.1g。

缓释片剂：▲0.3g。

胶囊剂：（1）0.1g；▲（2）0.2g。

颗粒剂：▲（1）0.1g；▲（2）0.2g。

口服剂：10ml：0.1g。

混悬剂：▲（1）60ml：1.2g；▲（2）100ml：2.0g；（3）5ml：0.1g。

混悬滴剂：15ml：0.6g。

滴剂：20ml：0.8g。

缓释胶囊剂：▲0.3g。

栓剂：（1）50mg；（2）100mg。

小儿贝诺酯
PediatricBenorilate

【商品名或别名】博士宝宝

【用药指征】用于儿童普通感冒或流行性感冒引起的发热，也用于缓解轻至中度疼痛如头痛、关节痛、偏头痛、牙痛、肌肉痛、神经痛、痛经。

【用法与用量】口服。

1. 1~3岁，体重10~15kg，一次1~1.5包，一日3次。

2. 4~6岁，体重16~21 kg，一次1.5~2包，一日3次。

3. 7~9岁，体重22~27 kg，一次2.5包，一日3次。

4. 10~14岁，体重28~40 kg，一次3包，一日3次。

【用药指导】

1. 不满3个月婴儿禁用。

2. 严重肝肾功能不全者禁用。

3. 对其他解热镇痛药过敏者禁用。

4. 1岁以下儿童应在医师指导下使用。

5. 本品为对症治疗药，用于解热连续使用不超过3天，用于止痛不超过5天。

6. 不能同时服用其他含有解热镇痛药的药品。

7. 服用本品期间不得饮酒或含有酒精的饮料。

【制剂与规格】散剂：0.2g。

第四节　抗痛风药

别嘌醇 [基(基).保(甲)]
Allopurinol

【商品名或别名】别嘌呤，别嘌呤醇，柴罗列克，华风痛

【用药指征】

1. 原发性和继发性高尿酸血症，尤其是尿酸生成过多者，也用于伴有肾功能不全的高尿酸血症。

2. 用于治疗痛风，适用于反复发作或慢性痛风患儿。用于痛风性肾病患儿，可使症状缓解，且可减少肾脏尿酸结石的形成。

3. 用于痛风石。

4. 用于尿酸性肾结石和（或）尿酸性肾病。

【用法与用量】口服。6岁以下，一次50mg，一日1~3次；6岁以上，一次100mg，一日1~3次。给药48小时后，根据患儿反应调整用量。

【用药指导】

1. 本品对痛风急性发作无效，必须在痛风性关节炎的急性炎症症状消失后（一般在发作后2周左右）方开始应用。痛风急性期服用，会造成尿酸结晶迁延和痛风性关节炎持续。

2. 本品必须由小剂量开始，逐渐递增至有效量维持正常血尿酸和尿酸水平，以后逐渐减量，用最小有效量维持较长时间。

3. 服药期间应大量饮水，并维持尿液呈中性或弱碱性，以降低黄嘌呤结石及肾脏内尿酸沉积的风险。

4. 在治疗的最初几个月内，痛风的急性发作可能更频繁，因此应同时服用预防量的秋水仙碱；而在用本品治疗期间出现痛风急性发作时，应及时给予足量的秋水仙碱。

5. 本品用于血尿酸和24小时尿酸过多、有痛风石或泌尿系结石以及不宜用排尿酸药者。当从排尿酸药换成本品时，排尿酸药的用量应在数周内逐渐减少，本品用量逐渐增多，直到能维持正常血尿酸浓度。

6. 用药期间出现任何血液系统不良反应时，均应考虑停药。

7. 如皮疹广泛而持久，经对症处理无效并有加重趋势时，必须停药。

【制剂与规格】片剂：▲（1）100mg；（2）200mg；（3）300mg。

第五节 镇痛药

吗啡 [基(基).保(甲/乙)]

Morphine

【商品名或别名】美菲康，锐力通，史尼康

【用药指征】

1. 用于使用其他镇痛药无效的急性剧痛，如严重创伤、烧伤、晚期癌症等引起的疼痛。

2. 用于心肌梗死而血压尚正常者的镇静，并减轻心脏负担。

3. 用于心源性哮喘，暂时缓解肺水肿症状。

4. 用于麻醉和手术前给药，使患儿安静并进入嗜睡状态。

5. 偶用于恐惧性失眠、镇咳、止泻。

【用法与用量】根据《中国国家处方集》（儿童版）推荐：

1. 皮下或肌内注射：新生儿，100μg/kg，每6小时1次；1～6个月，

$100 \sim 200\mu g/kg$，每 6 小时 1 次；6 个月 ～ 2 岁，$100 \sim 200\mu g/kg$，每 4 小时 1 次；2 ～ 12 岁，$200\mu g/kg$，每 4 小时 1 次；12 ～ 18 岁，$2.5 \sim 10mg$，每 4 小时 1 次。以上各年龄段用药需根据反应进行剂量调整。

2. 静脉注射：注射时间 5 分钟以上。新生儿，$50\mu g/kg$，每 6 小时 1 次；1 ～ 6 个月，$100\mu g/kg$，每 6 小时 1 次；6 个月 ～ 12 岁，$100\mu g/kg$，每 4 小时 1 次；12 ～ 18 岁，$2.5mg$，每 4 小时 1 次。以上各年龄段用药需根据反应进行剂量调整。

3. 静脉注射和输注：新生儿，$25 \sim 100\mu g/kg$ 静脉注射后，根据反应静脉持续输注每小时 $5 \sim 40\mu g/kg$；1 ～ 6 个月，$100 \sim 200\mu g/kg$ 静脉注射后，根据反应静脉持续输注每小时 $10 \sim 30\mu g/kg$；6 个月 ～ 12 岁，$100 \sim 200\mu g/kg$ 静脉注射后，根据反应静脉持续输注每小时 $20 \sim 30\mu g/kg$；12 ～ 18 岁，$2.5 \sim 10mg$ 静脉注射后，根据反应静脉持续输注每小时 $20 \sim 30\mu g/kg$。

4. 口服：1 ～ 12 个月，一次 $80 \sim 200\mu g/kg$，每 4 小时 1 次；1 ～ 2 岁，$200 \sim 400\mu g/kg$，每 4 小时 1 次；2 ～ 12 岁，$200 \sim 500\mu g/kg$（最大剂量 20mg），每 4 小时 1 次；12 ～ 18 岁，一次 $5 \sim 20mg$，每 4 小时 1 次。

5. 皮下持续输注：1 ～ 3 个月，每小时 $10\mu g/kg$；3 个月 ～ 18 岁，每小时 $20\mu g/kg$。

【用药指导】

1. 本品为国家特殊管理的麻醉药品，必须严格按相关规定管理。

2. 在疼痛原因未明确前，尽可能不用本品，以防掩盖症状，贻误诊断。

3. 本品注射剂不得与碱性液（氨茶碱、巴比妥类钠盐等）、溴或碘化物、碳酸氢盐、氧化剂（如高锰酸钾）、植物收敛剂、氢氯噻嗪、肝素钠、苯妥英钠、呋喃妥因、新生霉素、甲氧西林、氯丙嗪、异丙嗪、哌替啶、酮洛酸、磺胺嘧啶、磺胺甲噁唑以及铁、铝、镁、银、锌化合物等配伍，否则可致混浊和沉淀。

4. 停用单胺氧化酶抑制药（如呋喃唑酮、丙卡巴肼等）14 ～ 21 日后才可应用本品。

5. 本品连用 3 ～ 5 日即产生耐受性，1 周以上可成瘾，故不宜长期使用，但在慢性癌症疼痛的第三阶梯用药时例外。对晚期中至重度癌痛患儿，如治疗适当，少见依赖及成瘾。

6. 因本品对平滑肌的兴奋作用较强，故用于内脏绞痛（如胆、肾绞痛）时，应与有效的解痉药（阿托品等）合用，单独使用反而使绞痛加剧。

7. 本品缓释片和控释片主要用于晚期癌症患儿的镇痛，服用时必须整片吞服，不可掰开或嚼碎。

8. 应用大量本品进行静脉全身麻醉时，常与神经安定药（Neuroleptics）合用，麻醉诱导过程中可发生低血压，手术开始遇到刺激时血压又会骤升，应及早对症处理。

9. 如出现恶心、呕吐，可休息或使用神经安定药缓解。

10. 本品急性中毒的主要症状为昏迷、呼吸深度抑制、瞳孔极度缩小（呈针尖样大）或两侧对称、血压下降、发绀、尿少、体温下降、皮肤湿冷、肌无力。由于严重缺氧，最终可导致休克、循环衰竭、瞳孔散大、死亡。昏迷、针尖样瞳孔和呼吸缓慢为鉴别中毒的重要依据。对本品毒性反应的敏感性，个体差异较大。

11. 中毒解救。①口服 4~6 小时内，应立即洗胃以排出胃内药物。②人工呼吸、给氧。③给予升压药提高血压，用 β 受体阻断药减慢心率，补充液体维持循环功能。④静脉注射纳洛酮 0.4mg（或 0.005~0.01mg/kg）；或肌内注射纳洛酮 0.4~0.8mg，必要时 2~3 分钟重复 1 次；或将纳洛酮 2mg 溶于生理盐水或 5% 葡萄糖注射液 500ml 内静脉滴注。也可用烯丙吗啡拮抗。

【制剂与规格】片剂：▲(1) 5mg；▲(2) 10mg。

缓释片剂：▲(1) 10mg；▲(2) 30mg；▲(3) 60mg。

控释片剂：(1) 10mg；(2) 30mg；(3) 60mg。

注射剂：▲(1) 0.5ml：5mg；▲(2) 1ml：10mg。

芬太尼 [基(基).保(甲)]
Fentanyl

【商品名或别名】多瑞吉，枸橼酸芬太尼，Durogesic

【用药指征】

1. 用于麻醉前给药及全身麻醉诱导。

2. 作为辅助用药，与麻醉药合用于各种手术。

3. 用于手术前、中、后的多种剧烈疼痛，也用于防止或减轻手术后出现的谵妄。

4. 与氟哌啶醇配伍制成"安定镇痛剂"，用于大面积换药及小手术。

【用法与用量】

1. 镇痛：肌内注射或静脉注射，2~12 岁为 0.001~0.002mg/kg，一日

2~4 次。

2. 麻醉前给药：肌内注射，一次 0.002~0.003mg/kg。

3. 诱导麻醉：静脉注射，一次 0.002~0.003mg/kg，间隔 2~3 分钟重复注射，直至达到要求。

【用药指导】

1. 本品为国家特殊管理的麻醉药品，务必严格遵守国家对麻醉药品的管理条例来进行管理。

2. 本品有一定的刺激性，不得误入气管、支气管，也不得涂敷于皮肤和黏膜表面。

3. 氟哌利多 2.5mg 和本品 0.05mg 的混合液肌内注射，可使患儿保持安静，对外界环境漠不关心，但仍能合作，故常在麻醉前给药时小量肌内注射。

4. 在单胺氧化酶抑制药（如呋喃唑酮、丙卡巴肼）停用 14 日以上才能给予本品，且应先小剂量（常用量的 1/4）试用。

5. 戒断症状处理原则是逐渐减量至停药，或改用二苯甲烷类药（如美沙酮）作过渡。

6. 硬膜外给药用于镇静时，可引起全身瘙痒，作用持续 3.3~6.7 小时后，仍有呼吸频率减慢和潮气量减小的可能，应及时处理。

【制剂与规格】注射剂：▲(1) 0.1mg；(2) 0.5mg。

舒芬太尼[保(乙)]
Sufentanil

【商品名或别名】枸橼酸舒芬太尼，噻哌苯胺，Sufenta，Citrate

【用药指征】

1. 作为复合麻醉的镇痛用药。

2. 作为全身麻醉大手术的麻醉诱导和维持用药。

【用法与用量】以本品为主的全身麻醉：静脉注射或静脉滴注，总剂量 10~12μg/kg 当临床表现显示镇痛效应减弱时可按 1~2μg/kg 追加。

【用药指导】

1. 本品为国家特殊管理的麻醉药品，务必严格遵守国家对麻醉药品的管理条例来进行管理。

2. 禁止与单胺氧化酶抑制药合用，停用单胺氧化酶抑制药 14 日后，才能使用本品。

3. 缓慢静脉注射本品，或同时使用苯二氮䓬类药物及肌肉松弛药，可预防肌强直的发生。本品与非迷走神经抑制的肌肉松弛药合用时，可能出现心动过缓甚至心脏停搏，心动过缓可用阿托品治疗。

4. 深度麻醉时的呼吸抑制可持续至术后，或在术后复发，应对这类患儿进行监测。

5. 在诱导麻醉期间可加用氟哌利多以防止恶心和呕吐的发生。

6. 用药过量主要表现为呼吸抑制，个别敏感者可出现呼吸过缓甚至呼吸暂停。用药过量的处理：①出现换气不足和呼吸暂停时，应供氧、辅助呼吸或控制呼吸。纳洛酮是特异性拮抗药，可用于逆转呼吸抑制，需要时可重复使用。②如发生肌肉僵直，可给予肌肉松弛药或控制呼吸。③应监护患儿，以保持体温恒定，维持体液平衡。④可适当扩容，以治疗严重或长期的低血容量导致的低血压。

【制剂与规格】注射剂：(1) 1ml：50μg；(2) 2ml：100μg；(3) 5ml：250μg。

瑞芬太尼 [基(基).保(乙)]
Rimifentanil

【商品名或别名】瑞捷

【用药指征】用于全身麻醉诱导及全身麻醉过程中的镇痛、镇静。

【用法与用量】

1. 静脉注射：2 岁以上儿童负荷剂量为 0.5 ~ 1μg/kg，给药时间应大于60 秒。维持剂量为 0.25 ~ 1μg/(kg·min)，必要时可用到 2μg/(kg·min)，或间断静脉推注 0.25 ~ 1μg/kg。

2. 给药前须用以下注射液之一溶解并定量稀释成 25μg/ml、50μg/ml 或250μg/ml 浓度的溶液：灭菌注射用水、5% 葡萄糖注射液、0.9% 氯化钠注射液、5% 葡萄糖氯化钠注射液、0.45% 氯化钠注射液。

【用药指导】

1. 重症肌无力、支气管哮喘患儿禁用。

2. 禁与血、血清、血浆等血制品经同一路径给药。

3. 不能单独用于全身麻醉诱导，即使大剂量使用也不能保证使意识消失。

4. 本品处方中含有甘氨酸，因而不能于硬膜外和鞘内给药。

5. 本品为国家特殊管理的麻醉药品，务必严格遵守国家对麻醉药品的管理条例来进行管理。

【制剂与规格】注射剂：▲(1) 1mg；▲(2) 2mg；▲(3) 5mg。

丁丙诺啡 [保(乙)]
Buprenorphine

【商品名或别名】布诺啡，沙菲，叔丁啡，盐酸叔丁啡

【用药指征】

1. 用于多种癌性疼痛、手术后疼痛、烧伤痛、脉管炎引起的肢体痛、心绞痛及其他内脏痛。

2. 用于多种阿片类药物依赖的脱毒治疗及维持治疗。

【用法与用量】肌内注射或静脉注射：2~12 岁，一次 2~6μg/kg，每 4~6 小时 1 次。

【用药指导】

1 本品为国家特殊管理的第一类精神药品，有一定依赖性，必须严格遵守国家对精神药品的管理条例，按规定开写精神药品处方和供应、管理本类药品，防止滥用。

2. 如出现肝细胞坏死或黄疸，应停药。

3. 用药过量的表现：眩晕、嗜睡、不安、意识模糊、惊厥、瞳孔缩小、心动过缓、低血压、呼吸抑制。

4. 过量的处理：①可开放气道和使用辅助呼吸设备，确保足够的气体交换。②如出现呼吸抑制，用纳洛酮常不易拮抗，多沙普仑可能有效，同时注意吸氧、给予其他支持治疗，并对患儿进行持续监测。③如出现低血压，可使用血管加压药、静脉输液。④采取其他必要的支持治疗措施。

【制剂与规格】注射剂：(1) 1ml：0.15mg；(2) 1ml：0.3mg；(3) 2ml：0.6mg。

喷他佐辛
Pentazocine

【商品名或别名】乳酸喷他佐辛，戊唑星，镇痛新

【用药指征】

1. 镇痛效力较强，皮下注射 30mg 约相当于吗啡 10mg 的镇痛效应。因其成瘾性小，适用于各种慢性剧痛。

2. 亦可用作麻醉辅助剂。

【用法与用量】

1. 口服：6~12岁，一次25mg，一日4~6次。

2. 肌内注射：最大单剂量不超过1mg/kg。

3. 静脉注射：最大单剂量不超过0.5mg/kg。

【用药指导】

1. 国外认为本品不易成瘾，故列为非成瘾性镇痛药，不作为麻醉药品管理。但据报道，有2例连续用药1年以上，出现成瘾现象，故仍应注意，切不可滥用。

2. 大剂量可引起呼吸抑制、血压上升及心率加速。颅内压增高、肝肾功能损害者、呼吸抑制患儿应慎用。

3. 对吗啡有耐受性的患儿，使用本品能减弱吗啡的镇痛作用，并可促使成瘾者产生戒断症状。

4. 该药物加强括约肌对胆汁流出的阻力，因此不推荐在胆管内窥镜检查之前或对有胆管疾病的患儿使用。

5. 该药一部分在肝内代谢，另一部分以原药从肾脏排出。因此，肝肾功能差的应慎用。

6. 该药不可用于缓解心肌梗死的疼痛，因为其有升高肺动脉压和中心静脉压的倾向，从而加重心脏的负荷。

7. 长期反复注射该药，可使皮下组织或肌肉内产生无菌性脓肿、溃疡和瘢痕形成。

8. 镇痛强度为哌替啶的3倍。

【制剂与规格】片剂：（1）25mg；（2）50mg。

注射剂：（1）1ml：15mg；（2）1ml：30mg。

布桂嗪
Bucinnazine

【商品名或别名】布桂利嗪，强痛定，盐酸布桂利嗪，盐酸布桂嗪，盐酸强痛定

【用药指征】适用于神经（尤其是三叉神经）痛、偏头痛、炎症性疼痛、痛经、关节痛、手术后疼痛、创伤性疼痛、牙痛以及癌性疼痛（属第二阶梯镇痛药）等。

【用法与用量】口服：一次1mg/kg，疼痛剧烈时剂量可酌增。

【用药指导】

1. 本品为国家特殊管理的麻醉药品，必须严格遵守国家对麻醉药品的管理条例，按规定开写麻醉药品处方和供应、管理本类药品，防止滥用。

2. 偶见恶心、眩晕、困倦、黄视、全身发麻等，停药后可消失。

3. 连续使用本品，可产生耐受和成瘾。

【制剂与规格】片剂：（1）30mg；（2）60mg。

第六节　镇静、催眠、抗惊厥药

水合氯醛
Chloral Hydrate

【商品名或别名】水化氯醛，含水氯醛，Chloraldurat

【用药指征】

1. 治疗失眠，适用于入睡困难的患儿。作为催眠药，短期应用有效，连续服用超过 2 周则无效。

2. 麻醉前、手术前和睡眠脑电图检查前用药，可镇静和解除焦虑，使相应的处理过程比较安全和平稳。

3. 抗惊厥，用于癫痫持续状态的治疗，也可用于小儿高热、破伤风及子痫引起的惊厥。

【用法与用量】

1. 口服：①催眠，一次 50mg/kg，睡前服用，一次最大限量为 1g；也可一次 16.7mg/kg，一日 3 次。②镇静，一次 8mg/kg，最大限量为 500mg，一日 3 次，饭后服用。

2. 灌肠：用量同口服。

【用药指导】

1. 本品刺激性强，应用时必须稀释用之。剂量过大可进一步抑制血管运动中枢，引起急性中毒（口服 4～5g，致死量 10g 左右）。久服可产生耐受性和依赖性。

2. 因对它的敏感性个体差异较大，剂量上应注意个体化。胃炎及溃疡患儿不宜口服，直肠炎和结肠炎的患儿不宜灌肠给药。

3. 药物过量可产生持续的精神错乱、吞咽困难、严重嗜睡、体温低、顽固性恶心、呕吐、胃痛、癫痫发作、呼吸短促或困难、心率过慢、心律失常、严重乏力，并可能有肝肾功能损害。4～5g 可引起急性中毒。致死量为 10g 左右。中毒抢救：维持呼吸和循环功能，必要时行人工呼吸，气管切开。在因水合氯醛过量中毒的患儿，用氟马西尼可改善清醒程度、扩瞳、恢复呼吸频率和血压。

4. 与中枢神经抑制剂（如镇静、催眠、抗精神病、抗组胺等药物）合用，能相互增强对中枢的抑制作用。

5. 服用水合氯醛后静脉注射呋塞米注射液，可导致出汗，烘热，血压升高。

6. 与乙醇或含乙醇的制剂合用，可相互抑制其代谢，延长对中枢的抑制作用，还可引起血管扩张和血压下降。

【制剂与规格】口服溶液剂：10%。

苯巴比妥 [基(基).保(甲)]
Phenobarbital

【商品名或别名】苯巴比妥钠，鲁米那，鲁米那钠

【用药指征】

1. 用于焦虑不安、烦躁、甲状腺功能亢进、高血压、功能性恶心、小儿幽门痉挛等症。

2. 偶用于顽固性失眠，但醒后往往有疲倦、思睡等后遗效应。

3. 用于中枢兴奋药中毒或高热、破伤风、脑炎、脑出血等疾病引起的惊厥。

4. 用于癫痫大发作、局限性发作及癫痫持续状态，作用出现快。

5. 可用于麻醉前给药。

6. 用于治疗高胆红素血症。

【用法与用量】

1. 镇静、抗癫痫：口服，一次 1～2mg/kg，一日 2～3 次；肌内或缓慢静脉注射，一次 1～2mg/kg。

2. 催眠：口服，一次 2～4mg/kg，睡前服 1 次；出生 2 个月以内不宜应用。

3. 新生儿高胆红素血症：口服，一日 5～8mg/kg，分次服。

4. 抗惊厥：肌内注射或静脉注射，一次 3～5mg/kg，必要时第 4～6 小时后重复 1 次；惊厥持续状态，负荷剂量，一次 15～20mg/kg，维持量，一日 3～5mg/kg。

5. 麻醉前给药：术前 0.5～1 小时肌内注射，一次 2mg/kg。

【用药指导】

1. 长期用药治疗癫痫应逐渐减量，以免导致癫痫发作，甚至出现癫痫持续状态。

2. 静脉注射速度不应超过每分钟 60mg，过快可引起呼吸抑制。

3. 用药后可出现头晕、困倦等后遗效应，久用可产生耐受性及成瘾性。多次连用应警惕蓄积中毒。

4. 少数患儿可出现皮疹、药物热、剥脱性皮炎等过敏反应。

5. 一般应用 5~10 倍催眠量时，可引起中度中毒，10~15 倍则引起重度中毒，血药浓度高于 8~10mg/100ml 时，就有生命危险。急性中毒症状为昏睡，进而呼吸浅表，通气量大减，最后因呼吸衰竭而死亡。

6. 本品或其他巴比妥类药物中毒的急救：口服本品未超过 3 小时者，可用大量温等渗盐水或 1∶2000 的高锰酸钾溶液洗胃。

【制剂与规格】片剂：▲(1) 15mg；▲(2) 30mg。

注射剂：▲(1) 粉针 0.1g；▲(2)注射液 2ml∶0.2g。

艾司唑仑 ^[基(基).保(甲)]
Estazolam

【商品名或别名】三唑氯安定，舒乐安定

【用药指征】适用于焦虑、失眠、紧张、恐惧及癫痫大、小发作，亦可用于术前镇静。

【用法与用量】口服。

1. 镇静：一次 0.02~0.04mg/kg，一日 3 次。

2. 催眠：一次 0.04~0.08mg/kg，睡前服。

3. 抗癫痫：一次 0.04~0.08mg/kg，一日 3 次。

4. 麻醉前给药：一次 0.04~0.08mg/kg，术前 1 小时服。

【用药指导】

1. 长期使用可产生耐药性和依赖性，应避免长期大量使用而成瘾。

2. 长期使用本品停药前应逐渐减量。

【制剂与规格】片剂：▲(1) 1mg；▲(2) 2mg。

咪达唑仑 [基(基).保(甲/乙)]

Midazolam

【商品名或别名】力月西，多美康，咪唑安定，速眠安

【用药指征】用于治疗各种失眠症、睡眠节律障碍。注射剂用于内镜检查及手术前给药。

1. 用于术前给药、镇静及全身麻醉诱导。

2. 用于失眠症的短期治疗，尤其适用于入睡困难的患儿。

【用法与用量】

1. 口服：催眠，一次 0.3mg/kg，睡前服；术前用药，一次 0.3mg/kg，于术前 30～60 分钟服。

2. 肌内注射：术前用药，在麻醉诱导前 20～60 分钟使用，0.15～0.2mg/kg；诱导麻醉，本品 0.15～0.2mg/kg 和氯胺酮 8mg/kg 合用。

3. 静脉注射：诱导麻醉，0.2mg/kg。

【用药指导】

1. 本品剂量必须个体化。

2. 静脉注射速度必须缓慢。

3. 骤然停药可引起反跳性失眠，建议失眠改善后逐渐减少用量。

4. 长期服用可产生依赖性。

5. 注射用药后应至少观察 3 小时。

【制剂与规格】片剂：（1）7.5mg；（2）15mg。

注射剂：▲（1）1ml：5mg；（2）2ml：2mg；▲（3）2ml：10mg；（4）5ml：5mg。

硫酸镁 [基(基).保(甲)]

Magnesium Sulfate

【商品名或别名】苦盐，镁磺善泻利盐酰基辅氨酸，泻利盐，Epsonite

【用药指征】

1. 用于低镁血症的预防及治疗，尤其是急性低镁血症伴肌肉痉挛、手足搐搦等症状。也用于全静脉内营养，预防镁缺乏。

2. 作为容积性泻药，口服用于治疗便秘、肠内异常发酵、食物或药物中毒（与活性炭合用）。也用于驱虫前肠道准备。

3. 作为利胆解痉药，用于十二指肠引流，可治疗阻塞性黄疸及慢性胆囊炎，也可用于治疗胆绞痛。

4. 用于室性心动过速，包括尖端转型室性心动过速及室颤的预防，对洋地黄、奎尼丁中毒引起的室性心动过速也有效。

5. 还可用于尿毒症、破伤风、高血压脑病、急性肾性高血压危象。

6. 外用热敷可消炎去肿。

【用法与用量】

1. 口服：用于导泻，一次 0.15～0.25g/kg，用水 100～400ml 溶解后顿服。用于利胆，服用 33% 溶液剂，一次 5～10ml，一日 3 次。

2. 肌内注射：用于抗惊厥，一次 0.02～0.04g/kg，25% 溶液可作深层肌内注射。

3. 静脉滴注：全静脉内营养，一日 0.03g/kg。

【用药指导】

1. 与本品属配伍禁忌的药物有硫酸多黏菌素 B、硫酸链霉素、葡萄糖酸钙、盐酸多巴酚丁胺、盐酸普鲁卡因、四环素、青霉素。

2. 用药前应了解患儿心肺情况，心肺毒性（尤其是呼吸抑制）是注射硫酸镁最危险的不良反应，可很快达到致死的呼吸麻痹，注射药物前呼吸频率每分钟至少保持 16 次。

3. 体重较轻者，不宜在短时间内大量使用本品，以免中毒。

4. 本品不作为治疗儿童惊厥的首选药物。

5. 中枢抑制药中毒需导泻时，应避免使用硫酸镁，改用硫酸钠。

6. 低镁血症合并出现钙缺乏时，先补充镁，然后补充钙。

7. 致泻作用多于服药后 2～8 小时内出现，宜早晨空腹服用，并大量饮水以加速导泻及防止脱水。

8. 用药过程中突然出现胸闷、胸痛、呼吸急促，应及时听诊，必要时胸部 X 线摄片，以便及早发现肺水肿。

9. 用药过量常见高镁血症，可见于静脉内应用，以及作为导泻利胆及制酸药口服应用。肾功能不全，用药剂量大，均易发生血镁积聚。若发生高镁血症，可应用葡萄糖酸钙注射液，透析疗法可迅速清除体内镁离子。纠正机体低容量状态，增加尿量以促进镁的排泄。急性镁中毒时应立即停药，进行人工呼吸，并缓慢注射钙剂解救。

10. 肠道出血、急腹症患儿禁用本品导泻。

【制剂与规格】注射剂：▲(1) 10ml∶1g；▲(2) 10ml∶2.5g；(3) 20ml∶2g。
硫酸镁结晶粉剂：500g。

溶液剂：33%。

异戊巴比妥 [保(乙)]
Amobarbital

【商品名或别名】无

【用药指征】主要用于催眠、镇静、抗惊厥（小儿高热惊厥、破伤风惊厥、子痫、癫持续状态）和麻醉前给药。

【用法与用量】

1. 片剂小儿常用量：催眠，个体差异大；镇静，每次按体重 2mg/kg，或按体重表面积 60mg/m²，每日 2～3 次。

2. 注射剂深部肌肉（不能用于浅表）或静脉注射，小儿常用量：催眠或抗惊厥，肌内注射，每次按体重 3～5mg/kg，或按体表面积 125mg/m²；镇静每日 6mg/kg，分 4 次给予。

【用药指导】

1. 禁用于以下情况：严重肺功能不全、肝硬化、血卟啉病史、贫血、哮喘史、未控制的糖尿病、过敏等。

2. 下列情况慎用：轻微脑功能障碍症（MBD）、低血压、高血压、贫血、甲状腺功能低下、肾上腺功能减退、心肝肾功能损害、高空作业、驾驶员、精细和危险工种作业者。

3. 对一种巴比妥过敏者，可能对本品过敏。

4. 儿童用药可能引起反常的兴奋，应注意。

5. 长期用药可产生精神或躯体的药物依赖性，停药需逐渐减量，以免引起撤药症状。

6. 作抗癫痫药应用时，可能需 10～30 天才能达到最大效果，需按体重计算药量，如有可能应定期测定血药浓度，以达最大疗效。

7. 肝功能不全者，用量应从小量开始。

【制剂与规格】片剂：0.1g。
注射剂：(1) 0.1g；(2) 0.25g。

第七节 抗癫痫药

地西泮^[基(基).保(甲)]

Diazepam

【商品名或别名】安定，苯甲二氮䓬

【用药指征】用于焦虑、失眠和各种神经官能症；配合其他药物抗癫痫；静脉注射可治疗惊厥和癫痫持续状态。

【用法与用量】

1. 口服：抗癫痫，大于 6 个月患儿，一次 0.04 ~ 0.1mg/kg，一日 3 ~ 4 次；用量根据病情酌量增减，最大剂量一日不超过 10mg。

2. 静脉注射：用于癫痫持续状态或频繁发作、热性惊厥或中毒所致的严重惊厥发作。1 个月 ~ 12 岁，一次 0.3 ~ 0.4mg/kg，单剂量最大不超过 10mg，必要时 10 分钟后重复 1 次；12 ~ 18 岁，一次 10 ~ 20mg，必要时 10 分钟后重复 1 次。

【用药指导】

1. 对本品过敏者、重症肌无力患儿及新生儿禁用。

2. 长期连续用药可产生依赖性，停药后可能发生撤药症状。

3. 对本品耐受差的患儿初始剂量宜小。

4. 需持续发挥疗效时应口服给药或静脉注射。

5. 葡萄柚汁可升高本药的血药浓度。

【制剂与规格】片剂：▲2.5mg。

注射剂：▲2ml：10mg。

氯硝西泮^[基(基).保(甲/乙)]

Clonazepam

【商品名或别名】氯硝安定，氯硝基安定，静康

【用药指征】用于控制各型癫痫发作，对舞蹈症、秽语抽搐症、各种神经痛、慢性耳鸣也有一定疗效。

【用法与用量】

1. 口服：12 ~ 18 岁，应从小剂量开始，一次不超过 0.5mg，一日 2 ~ 3 次，根据病情需要和耐受情况逐渐增加剂量，一般最大量不超过 10mg；< 12

岁或体重<30kg的患儿，开始一日0.01~0.03mg/kg，分2~3次服用，以后一日增加0.025~0.05mg/kg，直至达到一日0.1~0.2mg/kg，疗程3~6月。

2. 静脉注射或滴注：用于癫痫持续状态，新生儿首剂量100μg/kg，必要时24小时可重复；1个月~12岁首剂量50μg/kg，最大1mg，必要时重复。12~18岁首剂量1mg，必要时重复。也可采用静脉滴注法，1个月~12岁首先静脉注射1次，剂量50μg/kg，最大1mg，继以静脉滴注，初始速度每小时10μg/kg，根据疗效调整，最大每小时60μg/kg；12~18岁首先静脉注射1次，剂量1mg，继以静脉滴注，初始速度每小时10μg/kg，根据疗效调整，最大每小时60μg/kg。

【用药指导】

1. 肝肾功能不全者禁用。

2. 本品长期应用可产生耐药性，应用3个月之后疗效可降低，需要调整剂量。

3. 避免长期大量使用而成瘾，应逐渐减量不宜骤停，癫痫患儿突然停药可引起癫痫持续状态。

4. 可有多涎、支气管分泌过多等，尤其是儿童，可引起呼吸困难。

5. 药物用量因人而异，开始时用小剂量，逐渐调整剂量。停药时剂量宜递减。

【制剂与规格】片剂：▲(1) 0.5mg；▲(2) 2mg。

注射剂：1mg。

丙戊酸钠 [基(基).保(甲/乙)]
Sodium Valproate

【商品名或别名】丙戊酸，抗癫灵，敌百痉

【用药指征】用于预防和治疗各型癫痫，主要用于各种小发作、肌阵挛性发作、全身强直-阵挛发作等。

【用法与用量】

1. 口服给药：起始剂量为5~10mg/kg，1周后递增，直至癫痫发作得以控制。一日用量超过250mg时，应分次服用。常用量为一日15mg/kg（或600~1200mg），分2~3次服用。

2. 静脉注射：癫痫持续状态，一次400mg，一日2次。

【用药指导】

1. 餐后立即服用，可减少药物对胃部的刺激。

2. 停药时应逐渐减量，突然停药可诱发癫痫持续状态或增加癫痫发作频率。

3. 药物过量出现共济失调、震颤。

4. 3 岁以下儿童使用本品发生肝损害的危险较大，且本品可蓄积在发育的骨骼内，需引起注意。

【制剂与规格】片剂：▲（1）100mg；▲（2）200mg。

▲注射剂：0.4g。

缓释片剂：0.5g。

▲口服溶液剂：30ml：12g。

卡马西平[基(基).保(甲/乙)]
Carbamazepine

【商品名或别名】安甲酰苯草，得理多，桑宁，酰氨咪唑

【用药指征】为精神运动性发作的首选药，也用于治疗其他类型癫痫，但对小发作效果不稳定。

【用法与用量】口服：一日 5~10mg/kg 起始，每 3~5 日增加 5~10mg/kg，一般维持量为一日 10~30mg/kg。或 1 岁以下，一日 100~200mg；1~5 岁，一日 200~400mg；6~10 岁，一日 400~600mg；11 岁~15 岁，一日 600~1000mg，分 2~3 次服用。

【用药指导】

1. 饭后立即服药，可减少胃肠道反应。

2. 服用本品应避免大量饮水，以防发生水中毒。

3. 开始时应用小剂量，然后逐渐增加，直到获得良好疗效或出现不良反应。

4. 癫痫患儿突然撤药可引起惊厥或癫痫持续状态。

【制剂与规格】片剂：▲（1）100mg；▲（2）200mg。

缓释片：（1）200mg；（2）400mg。

奥卡西平[基(基).保(甲/乙)]
Oxcarbazepine

【商品名或别名】曲莱，万仪，确乐多

【用药指征】

1. 用于 2 岁以上儿童的原发性全面性强直－阵挛发作的单药治疗及难治

性癫痫的辅助治疗。

2. 各种部分性发作伴有或不伴有继发性全身性发作。

【用法与用量】口服：开始一日 8～10mg/kg，分 2 次服，以后逐渐增加，每周增加不超过一日 10mg/kg，维持量为一日 30mg/kg，最大剂量为一日 46mg/kg。

【用药指导】

1. 对本品过敏者及房室传导阻滞者禁用。

2. 常可发生复视、视物模糊等视觉障碍。

3. 停用本品治疗时应逐渐减量，以避免诱发癫痫发作。

4. 本品可降低苯妥英钠及苯巴比妥的代谢，使其血药浓度升高，毒性增加。

5. 已有 1 月龄以上儿童使用经验。

【制剂与规格】片剂：▲（1）150mg；▲（2）300mg；▲（3）600mg。

▲混悬液：100ml∶6g。

托吡酯 [保（乙）]
Topiramate

【商品名或别名】妥泰，托佩马特，妥普迈

【用药指征】用于 2 岁以上儿童癫痫发作的辅助治疗，包括癫痫单纯部分性发作、复杂部分性发作、全身强直阵挛发作、Lenox - Gastaut 综合征及 West 综合征（婴儿痉挛症）。

【用法与用量】口服：从低剂量开始治疗，然后逐渐增加剂量，调整至有效剂量。起始剂量由每日 0.5～1mg/kg 开始，每周增加 0.5～1mg/（kg·d），维持剂量为一日 3～6mg/kg，分 2 次服。

【用药指导】

1. 托吡酯有碳酸酐酶抑制作用，有发生肾结石的可能，肾结石及家族史者禁用。

2. 本品胶囊可以整个吞服，也可以小心打开胶囊将全部内容物撒在少量软性食物上服用。

3. 停药应逐渐减量以避免出现癫痫发作。

4. 已有新生儿使用经验。

【制剂与规格】片剂：（1）25mg；（2）50mg；（3）100mg。

胶囊剂：25mg。

拉莫三嗪 [基(基).保(乙)]
Lamotrigine

【商品名或别名】利必通，拉米克妥

【用药指征】治疗各型癫痫，可用于其他药物不能获得满意疗效的大发作和部分性小发作。

【用法与用量】口服。①2~12岁，第1~2周，一日0.3mg/kg，分1~2次口服，第3~4周剂量增至一日0.6mg/kg，分1~2次口服，第5周后每1~2周增加剂量（一日最大增加0.6mg/kg），至最佳疗效或最大耐受剂量，一般维持量为一日1~10mg/kg，分1~2次口服，最大剂量可至一日15mg/kg。②12~18岁，第1~2周，一次25mg，一日1次，第1~2周，增加剂量，渐增至最佳疗效或最大耐受剂量。一般维持量为一日100~200mg，一日1次或分2次服，最大剂量为一日500mg。

【用药指导】

1. 舍曲林可抑制本品的代谢，使之毒性增强，引起疲乏、镇静、意识混乱等。

2. 服用丙戊酸钠的患儿加服本品后，可导致丙戊酸钠血药浓度降低，服用本品的患儿加服丙戊酸钠，本品的稳态血药浓度则增加约40%。

3. 进食时服用本品，可减轻胃部刺激。

4. 本品需整片吞服，不可掰开。

5. 不宜突然停药，以避免引起癫痫反弹发作。

6. 出现皮疹等过敏反应，应即停药。

7. 癫痫伴抑郁及双相情感障碍的患儿存在自杀风险，服用本药的第一个月，应严密观察，防止出现自杀行为。

【制剂与规格】片剂：▲(1) 25mg；▲(2) 50mg；▲(3) 100mg；▲(4) 150mg；▲(5) 200mg。

左乙拉西坦 [保(乙)]
Levetiracetam

【商品名或别名】开浦兰

【用药指征】用于成人、儿童及一个月以上婴幼儿癫痫患者部分性发作的加用治疗。

【用法与用量】口服。

1. 成人（≥18 岁）和青少年（12 岁~17 岁）体重≥50kg：起始治疗剂量为 500mg/次，每日 2 次。根据临床疗效及耐受性，每日剂量可增加至每次 1500mg，每日 2 次。应每 2~4 周做一次剂量的调整，调整幅度 500mg/次（即调整幅度 1000mg/日）。

2. 6~23 个月的婴幼儿、2~11 岁的儿童和青少年（12~17 岁）体重<50kg：起始治疗剂量是 10mg/kg，每日 2 次。根据临床疗效及耐受性，剂量可以增加至 30mg/kg，每日 2 次。剂量变化应以每两周增加或减少 10mg/kg，每日 2 次。应尽量使用最低有效剂量。儿童和青少年体重≥50kg，剂量和成人一致。25kg 以下的儿童，为精确调整剂量，起始治疗应使用口服溶液（表 2-2）。

表 2-2　6 个月以上婴幼儿、儿童和青少年的推荐剂量

体重	起始剂量： 10mg/kg，每日 2 次	最大剂量： 30mg/kg，每日 2 次
6kg	每次 60mg，每日 2 次	每次 180mg，每日 2 次
10kg	每次 100mg，每日 2 次	每次 300mg，每日 2 次
15kg	每次 150mg，每日 2 次	每次 450mg，每日 2 次
20kg	每次 200mg，每日 2 次	每次 600mg，每日 2 次
25kg	每次 250mg，每日 2 次	每次 750mg，每日 2 次
50kg 起	每次 500mg，每日 2 次	每次 1500mg，每日 2 次

3. 1~6 个月的婴幼儿：初始治疗剂量 7mg/kg，每日 2 次。根据临床疗效及耐受性，剂量可以增加至 21mg/kg 每日 2 次。剂量变化应以每 2 周增加或减少 7mg/kg，每日 2 次。应尽量使用最低有效剂量。婴幼儿推荐左乙拉西坦口服溶液（100mg/ml）作为起始治疗（表 2-3）。

表 2-3　1~6 个月婴幼儿患者的推荐剂量

体重	起始剂量： 7mg/kg，每日 2 次	最大剂量： 21mg/kg，每日 2 次
4kg	每次 28mg，每日 2 次	每次 84mg，每日 2 次
5kg	每次 35mg，每日 2 次	每次 105mg，每日 2 次
7kg	每次 49mg，每日 2 次	每次 147mg，每日 2 次

【用药指导】

1. 对本品或吡咯烷酮衍生物或其他成分过敏的患者禁用。

2. 老年人、肝肾功能不全者慎用。

3. 哺乳期妇女慎用，如必须服用，应暂停哺乳。

4. 由于个体敏感性差异，在治疗初始阶段或者剂量增加后，会产生嗜睡或者其他中枢神经系统症状，避免驾驶汽车或者操纵机械。

5. 给药时，与食物同进与否均可。

6. 如需停止服用本品，建议逐渐停药。如成人每隔 2～4 周，每次减少 500mg，每日 2 次；儿童应每隔 2 周，每次减少 10mg/kg，每日 2 次。

【制剂与规格】片剂：（1）0.25g；（2）0.5g；（3）1.0g。

口服溶液剂：10%。

第八节　强安定药

氯丙嗪 [基(基).保(甲)]
Chlorpromazine

【商品名或别名】冬眠灵，氯普马嗪，可乐静，氯硫二苯胺，阿密纳金

【用药指征】

1. 治疗精神病：用于控制精神分裂症，主要用于 I 型精神分裂症（以精神运动性兴奋和幻觉妄想为主），尤其对急性患儿效果显著，但不能根治。对慢性精神分裂症患儿疗效较差，对 II 型精神分裂症患儿无效，甚至可加重病情。还可用于治疗其他精神病的兴奋躁动、紧张不安、幻觉、妄想等症状，对忧郁症状及木僵症状的疗效较差。

2. 镇吐：对各种原因所致的呕吐几乎均有效，如尿毒症、胃肠炎、癌症、妊娠及药物引起的呕吐。也可治疗顽固性呃逆，但对晕动病的呕吐无效。

3. 低温麻醉及人工冬眠：用于低温麻醉时可防止休克发生。人工冬眠时，与哌替啶、异丙嗪配成冬眠合剂用于创伤性休克、中毒性休克、烧伤、高热及甲状腺危象的辅助治疗。

4. 治疗心力衰竭。

5. 国外尚用于治疗破伤风、急性间歇性血卟啉病。

【用法与用量】根据 BNFC（2010～2011）推荐：

1. 12 岁以下儿童精神分裂症

（1）口服　1～6 岁，0.5mg/kg，每 4～6 小时 1 次，最大剂量为一日 50mg；6～12 岁，一日 3 次，一次 10mg，最大剂量为一日 100mg。

（2）肌内注射 1～6 岁，0.5mg/kg，每 6～8 小时 1 次，最大剂量为一日 40mg；6～12 岁，0.5mg/kg，每 6～8 小时 1 次，最大剂量为一日 75mg。

2. 12 岁以上儿童精神分裂症

（1）口服 初始剂量，一日 25～50mg，分 2～3 次服用，之后根据病情需要和耐受情况逐渐增加剂量，一般最大剂量不超过一日 600mg，分次服用。

（2）肌内注射 低量起始，一次 25～50mg，可根据病情需要和耐受情况 6～8 小时重复给药 1 次。

（3）静脉滴注 低量起始，25～50mg 稀释于 500ml 葡萄糖氯化钠液中缓慢静脉滴注，一日 1 次，每隔 1～2 日缓慢增加 25～50mg，治疗剂量一般不超过一日 200mg。

【用药指导】

1. 帕金森病及帕金森综合征、骨髓抑制、青光眼、昏迷、对本品及吩噻嗪类药过敏者禁用。

2. 急性发作期的患儿应在医护人员或家属的监护下用药，并避免过量摄入和突然停药。

3. 较大剂量使用时可能会发生光敏性皮炎，注意避免日光直射。

4. 长期应用应监测肝功能。

【制剂与规格】片剂：（1）5mg；▲（2）12.5mg；▲（3）25mg；▲（4）50mg。注射剂：▲（1）1ml：10mg；▲（2）1ml：25mg；（3）1ml：50mg。

氟哌啶醇 [基（基）.保（甲）]
Haloperidol

【商品名或别名】氟哌丁苯，卤吡醇，哌力多

【用药指征】

1. 主要用于治疗各型急、慢性精神分裂症及躁狂症等。

2. 可用于焦虑性神经症。

3. 还可用于儿童多发性抽动秽语综合征。

【用法与用量】

1. 精神分裂症

（1）口服 ①3～12 岁，起始剂量为一次 0.125～0.25mg，一日 2 次，第 5～7 日增至 0.25～0.5mg，最大剂量一日 0.15mg/kg，通常维持量为一次 0.025～0.05mg/kg，一日 3 次。②12～18 岁，起始剂量为一次 0.5～3mg，一日 2～3

次，根据病情和耐受情况逐渐加量，对于难治性精神分裂症最大剂量可加至一日 30mg。

（2）肌内注射　6～12 岁，一次 1～3mg，每 4～8 小时 1 次，最大剂量为一日 0.15mg/kg，安静后改口服。12～18 岁，用于控制兴奋躁动，宜从小剂量开始，一次 2.5～5mg，一日 2～3 次，最大量不超过一日 20mg，安静后改口服。

2. 抽动秽语综合征

口服：开始一日 0.05mg/kg，分 2～3 次服，5～7 日后增至一日 0.75mg/kg。

【用药指导】

1. 对本品过敏者、重症肌无力患儿、严重心脏病患儿、帕金森综合征患儿、严重中枢神经抑制状态者及骨髓抑制者禁用。

2. 长期用药者停药时，应在几周之内逐渐减少剂量。

3. 可诱发癫痫发作。

【制剂与规格】片剂：▲（1）2mg；▲（2）4mg；（3）5mg。
▲注射剂：1ml：5mg。

硫必利^[保（乙）]
Tiapride

【商品名或别名】泰必乐，泰必利，Tiapridex，Tiapridum，Tiaprizal

【用药指征】

1. 舞蹈病　本品对舞蹈样运动疗效好，即使对氟哌啶醇或舒必利无效者，用本品仍能改善症状，使异常运动明显减少。

2. 抽动－秽语综合征　对氟哌啶醇无效或因氟哌啶醇不良反应太大而不能耐受者，改用口服本品多可取得满意疗效。

【用法与用量】口服：6 岁以上，一日 5～10mg/kg，分 2～3 次。

【用药指导】

1. 本品口服制剂应在饭后服用。

2. 若出现锥体外系不良反应，必要时可用抗胆碱药物（如东莨菪碱）治疗，可迅速缓解。

【制剂与规格】片剂：100mg。

第三章

呼吸系统用药

第一节　镇咳药

右美沙芬 [保(乙)]
Dextromethorphan

【商品名或别名】可迪，美沙芬，氢溴酸美沙芬，氢溴酸右美沙芬，Methorate

【用药指征】适用于上呼吸道感染（感冒、咽喉炎、鼻窦炎等）、急性或慢性支气管炎、支气管哮喘、支气管扩张症、肺炎、肺结核等引起的咳嗽，也可用于胸膜腔穿刺术、支气管造影术及支气管镜检查时引起咳嗽，尤其适用于干咳（如吸入刺激物引起的干咳）及手术后无法进食的咳嗽患儿。

【用法与用量】口服给药。

1. 一般用法：①2岁以下，剂量未定。②2~6岁，一次2.5~5mg，一日3~4次。③6~12岁，一次5~10mg，一日3~4次。

2. 咀嚼片：一日1mg/kg，分3~4次服用。

3. 分散片：①2~6岁，一次2.5~5mg，每4小时1次，或一次7.5mg，每6~8小时1次，24小时不超过30mg。②6~12岁，一次5~15mg，每4~8小时1次，24小时不超过60mg。

4. 糖浆剂：见表3-1。

表3-1　右美沙芬糖浆剂用法用量调整表

年龄（岁）	标准体重（kg）	一次用量（mg）	次数
2~3	12~14	4.5~5.25	一日3次
4~6	16~20	6~7.5	一日3次
7~9	22~26	7.5~9	一日3次
10~12	28~30	10.5~12	一日3次

5. 缓释混悬液：①2～6周岁，一次2.5ml，一日2次。②6～12岁，一次5ml，一日2次。③12岁以上，一次10ml，一日2次。

【用药指导】

1. 禁用：①对本品过敏者。②有精神病史者。③正服用单胺氧化酶抑制剂的患儿。

2. 一旦出现呼吸抑制或过敏症状，应立即停药，并给予相应治疗措施。

3. 大剂量也可出现呕吐、意识模糊、精神错乱及呼吸抑制。

4. 毒性剂量会引起倦睡、共济失调，眼球震颤、惊厥、癫痫发作等，对此可采取吸氧、输液、排除胃内容物等方法。

5. 本品缓释片不要掰碎服用，缓释混悬液服用前充分摇匀。

【制剂与规格】颗粒剂：（1）5g：7.5mg；（2）5g：15mg。

咀嚼片剂：（1）5mg；（2）15mg。

分散片剂：（1）5mg；（2）15mg。

糖浆剂：（1）10ml：15mg；（2）20ml：15mg；（3）100ml：150mg。

混悬液：100ml：600mg。

第二节　祛痰药

溴己新 [基(基).保(甲/乙)]
Bromhexine

【商品名或别名】溴己铵，溴苄环己铵，必嗽平，Bisolvon，Bromhexinum

【用药指征】主要用于急慢性支气管炎、肺气肿、哮喘、支气管扩张、硅肺等痰液黏稠而不易咳出的症状。

【用法与用量】

1. 口服：<5岁，一次4mg，一日2次；5～11岁，一次4mg，一日3次；≥12岁，一次8～12mg，一日3次。

2. 肌内注射：一次2～4mg，一日1～2次。

【用药指导】

1. 胃炎或胃溃疡患儿慎用。

2. 脓性痰患儿需加用抗生素控制感染。

3. 本品宜在饭后服用。

4. 本品能增加四环素类抗生素在支气管中的分布浓度，合用可增强抗菌疗效。

【制剂与规格】片剂：（1）4mg；▲（2）8mg。

注射剂：4mg。

氨溴索 [基(基).保(甲/乙)]
Ambroxol

【商品名或别名】盐酸氨溴索，溴环己胺醇，沐舒坦，Musco，Lanbroxol，Transbrocho

【用药指征】适用于急、慢性呼吸系统疾病（如急、慢性支气管炎、支气管哮喘、支气管扩张、肺结核、肺气肿、肺尘埃沉着症等）引起的痰液黏稠、咳痰困难。本品注射剂亦可用于术后肺部并发症的预防性治疗及婴儿呼吸窘迫综合征（IRDS）的治疗。

【用法与用量】

1. 口服

（1）口服溶液　12 岁以上，一次 30mg，一日 3 次；5～12 岁，一次 15mg，一日 3 次；2～5 岁，一次 7.5mg，一日 3 次，餐后口服，长期服用者可减为一日 2 次；2 岁以下，一次 7.5mg，一日 2 次。

（2）缓释胶囊　按一日 1.2～1.6mg/kg 计算，推荐剂量详见表 3-2。

表 3-2　氨溴索缓释胶囊用法用量表

年龄（岁）	体重（kg）	服药剂量（mg）
3～4	14～17	25
5～9	18～27	37.5
10～13	28～35	50
14	36	75

2. 静脉注射

（1）术后肺部并发症的预防性治疗　12 岁以上，一次 15mg，一日 2～3 次，严重病例可以增至一次 30mg；6～12 岁，一次 15mg，一日 2～3 次；2～6 岁，一次 7.5mg，一日 3 次；2 岁以下，一次 7.5mg，一日 2 次。以上注射均应缓慢。

（2）婴儿呼吸窘迫综合征（IRDS）　一日 30mg/kg，分 4 次给药，应使用注射泵给药，静脉注射时间至少 5 分钟。

3. 静脉滴注：12 岁以上，一次 30mg，一日 2 次。

【用药指导】

1. 本品注射液不宜与碱性溶液混合，在 pH 大于 6.3 的溶液中，可能会导致产生氨溴索游离碱沉淀。

2. 避免同服阿托品类药物。

3. 应避免与中枢性镇咳药（如右美沙芬等）同时服用，以免稀化的痰液堵塞气道。

4. 本品与抗生素（如阿莫西林、阿莫西林/克拉维酸、氨苄西林、头孢呋辛、红霉素、多四环素等）合用可升高后者在肺组织的分布浓度，有协同作用。

5. 本品与 β_2 受体激动剂、茶碱等支气管扩张药合用时有协同作用。

6. 出现过敏症状应立即停药。

【制剂与规格】片剂：（1）15mg；▲（2）30mg。

胶囊剂：▲（1）30mg；（2）75mg。

缓释胶囊剂：（1）25mg；（2）75mg。

口服溶液剂：（1）5ml∶15mg；（2）5ml∶30mg；（3）60ml∶180mg；▲（4）100ml∶300mg。

注射剂：2ml∶15mg。

盐酸氨溴索葡萄糖注射剂：50ml∶30mg。

愈创甘油醚
Guaifenesin

【商品名或别名】愈甘醚，愈创木酚甘油醚，Guaiacyl Glyceryl Ether。

【用药指征】用于多种原因（如慢性气管炎）引起的多痰咳嗽，多与其他镇咳平喘药合用或配成复方应用。

【用法与用量】

口服糖浆：

（1）12 岁以上儿童，一次 5~10ml，一日 3 次。

（2）12 岁以下儿童用量见表 3-3。

表 3 - 3　愈创甘油醚用法用量表

年龄（岁）	标准体重（kg）	一次用量（ml）	次数
1 ~ 3	10 ~ 15	2 ~ 3	一日 3 次
4 ~ 6	16 ~ 21	3.5 ~ 4.5	一日 3 次
7 ~ 9	22 ~ 27	5 ~ 6	一日 3 次
10 ~ 12	28 ~ 32	6.5 ~ 7.5	一日 3 次

【用药指导】

1. 禁忌证。

2. 消化道溃疡患儿应慎用本品。

3. 与右美沙芬合用时，不能用于服用单胺氧化酶抑制药的患儿。

4. 本品应饭后服用。

（1）对本品过敏者。

（2）肺出血患儿。

（3）胃出血患儿。

（4）急性胃肠炎患儿。

（5）肾炎及肾功能减退患儿。

【制剂与规格】糖浆剂：1ml：20mg。

乙酰半胱氨酸 [基（基）.保（乙）]

Acetylcysteine

【商品名或别名】痰易净，易咳净，Mucomyst，Airbron，Mucofilin

【用药指征】

1. 用于大量黏痰阻塞而引起的呼吸困难，如急性和慢性支气管炎、支气管扩张、肺结核、肺炎、肺气肿以及手术等引起的痰液黏稠、咳痰困难。

2. 还可用于对乙酰氨基酚中毒的解救。

3. 也可用于环磷酰胺引起的出血性膀胱炎的治疗。

【用法与用量】

1. 雾化吸入：一次 3ml，一日 1 ~ 2 次，持续 5 ~ 10 日，婴儿雾化后及时吸痰。

2. 气管滴入：用于黏痰阻塞的急救情况下，以 5% 溶液（将喷雾剂用 0.9% 氯化钠溶液配成）经气管插管或直接滴入气管内，一次 1 ~ 2ml，一日 2 ~ 6 次。

3. 气管注入：用于祛痰的急救情况下，以 5% 溶液用注射器自气管的甲状软骨环骨膜处注入气管腔内，1 岁以下，一次 0.5ml；1 岁以上，一次 1ml。

4. 口服：2~5 岁，一次 0.1g，一日 2~3 次；6~14 岁，一次 0.1g，一日 3~4 次；14 岁以上，一次 0.2g，一日 3~4 次。

【用药指导】

1. 糖尿病患儿及婴幼儿慎用。

2. 本品水溶液有硫化氢臭味，部分患儿可引起呛咳、支气管痉挛、恶心、呕吐、胃炎、皮疹等不良反应，一般减量后上述症状即可缓解。

3. 用药后如遇恶心、呕吐可暂停给药，支气管痉挛可用异丙肾上腺素缓解。

4. 本品与碘化油、糜蛋白酶、胰蛋白酶有配伍禁忌。

5. 本品水溶液在空气中易氧化变质，因此安瓿开启后应立即使用。开启后的溶液应密封并贮于冰箱中，24 小时内使用。

6. 避免同时服用强力镇咳药。

7. 在服用本品颗粒剂前，可加少量温开水（禁用80℃以上热水）或果汁溶解后混匀服用，也可直接口服。

8. 据国外资料报道，本品口服时常规不得与活性炭合用。

9. 本品不宜与金属（铁、铜等）、橡皮、氧化剂及氧气接触，因此喷雾器应用玻璃或塑料制作。

10. 喷雾剂临用时新鲜配制，冰箱冷藏，48 小时内用完。

【制剂与规格】喷雾剂：0.5g。

颗粒剂：▲（1）100mg；▲（2）200mg；（3）0.25g。

胶囊剂：200mg。

泡腾片剂：600mg。

吸入用溶液：3ml：0.3g。

第三节　平喘药

一、肾上腺素受体激动药

特布他林 [保（乙）]
Terbutaline

【商品名或别名】博利康尼都保，博利康尼，喘康速，Terbutaline，Bricanyl，

Bricasol

【用药指征】

1. 可用于治疗支气管哮喘、慢性喘息性支气管炎、阻塞性肺气肿和其他伴有支气管痉挛的肺部疾病。

2. 静脉滴注还可用于预防早产及胎儿窒息。

【用法与用量】

1. 口服：12 岁以上儿童，一日 65μg/kg，分 3 次口服。

2. 雾化吸入：①体重大于 20kg 患儿，本品雾化溶液一次 5mg（2ml）加入雾化器中，24 小时内最多给药 4 次。②体重小于 20kg 患儿，一次 2.5mg（1ml），24 小时内最多给药 4 次。如雾化器中药液 1 次未用完，可在 24 小时内使用。

3. 粉雾吸入：一次 0.25～0.5mg，每 4～6 小时 1 次，严重者可增至一次 1mg，一日最大量不超过 4mg，需要多次吸入时，每吸间隔时间约 2～3 分钟。

4. 气雾吸入：一次 0.25～0.5mg，一日 3～4 次，24 小时内的总量不应超过 6mg。

【用药指导】

1. 用于治疗哮喘时，推荐短期间断应用，以吸入为主，只在重症哮喘发作时才考虑静脉给药。

2. 大剂量静脉注射本品会使已有的糖尿病和酮症酸中毒加重。

3. 药物过量时可出现过度 β 受体激动症状，如癫痫、咽痛、高血压或低血压、心悸、心动过速（达 200 次/分）、心律不齐、神经质、头痛、失眠、乏力、不适、眩晕、震颤、强直性肌肉痉挛、口干、恶心、疲劳等，也可能发生低血钾、高血糖及酸中毒。出现药物过量症状时无特异治疗，应停药并采取对症措施。也可以考虑使用心脏选择性 β 受体阻断药，因会产生支气管痉挛，使用时应谨慎。尚无充分证据说明透析有助于清除药物。

4. 对其他拟肾上腺素受体激动药过敏者，对本品也可能过敏。

5. 儿童用药的安全性和有效性尚不明确。12 岁以下儿童不推荐使用本品片剂和注射剂。5 岁以下儿童不宜使用本品吸入气雾剂。

6. 单胺氧化酶抑制药、三环类抗抑郁药、抗组胺药、左甲状腺素等可增加本品的不良反应。

7. 合用咖啡因或解充血药，可能增加心脏的不良反应。

8. 合用非保钾型的利尿药（如噻嗪类利尿药）能引起心电图改变和低钾血症，β 受体激动药特别是超剂量服用时会使症状急性恶化。

9. 与茶碱合用时，可降低茶碱的血药浓度，增强舒张支气管平滑肌作用，但心悸等不良反应也可能加重。

10. β受体阻断药（如醋丁洛尔、阿替洛尔、拉贝洛尔、美托洛尔、纳多洛尔、吲哚洛尔、普萘洛尔、噻吗洛尔等）能拮抗本品的作用，使疗效降低，还可能使哮喘患儿产生严重的支气管痉挛。

【制剂与规格】片剂：（1）2.5mg；（2）5mg。

颗粒剂：1.25mg。

口服溶液剂：100ml：30mg。

注射剂：（1）1ml：0.25mg；（2）2ml：0.5mg。

气雾剂：（1）0.25mg×200 揿；（2）0.25mg×400 揿。

粉雾剂（胶囊）：0.5mg。

雾化溶液剂：2ml：5mg。

肾上腺素 [基(基).保(甲)]
Adrenalin

【商品名或别名】L－肾上腺素，副肾，重酒石酸肾上腺素，Epinephrine

【用药指征】

1. 用于抢救过敏性休克（如青霉素引起的过敏性休克）。由于本品具有兴奋心肌、升高血压、松弛支气管等作用，故可缓解过敏性休克的心跳微弱、血压下降、呼吸困难等症状。

2. 用于麻醉和手术意外、药物中毒或心脏传导阻滞等原因引起的心脏停搏，与电除颤仪或利多卡因等配合可进行心脏复苏抢救。

3. 用于治疗支气管哮喘，效果迅速但不持久。

4. 与局部麻醉药合用可减少局部麻醉药的吸收而延长其药效，并减少不良反应，亦可减少手术部位的出血。

5. 用于治疗荨麻疹、血管神经性水肿、皮肤瘙痒等过敏反应。

6. 用于纠正体外循环后所引起的低排血量综合征。

7. 用于局部止血，如皮肤、鼻黏膜、齿龈等出血。

【用法与用量】

1. 支气管痉挛：皮下注射，按 0.01mg/kg 或 0.3mg/m² 给药，一次最大剂量为 0.5mg，必要时每隔 15 分钟重复给药 1 次，共 2 次，以后每 4 小时 1 次。

2. 过敏性休克：皮下注射，按 0.01mg/kg 或 0.3mg/m² 给药。

3. 心脏停搏：静脉注射、心内注射，按 0.005 ~ 0.01mg/kg 或 0.15 ~ 0.3mg/m² 给药；静脉滴注，按每分钟 0.1 ~ 1.0μg/kg 给药。

【用药指导】

1. 本品遇氧化物、碱类、光线及热均可分解变色，其水溶液露置于空气及光线中即分解变为红色，不宜使用。

2. 用 1∶1000 浓度的本品注射液做心内或静脉注射前必须稀释。由于本品可引起血管剧烈收缩而导致组织坏死，故不推荐动脉内注射。使用时必须严格控制药物剂量。

3. 反复在同一部位给药可导致组织坏死，注射部位必须轮换。

4. 每次局部麻醉时使用剂量不可超过 0.3mg，否则可引起心悸、头痛、血压升高等。用于指、趾部局部麻醉时，药液中不宜加用本品，以免肢端组织供血不足而致坏死。

5. 用于过敏性休克时，由于血管的通透性增加，有效血容量不足，必须同时补充血容量。

6. 长期或过量使用本品可产生耐药性，停药数日后再用药，效应可恢复。

7. α 受体阻断剂（如吩噻嗪、酚妥拉明、酚苄明和妥拉唑林）及各种血管扩张药，可对抗本品的升压作用，使疗效相互抵消。

8. 与降糖药合用，可减弱口服降血糖药及胰岛素的作用。

9. 与氯丙嗪合用，可引起严重的低血压。

【制剂与规格】注射剂：（1）0.5ml∶0.5mg；▲（2）1ml∶1mg。

异丙肾上腺素 [基(基).保(甲)]
Isoprenaline

【商品名或别名】喘息定，硫酸异丙肾上腺素，盐酸异丙基肾上腺素，异丙基肾上腺素，Aludrine

【用药指征】

1. 用于控制支气管哮喘急性发作。

2. 用于治疗各种原因引起的心跳骤停、房室传导阻滞、心源性休克及感染性休克。

【用法与用量】

1. 气雾吸入：一次 0.175 ~ 0.35mg，一日 2 ~ 4 次，重复使用的间隔时间不得小于 2 小时。

2. 静脉滴注，一次 0.1mg，加入 5% 葡萄糖注射液 50～100ml 中。滴速 0.02μg/（kg·min），最快滴速不可超过 0.5μg/（kg·min）。

【用药指导】

1. 本品遇酸碱易被破坏，忌与氧化物和碱性物质配伍。

2. 气雾吸入时，应限制吸入的次数和吸入量。在 12 小时内已喷药 3～5 次而疗效不明显时，应换药。

3. 已有明显缺氧的哮喘患儿，若用量过大，易致心肌耗氧量增加，引起心律失常，甚至可致室性心动过速及心室颤动。

4. 对中心静脉压高、心排血量低者，应在补足血容量的基础上再用本品。

5. 本品可与肾上腺素交替使用，以免发生严重致命性室性心律失常，但不能同时应用。交替使用时须待前药作用消失后才可用药。

6. 与洋地黄类药物合用，可加剧心动过速，禁忌合用。

7. 钾盐（如氯化钾）可导致血钾增高，增加本品对心肌的兴奋作用，易引起心律失常，禁忌合用。

8. 与茶碱合用，可降低茶碱的血药浓度。

【制剂与规格】▲注射剂：2ml∶1mg。

气雾剂：0.175mg×200 揿。

沙美特罗 [保（乙）]
Salmeterol

【商品名或别名】施立稳，施立碟，沙美特罗，Serevent，Salmaterol，Hydroxynapthoate

【用药指征】

1. 用于慢性支气管哮喘（包括夜间哮喘和运动性哮喘）的预防和维持治疗，特别适于防治夜间哮喘发作。

2. 用于慢性阻塞性肺疾病（包括肺气肿和慢性支气管炎）伴气道痉挛时的治疗。

【用法与用量】

1. 气雾吸入：一次 25μg，一日 2 次。

2. 粉雾吸入：一次 25μg，一日 2 次。

【用药指导】

1. 下列患儿应禁用：①用对本品过敏者。②主动脉瓣狭窄患儿。③心动过速者。④严重甲状腺功能亢进者。⑤重症及有重症倾向的哮喘患儿。

2. 5 岁以下儿童用药的安全性和有效性尚不明确，应慎用。

3. 本品不适用于冠心病、高血压、心律失常、惊厥、甲状腺毒症、对所有拟交感神经药物高度敏感的哮喘患儿。

4. 本品仅适用于吸入给药。

5. 虽然本品具有抗炎作用，但不能取代糖皮质激素口服及吸入制剂的使用，临床常需与糖皮质激素类抗炎药物合用，以增强疗效。正在使用其他预防药物（如吸入皮质激素）的患儿在开始使用本品时应继续使用预防药物，不可停用或减量。

6. 本品不能缓解急性哮喘症状，遇此情况时应选用短效的 β_2 受体激动药（如沙丁胺醇）。

7. 同其他吸入性药物相同，使用本品后可能出现异常的支气管痉挛，使喘鸣加剧。此时应立即停药，并使用短效的 β_2 受体激动药（如沙丁胺醇）。

8. 本品过量时可出现癫痫发作、咽痛、高血压或低血压、心动过速（200 次/分）、心律不齐、头痛、震颤、肌肉痉挛、口干、恶心、头晕、倦怠、不适、失眠等症状，还可引起 Q－T 间期延长，导致心律失常。临床应用中，使用本品 12～20 倍于推荐剂量时有死亡事件发生的报道。用药时不能超过推荐剂量。药物过量时建议进行心脏检测，使用心脏选择性 β 受体阻断药，但如果患儿有支气管痉挛病史，使用心脏选择性 β 受体阻断药时须特别注意。

9. 急性哮喘发作时，可能出现血钾过低，黄嘌呤衍化物、激素、利尿剂及低氧均会令这种情况加重，此时须监测血钾浓度。

10. 合用吸入皮质激素药物和（或）色甘酸盐并不影响本品的安全性。

【制剂与规格】羟萘酸沙美特罗气雾剂：（1）25μg×200 揿；（2）25μg×200 揿。

沙美特罗气雾剂：（1）25μg×60 揿；（2）25μg×120 揿。

沙美特罗碟式吸入剂：50μg。

沙美特罗粉雾剂（胶囊）：50μg。

沙美特罗氟替卡松[保（乙）]
Salmeterol Fluticasone

【商品名或别名】舒利迭

【用药指征】用于可逆性阻塞性气道疾病的常规治疗。

【用法与用量】吸入给药：4～12岁，一次1吸（沙美特罗50μg和丙酸氟替卡松100μg），一日2次；12～18岁，一次1吸（沙美特罗50μg和丙酸氟替卡松250μg），一日2次。如病情控制，对需长效β₂受体激动剂的患儿，可逐渐减量至一日1次。

【用药指导】

1. 本品不良反应详见沙美特罗、氟替卡松。

2. 活动期或静止期肺结核患儿慎用。

3. 不适于治疗急性哮喘症状。任何吸入型皮质激素都有可能引起全身反应，特别是长期大剂量使用，但其出现与口服皮质激素相比要少得多，故本品剂量应逐渐调至可有效控制病情的最小维持剂量。

4. 建议长期接受吸入型皮质激素治疗的小儿定期检查身高。

5. 由于存在肾上腺反应不足的可能，患儿在由口服皮质激素转为吸入皮质激素时，应特别慎重，并定期检测肾上腺皮质激素功能。

6. 患可行性气道阻塞性疾病的患儿，除非迫不得已，应避免使用选择性及非选择性β受体阻断药。

【制剂与规格】吸入剂：（1）沙美特罗50μg：丙酸氟替卡松100μg；（2）沙美特罗50μg：丙酸氟替卡松250μg。

妥洛特罗
Tulobuterol

【商品名或别名】丁氯喘，氯丁喘安，妥布特罗，Atenos，Berachin，Bremax，Chlobamol，Tulobuterol Hydrochloride

【用药指征】主要用于防治支气管哮喘、喘息性支气管炎、慢性支气管炎、肺气肿等。

【用法与用量】

1. 贴剂：黏贴于胸部、背部及上臂部均可，通常一日1次，0.5～3岁儿童为0.5mg；3～9岁1mg，9岁以上2mg。

2. 糖浆剂：一次5～10ml，一日3次。

3. 片剂：口服，一日40μg/kg，分2次服。

【用药指导】

1. 对本品过敏者禁用。

2. 连续过量使用时，可导致心律不齐，甚至心脏停搏。

3. 与肾上腺素、异丙肾上腺素合用可加强本品心脏兴奋作用，易致心律失常，故应避免合用。

4. 与单胺氧化酶抑制药合用，可出现心动过速、躁狂等不良反应，故应避免同用。

【制剂与规格】片剂：（1）0.5mg；（2）1mg。

糖浆剂：每100ml 含本品10mg、盐酸溴己胺200mg、异丙嗪60mg。

贴剂：0.5mg×7贴。

丙卡特罗 ^[保(乙)]
Procaterol

【商品名或别名】美喘清，美普清，盐酸丙卡特鲁，异丙喹喘宁，Mesacin

【用药指征】用于防治支气管哮喘、哮喘性支气管炎、伴有支气管反应性增高的急性支气管炎和慢性阻塞性肺疾病所致的喘息症状。

【用法与用量】口服。

1. 6 岁以上，每晚睡前1 次服25μg（相当于口服液5ml）或一次25μg，早、晚（睡前）各服1 次。

2. 通常6 岁以下儿童的一次给药剂量标准如下：< 1 岁，10 ~ 15μg/d；1 ~ 3 岁，15 ~ 20μg/d；3 ~ 6 岁，20 ~ 25μg/d。

另外，可依据年龄和症状的严重程度调整剂量。

【用药指导】

1. 对本品及肾上腺素受体激动药过敏者禁用。

2. 本品对变应原引起的皮肤反应有抑制作用，故进行皮肤试验时，应提前12 小时终止服用本品。

3. 黄嘌呤衍生物、甾体激素以及利尿剂并用时有增加 β₂ 受体激动剂降低血钾的作用，对重症哮喘患儿要特别加以注意。低氧血症在血钾低下时增加了对心率的作用，在这种情况下要对血清钾进行监测。

4. 连续过量使用时，可能导致心律失常甚至心搏骤停，特别是既往有类似症状发生时易出现。

【制剂与规格】片剂：（1）25μg；（2）50μg。

口服溶液剂：（1）500ml：2.5mg；（2）80ml：400μg。

沙丁胺醇 [基(基).保(甲)]
Salbutamol

【商品名或别名】万托林，达芬科闯

【用药指征】本品适用于对传统治疗方法无效的慢性支气管痉挛的治疗及严重的急性哮喘发作的治疗。

【用法与用量】雾化吸入。

1. 成人：可将 2.5~5mg 本品置于雾化器中，让患者吸入雾化的溶液，直至支气管得到扩张为止，该过程通常需 3~5 分钟。某些成年患者可能需用较高剂量的沙丁胺醇，剂量可高达 10mg。

2. 儿童：12 岁以下儿童的最小起始剂量为 2.5mg 沙丁胺醇，用药方式同成人。某些儿童可能需要高达 5.0mg 的沙丁胺醇，每日可重复四次。

【用药指导】

1. 本品仅通过口部吸入，并配一适宜的雾化器，不得进行注射或吞服。可通过一个面罩，T 形装置或通过一气管导管吸入已经雾化的溶液，不要让药液或雾化的溶液进入眼中。

2. 因许多雾化器产生的气流是连续的，雾化的药物很可能被释放至周围环境中，故应在通气良好的房间中使用本品，特别是在医院内当数位患者同时使用雾化器时。

3. 在家中使用本品的患者，若用药后症状得不到缓解或药效持续时间缩短，不能自行加大剂量或增加用药次数，因为用药过量可引发不良反应，只有在医生的指导下方能增加用药剂量及用药次数。

4. 过量使用本品最常见的体征和症状是一过性的 β-受体激动剂药理学作用所介导的事件，包括心动过速、震颤、亢进及代谢影响（包括低钾血症和乳酸酸中毒），还会引起低钾血症，应监测血钾水平。在持续吸入本品雾化溶液过程中，停用药物可使用药过量所产生的任何体征得到缓解。

5. 不得将本品和非选择性 β-受体阻滞剂如普萘洛尔一起合并使用。

【制剂与规格】雾化溶液剂：▲（1）2.5ml：2.5mg（以沙丁胺醇计）；▲（2）2.5ml：5mg（以沙丁胺醇计）；▲（3）2ml：10mg（以沙丁胺醇计）；▲（4）4ml：20mg（以沙丁胺醇计）；▲（5）5ml：25mg（以沙丁胺醇计）；▲（6）20ml：0.1g（以沙丁胺醇计）。

二、M 胆碱受体阻滞药

异丙托溴铵 [基(基).保(甲)]
Ipratropine Bromide

【商品名或别名】爱全乐，溴化异丙阿托品，溴化异丙基阿托品，溴化异丙托品，Atem，Atrovent，Normosecretol

【用药指征】

1. 用于缓解慢性阻塞性肺部疾患（如慢性支气管炎、肺气肿等）引起的支气管痉挛、喘息症状，并可作为维持用药。

2. 用于防治支气管哮喘，尤其适用于因不能耐受肾上腺素 β 受体激动药所致肌肉震颤、心动过速的患儿。

【用法与用量】根据 BNFC（2010～2011）推荐：

（1）雾化吸入：1 个月～6 岁，一次 0.125mg，一日 3 次；6～12 岁，一次 0.25mg，一日 3 次；12～18 岁，一次 0.25mg，一日 3～4 次。

（2）气雾吸入：<6 岁，一次 20μg；>6 岁，一次 20～40μg，一日 3 次。

【用药指导】

1. 本品雾化溶液剂不能与含有防腐剂苯扎氯铵的色甘酸钠雾化吸入液在同一个雾化器中使用，可以与祛痰药盐酸氨溴索（沐舒坦）雾化吸入液、盐酸溴己新（Bisolvon）雾化吸入液和非诺特罗（Berotec）雾化吸入液共同使用。

2. 有青光眼易患性的患儿应用本品时应使用眼罩保护眼睛。眼结膜充血和角膜水肿相关的眼痛或不适、视物模糊、虹视或有色成像等可能是急性闭角型青光眼的征象，若上述症状加重，需用缩瞳药。

3. 气雾剂含有大豆卵磷脂或有关的食品（如大豆、花生），故对上述物质过敏者不能使用本品气雾剂。

4. 本品误入眼内时，会出现瞳孔散大和轻度、可逆的视力调节紊乱，一旦出现此症状以及其他严重的眼部并发症发生，可予以缩瞳治疗。

5. 使用本品一般不会引起过量导致严重的抗胆碱能作用，但可有轻微的全身性抗胆碱能作用表现包括口干、视力调节障碍和心动过速等。

6. 本品与其他治疗慢性阻塞性肺疾病的常用药物包括拟交感神经性支气管扩张剂、甲基黄嘌呤、甾族化合物、色甘酸钠等合用，药物间无不良相互作用。

【制剂与规格】气雾剂：（1）20μg＊200 喷；▲（2）40μg＊200 喷。
雾化溶液剂：（1）2ml：0.25mg；（2）2ml：0.5mg。

三、磷酸二酯酶抑制药

氨茶碱 [基(基).保(甲)]
Aminophylline

【商品名或别名】胺非林，茶碱乙二胺盐，茶碱乙烯双胺，Aminodur，Aminofilina，Theophylline and Ethylenediamine

【用药指征】

1. 用于支气管哮喘、哮喘性支气管炎、阻塞性肺气肿等缓解喘息症状。

2. 用于急性心功能不全和心源性哮喘。

3. 也可用于胆绞痛。

4. 还可用于新生儿（早产儿）呼吸暂停（国外资料）。

【用法与用量】

1. 口服：一日 4~6mg/kg，分 2~3 次服。

2. 静脉注射：一次 2~4mg/kg，以 5%~25% 葡萄糖注射液稀释，缓慢注射。

3. 静脉滴注

（1）一般用量　一次 2~3mg/kg，以 5% 葡萄糖注射液 500ml 稀释后静脉滴注。

（2）新生儿呼吸暂停　负荷量为 4~6mg/kg，12 小时后给予维持量，一次 1.5~2mg/kg，一日 2~3 次。

4. 直肠给药：一次 2~4mg/kg。

【用药指导】

1. 如在直肠给药后 12 小时内再给予口服或注射，须注意观察反应，因本品经直肠给药，特别是栓剂，吸收的快慢不一，可能延缓。

2. 在空腹时（餐前半小时至 1 小时，或餐后 2 小时）口服，吸收较快，如在用餐时或餐后服用，可减少对胃肠道刺激，但吸收较慢。

3. 肠溶片的吸收延缓，生物利用度极不规则，不足取。

4. 栓剂直肠给药应注意：①在 6~8 小时内，避免再次使用；②吸收缓慢，且生物利用度不够确切，又可引起局部刺激，因此仅偶用于短期非急症治疗。

5. 保留灌肠, 吸收迅速, 生物利用度确定, 但可引起局部刺激, 多次给药且可在体内积蓄, 以致引起毒性反应, 尤其是婴儿、小儿。

6. 给药期间应注意血药浓度和疗效相关。有效血药浓度的范围较窄, 个体间的差异又大, 宜按血药浓度调整用量, 尤其是长期用药的患儿, 常须给予超量, 也即用量大于一般常用量。氨茶碱在体内迅速降解成茶碱, 临床上茶碱的有效血药浓度大致是 10~20μg/ml, >20μg/ml 即可产生毒性反应。

7. 用量均应根据标准体重计算, 因茶碱并不分布到体内的脂肪组织。理论上给予茶碱 0.5mg/kg, 即可使血清茶碱浓度升高 1μg/ml。

8. 肌内注射可刺激局部引起疼痛, 肌内注射时需与 2% 盐酸普鲁卡因合用。静脉注射时需稀释成 <25mg/ml 稀释液。静脉注射太快可引起一过性低血压或周围循环衰竭, 注入速度一般以每分钟 25mg 为度, 或再度稀释后改作静脉滴注。

9. 急性心肌梗死伴有血压显著下降者忌用。心血管疾病者应用此药, 则发生心脏毒性反应的危险性增大。

10. 呼吸困难者易发生室颤。慢性阻塞性肺疾病患儿伴有房性或室性心律失常者, 用此药时应小心。

11. 早产儿由于酶的缺乏致茶碱转化为咖啡因, 则血中的咖啡因浓度升高, 而咖啡因与茶碱有相互加强作用, 从而产生中毒反应。足月新生儿用茶碱后, 脑血流速度减慢; 幼儿用药后由于利尿及呕吐, 易发生兴奋及脱水。

【制剂与规格】片剂: (1) 0.05g; ▲(2) 0.1g; ▲(3) 0.2g。
注射剂: (1) 2ml : 0.125g; ▲(2) 2ml : 0.25g; ▲(3) 2ml : 0.5g。
缓释片剂: ▲0.1g。
栓剂: 0.25g。

二羟丙茶碱 [保(乙)]
Diprophylline

【商品名或别名】喘定, 甘油茶碱, 双羟丙茶碱, Dyphylline, Glyphylline, Protophylline

【用药指征】用于支气管哮喘、哮喘性支气管炎、阻塞性肺气肿等喘息症状的缓解。也可用于心源性哮喘, 尤适用于伴有心动过速以及不能耐受茶碱的哮喘患儿。

【用法与用量】静脉滴注：使用本品氯化钠注射液时，一次 2～4mg/kg，缓慢静脉滴注。

【用药指导】

1. 哮喘急性严重发作的患儿不宜首选本品。

2. 茶碱类药物可致心律失常和（或）使原有的心律失常恶化；若患儿心率过快和（或）有其他心律的任何异常改变均应密切注意。

3. 静脉滴注太快可引起一过性低血压和周围循环衰竭。

4. 大剂量可致易激动、失眠等中枢兴奋症状和心动过速、心律失常，甚至可发生发热、脱水、惊厥等症状，严重的甚至呼吸、心搏骤停。大剂量所致的中枢兴奋，预服镇静药可防止。

5. 对本品过敏者可能对其他茶碱类药也过敏。

6. 新生儿用药后本品的血浆清除率可降低，血清浓度增加，应慎用。

7. 与克林霉素、林可霉素及某些大环内酯类、喹诺酮类抗生素合用时，可降低本品在肝脏的清除率，使血药浓度升高，甚至出现毒性反应，应在给药前后调整本品的用量。

8. 丙磺舒能升高本品的血药浓度，有导致过量中毒的危险，还会与本品竞争肾小管分泌，使本品半衰期延长。

9. 与普萘洛尔合用时，本品的支气管扩张作用可能受到抑制。

【制剂与规格】注射剂：（1）1ml：250mg；（2）2ml：250mg；（3）2ml：500mg。

氯化钠注射剂：100ml（二羟丙茶碱 250mg 与氯化钠 900mg）。

四、抗过敏平喘药

孟鲁司特钠[保（乙）]
Montelukast Sodium

【商品名或别名】孟鲁司特，蒙泰路特钠，顺尔宁，Montelukast，Singulair

【用药指征】适用于哮喘的预防和长期治疗，包括预防白天和夜间的哮喘症状。也用于治疗阿司匹林哮喘，预防运动性哮喘。

【用法与用量】哮喘患儿应在睡前服用，过敏性鼻炎患儿可根据自身情况在需要时服药。

1. 颗粒剂：口服，1～2 岁哮喘患儿，一日 1 次，一次 4mg；2～5 岁哮喘患儿和（或）过敏性鼻炎患儿应一日 1 次，一次 4mg。

2. 咀嚼片：口服，2～5 岁哮喘患儿和（或）过敏性鼻炎患儿：一日 1 次，一次 4mg；6～14 岁哮喘患儿和（或）过敏性鼻炎患儿：一天 1 次，一次 5mg；15 岁以上哮喘患儿和（或）过敏性鼻炎患儿：一日 1 次，一次 10mg。

【用药指导】

1. 口服本品治疗急性哮喘发作的疗效尚未确定，故本品不应用于治疗急性哮喘发作。

2. 本品可与食物同服，可与其他常规用于预防及长期治疗哮喘的药物合用。

3. 本品不能阻断对阿司匹林过敏的哮喘患儿对阿司匹林和其他非甾体抗炎药的支气管收缩反应。这些患儿应当避免使用阿司匹林和其他非甾体抗炎药。

4. 建议患儿无论在哮喘控制还是恶化阶段都应坚持服用本品，治疗效果应以哮喘控制指标来评价。

5. 对哮喘患儿而言，本品可加入现有的治疗方案中，并可减少合用药物的剂量。①支气管扩张剂：单用支气管扩张剂不能有效控制哮喘的患儿，可在治疗方案中加入本品，一旦有临床治疗反应（一般出现在首剂用药后），则可根据患儿的耐受情况，将支气管扩张剂的剂量减少。②吸入皮质激素：接受吸入皮质激治疗的哮喘患儿加用本品后，可根据患儿耐受情况适当减少皮质激素的剂量。应在医生指导下逐渐减量。某些患儿可逐渐减量直至完全停用吸入皮质激素。但不应骤然使用本品取代吸入或口服皮质激素。

6. 颗粒剂服用：直接服用；与一勺室温或冷的软性食物（如苹果酱）混合服用；溶解于一茶匙室温或冷的婴儿配方奶粉或母乳服用。打开包装袋以后应立即服用全部的剂量（15 分钟内）。与食物、奶等混合后的本品不能再贮存至下次继续服用。服药后可以喝水。

7. 已在 6 个月～14 岁的儿童中进行了本品的有效性和安全性研究。6 个月以下患儿的安全性和有效性尚未研究。

8. 用药期间应进行常规血液生化及肝功能检查。

【制剂与规格】颗粒剂 0.5g：4mg。

咀嚼片剂：（1）4mg；（2）5mg；（3）10mg。

扎鲁司特
Zafirlukast

【商品名或别名】扎鲁司特，扎非鲁卡，Accolate

【用药指征】

1. 适用于慢性轻至中度哮喘的预防和治疗，尤其适于阿司匹林哮喘或伴有上呼吸道疾病（如鼻息肉、过敏性鼻炎）者。

2. 适用于激素抵抗型哮喘或拒绝使用激素的哮喘患儿。

3. 用于严重哮喘时以控制哮喘发作或减少激素用量。

【用法与用量】口服：≥12 岁，起始剂量及一般维持剂量均为一次 20mg，一日 2 次。为达到最佳疗效，也可逐步增加至最大量（一次 40mg，一日 2 次）。用于预防哮喘时，应持续用药。

【用药指导】

1. 肝功能不全者慎用。

2. 国内资料指出，12 岁以下儿童用药安全性和有效性尚不明确，不推荐 12 岁以下儿童使用。

3. 本品发生不良反应一般无须中止治疗，在停药后症状即可消失，但出现肝功能不全的症状及体征如畏食、恶心、呕吐、右上腹疼痛、疲乏、嗜睡、流感样症状、肝大、瘙痒及黄疸等，应立即停药并测量血清氨基转移酶。

4. 本品不能解除哮喘急性发作时的支气管痉挛，故在急性发作期间，常需与其他治疗哮喘的药物合用。

5. 本品不可突然替代糖皮质激素的治疗（吸入或口服）。重度哮喘治疗中，减少激素用量时应谨慎。少数服用本品的激素依赖型哮喘患儿，在撤除激素治疗时可出现嗜酸粒细胞增多、心肌病、肺浸润和以全身血管炎为特点的 Churg – Strauss 综合征（变形性脉管炎和肉芽肿病）。

6. 本品应于饭前 1 小时或饭后 2 小时服用，避免进食时服用。

7. 较大剂量给药时，导致继发肿瘤的危险性增加，如肝细胞癌、膀胱癌等。

【制剂与规格】片剂：（1）20mg；（2）40mg。

粉尘螨
Dermatophagoides Farina

【商品名或别名】畅迪

【用药指征】本品为粉尘螨浸出液配制成的无色灭菌水溶液。是一种强烈而有效的过敏原。用于治疗哮喘、异位性皮炎、泛发性湿疹、慢性荨麻疹、过敏性鼻炎。

【用法与用量】

1. 皮下注射：每周给药 1 次，25 周为一疗程。第 1~10 周用 1∶100000 浓度，自 0.1ml 开始，每周递增 0.1ml；第 11~20 周用 1∶10000 浓度；自 0.1ml 开始，每周递增 0.1ml；第 21~25 周用 1∶5000 浓度；自 1ml 开始，1 次/2 周。

2. 滴剂：滴于舌下，含 1 分钟吞服，一日 1 次，最好早饭前用药。

1、2、3 号为递增量，4 号为维持量。第 1 周用 1 号，第 2 周用 2 号，第 3 周用 3 号，均第 1 天 1 滴；第 2 天 2 滴；第 3 天 3 滴；第 4 天 4 滴；第 5 天 6 滴；第 6 天 8 滴；第 7 天 10 滴。第 4 周起用 4 号，一日 1 次，一次 3 滴。

【用药指导】

1. 对本品过敏者、严重心、肾疾患儿禁用。6 岁以下儿童不宜使用注射剂。

2. 应先做皮肤敏感试验（皮试）。方法：取 1∶100000 药液 0.1ml 皮下注射，半小时后，丘疹直径应 <10mm，若 >10mm，应该减量治疗 5~10 次后再按上述剂量注射。

3. 应在医生特别关注下应用。每次给药后应仔细观察不良反应。

4. 用药中凡注射后 24 小时内有局部红肿、皮疹者，下次注射应将剂量减半或减少 1/3，以观察反应的变化。

5. 谨防发生过敏性休克，注射前应有抢救休克的准备。

6. 本品可引起局部红肿、皮疹或轻微哮喘甚至发生过敏性休克。

7. 口服滴剂前应先做粉尘螨皮肤点刺试验，明确诊断再用。

8. 滴剂一般 4 周岁以上再开始疗程。儿童一般只使用粉尘螨滴剂 1 号、2 号、3 号、4 号，其中 4 号为长期维持量，一般不使用 5 号。尚无 4 岁以下儿童应用本品的临床资料。

9. 停用 2 周以上仍想再用者，必须再从小剂量开始，并如上法做皮试。

【制剂与规格】注射剂：（1）1ml（1∶5000U）；（2）1ml（1∶10000U）。

滴剂：（1）1μg/ml；（2）10μg/ml；（3）100μg/ml；（4）333μg/ml；

（5）1000μg/ml。

色甘酸钠[保(乙)]
Sodium Cromoglicate

【商品名或别名】咽泰，Cromoglycate Sodium，Cromolyn，Intal

【用药指征】

1. 可用于预防各型哮喘发作。

2. 可用于过敏性鼻炎、季节性花粉症、春季角膜炎、结膜炎、过敏性湿疹及某些皮肤瘙痒症。

【用法与用量】

1. 吸入给药

（1）支气管哮喘　干粉吸入：>5 岁，一次 20mg，一日 4 次；症状减轻后，一日 40～60mg；维持量，一日 20mg。不能吸粉剂的幼儿避免使用。气雾吸入：>6 岁，一次 3.5～7mg，一日 3～4 次，一日最大剂量 32mg；<6 岁：很难做到使患儿协调吸药，故较少选用本品。

（2）过敏性鼻炎　干粉吸入：>6 岁，每侧一次 10mg，一日 2～3 次。

2. 经眼给药：结膜炎：≥4 岁，一次 1～2 滴，一日 4～6 次。

3. 经鼻给药：用 2% 色甘酸钠滴鼻，>6 岁，每日 3 次，每次每侧鼻孔滴 1 滴。

4. 外用：过敏性湿疹及皮肤瘙痒症：5%～10% 软膏涂患处。

【用药指导】

1. 由于本品系预防性地阻断肥大细胞脱颗粒，而非直接舒张支气管，因此对于季节性外源性过敏原引起的支气管哮喘病例应在支气管哮喘好发时期前 2～3 周使用本品。运动性哮喘可在运动前 15 分钟给药。

2. 极少数患儿在开始用药时出现哮喘加重，此时可先吸入少许扩张支气管的气雾剂，如异丙肾上腺素、沙丁胺醇。

3. 原来用肾上腺皮质激素或其他平喘药治疗者，用本品后应继续用原药至少 1 周或至症状改善后，才能逐渐减量或停用原用药物。

4. 获明显疗效后，可减少给药次数。如需停药，亦应逐步减量后再停，不能突然停药，以防哮喘复发。

5. 本品对伴有肺气肿或慢性支气管炎的患儿，疗效有限。对急性哮喘和哮喘持续状态无效。故如遇急性发作，应立即以常规方法治疗，并停用本品。

6. 哮喘持续发作及严重呼吸困难者，色甘酸钠吸入不属首选治疗，应先用解痉药物或皮质激素以控制症状。

7. 糖皮质激素与色甘酸钠联用可增强治疗支气管哮喘疗效。

8. 抗组胺药与色甘酸钠联用可减少抗组胺药用量。

9. 氨茶碱与色甘酸钠联用可减少茶碱用量，并提高止喘效果。

【制剂与规格】吸入用胶囊剂：20mg。

气雾剂：（1）14g：100mg（每揿含色甘酸钠3.5mg）；（2）19.97g：700mg（每揿含色甘酸钠5mg）。

滴眼剂：8ml：160mg。

滴鼻剂：2%～4%。

软膏剂：5%～10%。

五、肾上腺皮质激素

布地奈德[基(基).保(乙)]
Budesonide

【商品名或别名】普米克，英福美，丁地去炎松，布地缩松，Pulmicort，Budecort

【用药指征】

1. 适用于糖皮质激素依赖性或非依赖性的支气管哮喘和哮喘性支气管炎，可减少口服肾上腺皮质激素的用量，有助于减轻肾上腺皮质激素的不良反应。

2. 适用于慢性阻塞性肺疾病（COPD）患儿，减缓第1秒用力呼气量（FEV_1）的加速下降。

3. 还可用于治疗季节性或常年发生的过敏性鼻炎、血管运动性鼻炎、对症治疗鼻息肉以及鼻息肉切除后预防息肉再生。

【用法与用量】

1. 干粉吸入：治疗支气管哮喘时剂量应个体化。根据患儿原先的治疗情况，对6岁及6岁以上儿童推荐剂量见表3-4。

表3-4 布地奈德干粉吸入用法用量表

原有治疗	起始剂量	最大剂量	维持剂量
无激素治疗	0.2～0.4mg/次，1次/日或0.1～0.2mg/次，2次/日	0.4mg/次，2次/日	0.1～0.4mg/次，1次/日
吸入糖皮质激素	0.2～0.4mg/次，1次/日或0.1～0.2mg/次，2次/日	0.4mg/次，2次/日	0.1～0.4mg/次，1次/日
口服糖皮质激素	0.2～0.4mg/次，1次/日	0.4mg/次，2次/日	0.1～0.4mg/次，1次/日

2. 雾化吸入：将本品雾化混悬液经雾化器给药，起始剂量（或严重哮喘期或减少口服糖皮质激素时剂量）为一次 0.5～1mg，一日 2 次。维持剂量应个体化，推荐剂量为一次 0.25～0.5mg，一日 2 次。

3. 鼻喷吸入：>6 岁，鼻炎及鼻息肉的预防和治疗：一日 256μg，可于早晨一次喷入（每个鼻孔 128μg），或早晚分 2 次喷入。在获得预期的临床效果后，减少用量至控制症状所需的最小剂量，以此作为维持剂量。

4. 气雾吸入：在严重支气管哮喘和停用（或减量使用）口服糖皮质激素的患儿，剂量应个体化。

（1）开始剂量 2～7 岁，一日 0.2～0.4mg，分成 2～4 次吸入。>7 岁，一日 0.2～0.8mg，分成 2～4 次吸入。

（2）维持剂量 减至最低剂量又能控制症状为准。

【用药指导】

1. 本品禁用于需更强效的治疗时的支气管痉挛初始阶段以及哮喘急性发作需更强效的治疗时。哮喘急性加重或重症患儿不宜单用本品控制急性症状。

2. 本品见效慢，喷吸后其药效需待 2～3 日达到充分发挥。因此，口服皮质激素患儿换为本品时，需要有数日过渡。转化期间如患儿出现鼻炎、湿疹和肌肉、关节痛等症状时，可增加口服皮质激素的剂量。

3. 吸入本品之后应以净水漱洗口腔和咽部，以防感染真菌。

4. 极少数病例，出现下述症状，如疲劳、头痛、恶心、呕吐时，可能是全身性激素缺乏的表现。

5. 用药过量的表现：多数情况下，偶尔用药过量可出现血浆皮质醇浓度降低、中性粒细胞增加、淋巴细胞和嗜酸粒细胞降低，但不会产生明显临床症状。习惯性过量可引起肾上腺皮质功能亢进和下丘脑－垂体－肾上腺抑制。

6. 用药过量的处理：停药或者降低用药剂量。

7. 长期高剂量治疗时应监测血液学和肾上腺功能。

8. 极少数患儿使用鼻喷雾剂后，偶见鼻中隔穿孔和黏膜溃疡。

【制剂与规格】气雾剂：（1）50μg/喷 ×200 喷；（2）200μg/喷 ×200 喷。

鼻喷雾剂：64μg/喷 ×120 喷。

雾化混悬剂：▲2ml：1mg。

干粉吸入剂：▲0.1mg/吸 ×200 吸。

倍氯米松 [保(甲)]
Beclometasone

【商品名或别名】倍氯米松双丙酸酯，倍氯松，丙酸培氯松，Beclometasone

Dipropionate，Beclomethasone Dipropinate，Becodisk

【用药指征】

1. 本品气雾剂、粉雾剂或鼻喷雾剂适用于过敏性鼻炎、支气管哮喘等过敏性疾病。

2. 本品乳膏及软膏适用于过敏性与炎症性皮肤病和相关疾病，如湿疹、过敏性皮炎、接触性皮炎、神经性皮炎、扁平苔藓、盘状红斑狼疮、掌跖脓疱病、皮肤瘙痒、银屑病等。

【用法与用量】

1. 气雾吸入：用量按年龄酌减，一日最大量一般不超过 400μg，症状缓解后逐渐减量。

2. 粉雾吸入：一次 100μg，一日 3~4 次。

3. 鼻喷吸入：6 岁以上，一次一侧 100μg，一日 2 次；也可一次一侧 50μg，一日 3~4 次。一日最大量一般不超过 400μg。

4. 外用：涂患处，一日 2~3 次。

【用药指导】

1. 本品气雾剂仅用于慢性哮喘，哮喘急性发作时应首先使用水溶性皮质激素或支气管扩张剂和抗组胺药，待急性症状控制后再改用本品维持治疗。

2. 用药后应在哮喘控制良好的情况下逐渐停用口服皮质激素，一般在本品气雾剂治疗 4~5 日后才缓慢减量停用。

3. 本品气雾剂用药后漱口可减轻刺激感；长期吸入出现口腔、咽喉部白色念珠菌感染时，可局部给予抗真菌治疗。

4. 鼻腔和鼻窦伴有细菌感染时，应给予适当的抗菌治疗。

5. 虽然本品鼻喷雾剂可控制季节性鼻炎的大多数症状，但当受到夏季异常的变应原诱发时（尤其是有眼部症状时），应同时采用其他治疗。

6. 本品乳膏长期应用于破损皮肤或密闭给药时，皮质激素会被大量吸收，对全身会有影响，此时应减少用药量。本品气雾剂用量过大（>800μg/d），可出现糖皮质激素的一系列全身性不良反应。大剂量鼻部给药也可能会产生全身症状。

【制剂与规格】气雾剂：（1）50μg×200 揿；（2）250μg×200 揿。

粉雾剂：（1）100μg；（2）200μg。

鼻喷雾剂：50μg×200 揿。

乳膏剂：10g：2.5mg。

软膏剂：10g：2.5mg。

氟替卡松 ^[基(基).保(乙)]

Fluticasone

【商品名或别名】丙酸氟替卡松，辅舒良，辅舒酮，克延肤，Flixotide，Fluticasone

【用药指征】

1. 用于哮喘的预防性治疗。

2. 本品鼻喷剂用于预防和治疗季节性过敏性鼻炎（包括花粉症）及常年性过敏性鼻炎。

3. 用于对糖皮质激素敏感的皮肤病，如银屑病、特应性皮炎、湿疹等（国外资料）。

【用法与用量】

1. 口腔吸入

（1）12 岁及以上者，一日 1~2 次，一次 1~2 喷。

（2）4~12 岁，推荐的初始剂量为 50μg，一日 2 次，最大剂量一次 100μg，一日 2 次。哮喘症状可于 24 小时内改善，但最佳疗效需 1~2 周甚至更长。如 2 周后患儿反应不明显，可能需增加剂量。一旦哮喘控制，剂量应降至最低有效剂量。

2. 鼻腔喷入：不推荐用于 4 岁以下儿童。4 岁以上儿童的初始剂量可为一日 100μg。症状严重者可加至一日 200μg，一旦病情控制，剂量应降至一日 100μg。一日总剂量不应超过 200μg。

3. 局部用药：0.05% 乳膏可用于 3 个月及以上的儿童，但缺乏长期应用（超过 4 周）的评价资料。

特应性皮炎：患处涂抹氟替卡松乳膏，一日 1~2 次。

其他对皮质激素敏感的皮肤疾病：应用本品乳膏，一日 2 次。病情一旦控制，应停药。

【用药指导】

1. 本品不适用于哮喘急性发作的治疗，而应作为哮喘的长期预防性治疗。用于预防性治疗哮喘时应强调本品与支气管扩张药不同，治疗初期患儿自觉症状的改善可不明显，即使无症状时也应定期应用。用药期间不应骤然停药。

2. 治疗哮喘期间，如发生反常性支气管痉挛伴哮喘加重时应停药，并立即吸入速效支气管扩张药（如沙丁胺醇）缓解。如用于症状控制的短效 β_2 受体激动药（如沙丁胺醇）用量增加，提示哮喘恶化，此时应调整治疗方案。

3. 在哮喘控制情况下，应停用或减量使用其他的糖皮质激素。突发和进行性的哮喘恶化有潜在的致命危险，应增加本品剂量。必要时可采用全身激素治疗。

4. 本品鼻喷剂不宜用于酒渣鼻、鼻部手术及外伤后患儿。治疗对糖皮质激素敏感的皮肤病时不宜用于皮肤萎缩及口周皮炎患儿。

5. 使用本品治疗期间如发生感染，则应给予抗生素或抗真菌治疗。如感染持续，应停药。

6. 局部使用本品不应采用封包疗法，一旦发生刺激性炎症应停药。局部用药后如发生反馈性肾上腺抑制或 HPA 轴抑制，可采用延长给药间隔、应用低效力的其他糖皮质激素药替代及停药等措施。

7. 吸入本品之后应以净水漱洗口腔和咽部，以减少因吸入本品出现的口腔和咽部的念珠菌病、声音嘶哑。

8. 应用本品喷雾剂前应轻摇药瓶，同时注意按压喷嘴应与吸气同步，以使药物能有效吸入至肺部。年幼儿童可借助带有面罩的气雾剂吸入辅助装置给药。

9. 本品长期过量使用可导致肾上腺功能抑制。

10. 本品可使发生严重或致死性水痘及麻疹病毒感染的危险性增加。

【制剂与规格】气雾剂：▲（1）50μg×120 揿；▲（2）125μg×60 揿；（3）250μg×60 揿。

喷鼻剂：50μg×120 喷。

乳膏剂：0.05%。

细菌溶解产物
Bacterial Lysates

【商品名或别名】泛福舒

【用药指征】

1. 适用于反复性呼吸道感染和慢性支气管炎急性发作的预防。

2. 也可用于急性呼吸道感染的辅助治疗。

【用法与用量】口服。

1. 每日空腹1粒，每月连用10天，连续使用3个月为一疗程，即连服10天，停20天；再服10天，停20天；再服10天。

2. 急性期的治疗，每日空腹一次，每次 1 粒，直至症状消失（但至少服用 10 天）。

3. 6 个月～12 岁儿童用药，服用儿童规格。

【用药指导】

1. 小于 1 岁的儿童禁用。

2. 如服用本品后出现高热（39℃以上，孤立于病史），特别在治疗开始时，应停止使用本品，并咨询医生。

3. 如有持续胃肠、呼吸系统反应，应停止使用本品，并咨询医生。

4. 当患者吞服胶囊有困难时，可将胶囊打开，并将其内容物加入饮料（果汁、牛奶等）中服用。

5. 在 15～25℃阴凉处保存。

【制剂与规格】胶囊剂：（1）7mg；（2）3.5mg（1 粒胶囊内含细菌的冻干溶解物）。

第四节 其 他

匹多莫德
Pidotimod

【商品名或别名】谱乐益，普利莫

【用药指征】本品为免疫刺激剂，适用于细胞免疫功能低下患儿。

1. 呼吸道反复感染（气管炎、支气管炎）。

2. 耳鼻喉科反复感染（鼻炎、鼻窦炎、耳炎、咽炎、扁桃体炎）。

3. 泌尿系统反复感染。

4. 妇科反复感染；可用于预防感染急性期病症，缩短病程，减轻疾病的严重度，减少反复发作次数，也可作为急性感染时抗菌药物治疗的辅助用药。

【用法与用量】

1. 颗粒剂：急性期用药，一次 1 袋（0.4g），一日 2 次（早晚各 1 次），共 2 周或遵医嘱；预防用药：一次 1 袋（0.4g），一日 1 次（早餐前），至少 60 天或遵医嘱。

2. 口服液：急性期，一次 0.4g，一日 2 次，共 2 周或遵医嘱；预防量，一次 0.4g，一日 1 次（早餐前），至少 60 天或遵医嘱。

【用药指导】

1. 高敏体质者慎用。

2. 因食物会影响药物吸收，所以，本品应在餐前或餐后 2 小时左右服用。

【制剂与规格】颗粒剂：0.4g。

口服溶液剂：（1）7ml：0.4g；（2）10ml：0.4g。

第四章

消化系统用药

第一节　助消化药

胰酶 [保(乙)]
Pancreatin

【商品名或别名】胰腺酶，胰酵素，胰液素，消得良，得每通，Creom，Licrease，Pancreatinum

【用药指征】

1. 本品系由健康动物的胰脏中得到的各种酶的混合物，主要含胰蛋白酶、胰淀粉酶及胰脂肪酶。

2. 用于缺乏酶液消化不良、胰腺疾病引起的消化障碍和各种原因引起的胰腺外分泌功能不足的替代治疗，及糖尿病患儿的消化不良。

【用法与用量】口服：5 岁以上者，一次 0.3g，一日 3 次，餐前服。

【用药指导】

1. 本品不宜嚼服，应整片服下，否则会影响药效，并可使口腔部位和黏膜消化而发生溃疡。

2. 服用过量的表现：可引起恶心、胃痉挛、皮疹、血尿、关节痛、脚或小腿肿胀及腹泻。

3. 本品煮沸或遇酸即失去活性。

4. pH 小于 5.5 的食物（如鸡肉、小牛肉、绿豆）与本品同时食用时，可使本品的肠衣溶解，降低本品药效，故本品不宜与上述食物同用。

5. 服用本品的患儿可能需要补充叶酸，但本品可干扰叶酸吸收，建议间隔 2 小时服。

6. 服药期间应检测大便中的氮及脂肪的含量。

7. 与等量碳酸氢钠同时服用，可增加疗效。

8. 西咪替丁能抑制胃酸分泌，增加胃和十二指肠内的 pH，故能防止本品失活，合用可增强口服本品的疗效。

9. 本品与阿卡波糖、比格列酮合用时，可使其药效降低。

【制剂与规格】肠溶片：（1）0.3g；（2）0.5g。

肠溶胶囊：（1）0.15g；（2）0.3g。

多酶片
Multienzyme Tablets

【商品名或别名】盖克

【用药指征】用于消化不良、食欲缺乏。

【用法与用量】口服：4～10 岁，一次 1 片；10 岁以上，1～2 片。以上均一日 3 次，饭后 2～3 小时服用。

【用药指导】

1. 对本品过敏者禁用，过敏体质者慎用。

2. 本品在酸性条件下易破坏，故服用时切勿嚼碎。

3. 如服用过量或出现严重不良反应，请立即就医。

4. 铝制剂可能影响本品疗效，故不宜合用。

【制剂与规格】片剂：含淀粉酶 0.12g，胃蛋白酶 0.04g，胰酶 0.12g。

复方消化酶
Compound Digestive Enzyme

【商品名或别名】达吉，Dages

【用药指征】

1. 用于胃肠道、胰脏消化功能不全。

2. 用于食欲不振、腹胀、脂肪便、过食的对症治疗。

3. 用于胆管疾患、胆囊切除患儿、病后恢复期过食及高脂食物等引起的消化不良。

4. 急、慢性肝脏疾患所致的胆汁分泌不足。

【用法与用量】口服：一次 1～2 粒，一日 3 次，餐后服。

【用药指导】

1. 急性重型肝炎有肝内胆管闭塞者及胆管完全性阻塞者禁用。

2. 本品主要针对消化酶分泌不足或活力下降引起的消化不良，特别是各消化腺功能减退的患儿。

3. 本品为无色透明硬胶囊，内含橙、白、绿三种颜色的柱型膜衣片。三颗包衣片颜色各异，成分不同，包衣的崩解环境也不同，除保证各种酶在特定的生理环境崩解起作用，也方便患儿根据不同的病情选用。

（1）白色颗粒　胃蛋白酶——胃底部。

（2）橙色颗粒　木瓜酶、淀粉酶、熊去氧胆酸——胃窦部。

（3）绿色颗粒　纤维素酶、胰酶、胰脂酶——幽门部。

本品采用分段崩解技术使三色药片在胃上部、胃下部、十二指肠及小肠崩解，使酶的活性在各自适宜的 pH 下发挥最大作用助消化。

胃溃疡伴有消化不良的患儿也可服用本品，对溃疡面较大的患儿可减去白色包衣片或加用黏膜保护剂。

4. 本品需餐后服用，用时可将胶囊打开，但不可嚼碎药片。

5. 铝制剂可能影响本品疗效。

【制剂与规格】胶囊剂：每粒含胃蛋白酶 25mg，木瓜酶 50mg，淀粉酶 15mg，熊去氧胆酸 25mg，纤维素酶 15mg，胰蛋白酶 2550 美国药典单位，胰淀粉酶 2550 美国药典单位，胰脂肪酶 412 美国药典单位。

胃蛋白酶
Pepsin

【商品名或别名】胃液素，蛋白酵素，百布圣，胃酶

【用药指征】用于缺乏胃蛋白酶及病后消化功能减退引起的消化不良症、食欲不振、胃癌及慢性萎缩性胃炎。

【用法与用量】口服：<2 岁，一次 2.5ml；>2 岁，一次 3~5ml，一日 3 次，饭前或进食时服。

【用药指导】

1. 在含有 0.2%~0.4% 盐酸（pH 1.5~2.5）时消化力最强。

2. 在中性、碱性及强酸性环境时消化力较弱，不宜合用。

3. 鞣酸、多数重金属溶液与本品水溶液发生沉淀。

4. 抗生素或吸附剂不宜与本品同服，如必须服用，应间隔 2~3 小时。

5. 遇热不稳定，70℃以上失效。

6. 本品易吸潮，放置日久，使蛋白消化力降低，故宜用新制产品，如已

吸潮或变性者不宜服用。

【制剂与规格】合剂：每 100ml 含胃蛋白酶 3g。

第二节　治疗消化性溃疡药

碳酸氢钠 [基(基).保(甲)]
Sodium Bicarbonate

【商品名或别名】重碳酸钠，酸式碳酸钠，重曹，小苏打，Baking Soda

【用药指征】

1. 治疗代谢性酸中毒。治疗轻至中度代谢性酸中毒，以口服为宜。重度代谢性酸中毒则应静脉滴注，如严重肾脏病、循环衰竭、心肺复苏、体外循环及严重的原发性乳酸性酸中毒、糖尿病酮症酸中毒等。

2. 碱化尿液。用于尿酸性肾结石的预防，减少磺胺类药物的肾毒性，及急性溶血防止血红蛋白沉积在肾小管。

3. 作为制酸药，治疗胃酸过多引起的症状。

4. 静脉滴注对某些药物中毒有非特异性的治疗作用，如巴比妥类、水杨酸类药物及甲醇等中毒。但本品禁用于吞食强酸中毒时的洗胃，因本品与强酸反应产生大量二氧化碳，导致急性胃扩张甚至胃破裂。

5. 静脉用药也用于高钾血症、早期脑栓塞、多种原因引起的休克（伴有酸中毒症状）、严重哮喘持续状态经其他药物治疗无效者。

6. 用于全静脉营养、配制腹膜透析液或血液透析液。

【用法与用量】

1. 代谢性酸中毒（轻中度）：口服，一次 0.5 ~ 2g，一日 3 次；重度：静脉滴注，所需剂量按下式计算：补碱量［换算成 5% 碳酸氢钠溶液的毫升数 = 体重 × (- 3 - 实际测得的 BE 值)/0.6］，一般先给计算剂量的 1/3 ~ 1/2，4 ~ 8 小时内滴注完毕，以后根据血气分析结果调整剂量。

2. 碱化尿液：口服，一日 1 ~ 10mmol/kg。

3. 制酸：6 ~ 12 岁，口服 0.5g，半小时后可重复 1 次，6 岁以下儿童尚无推荐剂量。

4. 心肺复苏抢救时：首次 1mmol/kg，以后根据血气分析结果调整用量（每 1g 碳酸氢钠相当于 12mmol 碳酸氢根）。

5. 早期脑栓塞、休克（伴有水、电解质紊乱及酸碱平衡失调）：静脉滴注本品5%注射液（勿稀释），一次5ml/kg。

【用药指导】

1. 口服本品1~2小时内不宜服用其他药物。

2. 用作制酸药应于餐后1~3小时及睡前服用，使用最大剂量时疗程一般不应超过2周。

3. 本品疗程不宜过长，以免发生代谢性碱中毒和钠大量潴留。用药2周以上无效或复发者不宜再使用本品。

4. 本品可影响胃酸分泌试验或血、尿pH测定结果，从而影响诊断结果。

5. 本品所致腹胀、腹痛可影响疾病诊断，故有原因未明的消化道出血、疑为阑尾炎或其他类似疾病时不宜口服本品。

6. 下列情况不作静脉内用药：①代谢性或呼吸性碱中毒；②因呕吐或持续胃肠负压吸引导致大量氯丢失，而极有可能发生代谢性碱中毒；③低钙血症时，因本品引起碱中毒可加重低钙血症表现。

7. 静脉用药还应注意下列问题：①静脉应用的浓度范围为1.5%（等渗）至8.4%；②应从小剂量开始，根据血中pH、碳酸氢根浓度变化决定追加剂量；③短时间大量静脉输注可致严重碱中毒、低钾血症、低钙血症。当用量超过每分钟10ml高渗溶液时可导致高钠血症、脑脊液压力下降甚至颅内出血，此新生儿及2岁以下小儿更易发生。故以5%溶液输注时，速度不能超过每分钟8mmol钠。但在心肺复苏时因存在致命的酸中毒，应快速静脉输注。

8. 因为本品与强酸反应产生大量的二氧化碳，导致急性胃扩张甚至胃破裂，故对吞食强酸中毒时的洗胃患儿禁用。

9. 本品能明显提高磺胺类药及乙酰化代谢产物的溶解度，避免或减少磺胺的结晶。

10. 与西咪替丁、雷尼替丁等H_2受体阻断剂合用，后者的吸收减少。

11. 本品可减少口服铁剂的吸收，两药服用时间应尽量分开。

12. 口服药密闭阴暗处贮藏，否则逐渐变质，一部分成为碳酸钠。

【制剂与规格】片剂：（1）0.25g；▲（2）0.3g；▲（3）0.5g。
注射剂：▲（1）10ml：0.5g；（2）100ml：5g；▲（3）250ml：12.5g。

磷酸铝
Aluminium Phosphate

【商品名或别名】洁维乐，吉福士，吉胃乐，裕尔，贵鼎康，益胃

【用药指征】

本品能缓解胃酸过多引起的泛酸等症状，适用于胃及十二指肠溃疡及反流性食管炎等酸相关性疾病的抗酸治疗。用于结肠炎、直肠炎及药物中毒和酸碱中毒的治疗。

【用法与用量】口服。通常一日 2～3 次，或在症状发作时服用，一次 10～20g。

【用药指导】

1. 高磷血症禁用。

2. 本品凝胶制剂中含蔗糖（每袋磷酸铝凝胶含蔗糖 2.7g），糖尿病患儿使用本品时，不超过 20g。

3. 凝胶剂使用前充分振摇均匀，可伴开水或牛奶服用。

4. 根据不同适应证在不同的时间给予不同的剂量。食管疾病于饭后给药；食管裂孔、胃食管反流、食管炎于饭后和晚上睡觉前服用；胃炎、胃溃疡于饭前半小时服用；十二指肠溃疡于饭后 3 小时及疼痛时服用。

5. 本品将减少或延迟下列药物的吸收：四环素类抗生素、呋塞米、地高辛、异烟肼、抗胆碱能药及吲哚美辛，故应重视本品和这类药物的给药间隔，一般为 2 小时。

6. 本品偶可引起便秘，可给予足量的水加以避免。建议同时服用缓泻剂。

【制剂与规格】凝胶剂：20g。

枸橼酸铋钾 [基(基).保(甲)]
Bismuth Potassium Citrate

【商品名或别名】胶体次枸橼酸铋，三钾二枸橼酸铋，铋诺，德诺，丽珠得乐，Colloidal Bismuth Subcitrate，Tripotassium Dicitratobismuthate，DE – NOL

【用药指征】本品适用于胃及十二指肠溃疡的治疗。

1. 用于复合溃疡、多发溃疡、吻合口溃疡和糜烂性胃炎等治疗。

2. 与抗生素联用，用于根除幽门螺杆菌。

【用法与用量】口服：剂量为一日 4～6mg/kg（以含铋量计算），分 3～4 次服用，前 3 次于三餐饭前半小时、第 4 次于晚餐后 2 小时服用，疗程 4～6 周。

【用药指导】

1. 应用于保护胃黏膜时，需于餐前半小时并用 30～50ml 温水送服。

2. 服药期内口中可能带有氨味，并可使舌、粪染成黑色。

3. 服药前、后半小时不要喝牛奶等高蛋白食品或服用抗酸剂和其他碱性药物。

4. 忌饮用含酸、含酒精饮料（如啤酒）；少饮咖啡、茶等。

5. 除特殊情况外，连续用药不超过 2 个月，停用含铋药物 2 个月后，可再继续下一个疗程。

6. 如发生铋性脑病，应立即停药。此外，加服地塞米松和金属络合剂，可加快脑病恢复。

7. 用药过量的症状：大剂量服用本品会导致可逆性肾病，并于 10 日内发作。如服用过量或出现严重不良反应时，应立即就医。

8. 用药过量的救治：应急救、洗胃、重复服用活性炭悬浮液及轻泻药，监测血、尿中铋浓度及肾功能，对症治疗。当血铋浓度过高并伴有肾功能紊乱时，可用二巯丁二酸或二巯丙醇的络合疗法治疗。严重肾衰竭患儿需要进行血液透析。

9. 服用本品期间不得服用其他铋制剂，且不宜长期大剂量服用，长期使用本品的患儿应注意体内铋的蓄积。

10. 幼儿不推荐使用，儿童慎用，严格掌握剂量和疗程，最好有血铋监测。

【制剂与规格】颗粒剂：▲（1）1.0g（含铋 0.11g）；▲（2）1.2g（含铋 0.11g）。

片剂：▲0.3g（含铋 0.11g）。

西咪替丁
Cimetidine

【商品名或别名】甲氰咪胍，泰胃美，Target，Tametin

【用药指征】临床主要用于：①各种酸相关性疾病：如十二指肠溃疡、胃溃疡、胃泌素瘤（卓-艾综合征）、上消化道出血、反流性食管炎、高酸性胃炎等。②据报道，可用于治疗带状疱疹和包括生殖器在内的其他疱疹性感染。③用于各种原因引起免疫功能低下的治疗和肿瘤的辅助治疗。

【用法与用量】

1. 口服：新生儿，一次 5mg/kg，一日 4 次；一个月 ~ 12 岁，一次 5 ~ 10mg/kg（最大量 400mg），一日 4 次；12 ~ 18 岁，一次 400mg，一日 2 ~ 4 次。均为饭后、晚间睡前服用。

2. 静脉注射与滴注：①静脉注射。一次 5 ~ 10mg/kg，将本品用葡萄糖注射液或葡萄糖氯化钠注射液 20ml 稀释后缓慢静脉注射（长于 5 分钟）一次最大剂量 200mg，每 4 ~ 6 小时 1 次，一日剂量不宜超过 2g。②静脉滴注。剂量同静脉注射，本品 200mg 用 5% 葡萄糖注射液或（0.9%）氯化钠注射液或葡萄糖氯化钠注射液 250 ~ 500ml 稀释后缓慢滴注，滴速为每小时 1 ~ 4mg/kg，一次最大剂量 200 ~ 600mg，一日剂量不宜超过 2g。

【用药指导】

1. 肝肾功能不全者应减量。

2. 动物实验和临床均有应用本品导致急性胰腺炎的报道，故本品不宜用于急性胰腺炎患儿。

3. 完成治疗后尚需继续服药 3 个月。突然停药可引起反跳性的高酸度反应致慢性消化性溃疡穿孔。

4. 用药期间出现严重的窦性心动过速或精神症状时应停药。

5. 与双嘧达莫合用治疗带状疱疹，可提高疗效。

6. 西咪替丁可使血糖升高，联用时应酌情增加胰岛素用量。

7. 可降低西咪替丁疗效（产酸作用减少吸收 20% ~ 30%）。

8. 可使西咪替丁生物利用度由 80% 下降至 63%，合用时需增加西咪替丁用量。

9. 服用西咪替丁期间，进食富含酪胺食物可发生剧烈头痛和高血压反应。这些食物包括：香蕉、鱼子酱、干酪、腊肠、腌青鱼、香肠、鸡肝、牛肝、橘子等，应尽量不吃或少吃。

【制剂与规格】片剂：（1）200mg；（2）400mg。

注射剂：200mg。

奥美拉唑 [基(基).保(甲/乙)]
Omeprazole

【商品名或别名】洛赛克，奥克，奥西康，亚砜咪唑，Losec，Prilosec，Mopral

【用药指征】用于治疗十二指肠溃疡、胃溃疡、反流性食管炎、卓 - 艾综合征。

【用法与用量】BNFC（2010～2011）推荐如下。

1. 口服：一日1次，清晨顿服。新生儿，一次0.7mg/kg，7～14日以后必要时增加至1.4mg/kg，有些新生儿可能要求达到2.8mg/kg；1个月～2岁，一次0.7mg/kg，必要时增加至3mg/kg（最大量20mg）；体重10～20kg，10mg，必要时增加至20mg（伴有严重的溃疡性反流食管炎，大剂量最长可应用12周）；体重20kg以上，20mg，必要时增加至40mg（伴有严重的溃疡性反流食管炎，大剂量最长可应用12周）。

（1）根除幽门螺杆菌（需协同抗生素同时应用）1～12岁，一次1～2mg/kg（最大40mg）；12～18岁，一次40mg。

（2）胃反流性食管病，开始治疗1mg/kg（一日最大量40mg），一日1次，早餐前半小时顿服，有效后减量至0.5mg/kg维持4～8周。

（3）消化性溃疡，一日0.6～0.8mg/kg；（一日最大量40mg），一日1次，清晨顿服，疗程2～4周。

2. 静脉注射：1个月～12岁，最初0.5mg/kg（最大20mg），必要时增加至2mg/kg（最大40mg），一日1次。12～18岁，一次40mg，每日1次。

3. 静脉滴注：剂量同静脉注射。

【用药指导】

1. 不推荐用于长期治疗。

2. 口服药物，每天早晨空腹吞服，不可咀嚼，不要倾倒胶囊内容物。

3. 密闭、阴凉干燥处保存，开瓶后4周内用完。

4. 静脉注射奥美拉唑，先用10ml专用溶剂将冻干药物溶解后，即配成静脉注射液，应在4小时内使用，推注速度不宜过快（每40mg不可少于2.5分钟）；配成静脉液滴注时，可用专用溶剂将冻干药物完全溶解后，再稀释于氯化钠注射液或5%葡萄糖注射液100ml，40mg奥美拉唑稀释后滴注时间不少于20分钟。

5. 应用三唑仑、劳拉西泮或氟西泮期间给予奥美拉唑（20mg/d）可致步态紊乱，停用一种药后即可恢复正常。

6. 奥美拉唑的抑酸作用影响铁剂吸收。

7. 甲硝唑与奥美拉唑联用治疗难治性胃、十二指肠溃疡、Hp值阳性患儿，溃疡愈合率92.8%，Hp转阴率89.3%。

【制剂与规格】片剂：(1)10mg；(2)20mg。

肠溶片：▲(1)10mg；▲(2)20mg。

肠溶胶囊：▲20mg。

注射剂：▲40mg。

硫糖铝^[保(乙)]

Sucralfate

【商品名或别名】迪索，迪先，舒可捷，舒克菲，素得，速顺，维宁，胃溃宁，胃笑，渭依，蔗糖硫酸酯铝，Andapsin，Antepsin，Carafate，Caratate，Crafilm，Sucral

【用药指征】用于治疗胃炎、胃及十二指肠溃疡。

【用法与用量】口服。

1. 十二指肠溃疡：一日 40～80mg/kg，每 6 小时 1 次，分次服用；或一次 0.5～1g，一日 4 次。但也有一些研究者认为根据年龄或体重调整硫糖铝的剂量是不必要的，因为硫糖铝并不明显吸收。1～10 岁的儿童可每晚服 1g 作维持治疗。

2. 胃溃疡：一日 40～80mg/kg，每 6 小时分次服用；或一次 0.5～1g，一日 4 次。

3. 反流性食管炎：＜6 岁，一次 0.5g，一日 4 次；6～18 岁，一次 1g，一日 4 次。

【用药指导】

1. 本品对严重十二指肠溃疡效果较差。用药之前应检查胃溃疡的良恶性。

2. 本品在酸性环境中起保护胃、十二指肠黏膜作用，故不宜与碱性药合用。

3. 须空腹摄入，餐前 1 小时与睡前服用效果最好。嚼碎或研成粉末后服下能发挥最大效应。

4. 本品短期治疗即可使溃疡完全愈合，但愈合后仍可能复发。故治疗收效后，应继续服药数日，以免复发。

5. 连续应用不宜超过 8 周。

6. 甲状腺功能亢进、营养不良性佝偻病、低磷血症患儿，不宜长期服用本品。

7. 习惯性便秘者慎用。如出现便秘时可加服少量镁乳等轻泻剂，胃痛剧烈的患儿可与适量抗胆碱药（如溴丙胺太林等）合用。

8. 用药期间应监测血清铝浓度。

9. 如果您忘用了一次，应立即补服。但如果时间已接近该用下一次药时，则不要再用，应重新按您平常的规律用药。千万不要一次使用双倍的剂量。

10. 没有医生的同意不能自行停药。停药太快会导致治疗失败。

11. 本品可干扰脂溶性维生素（维生素 A、维生素 D、维生素 E 和维生素 K）的吸收。长期应用可发生维生素缺乏症。

12. 抑酸药（如 H_2 受体拮抗药）可干扰本品的药理作用，本品也可减少西咪替丁的吸收，通常不主张两者合用。但临床为缓解溃疡疼痛也可合并应用抑酸药，后者须在服用本品前半小时或服后 1 小时给予。

13. 早产儿及未成熟新生儿禁用。

【制剂与规格】片剂：（1）0.25g；（2）0.5g。

颗粒剂：（1）0.25g；（2）1g。

分散片剂：（1）0.25g；（2）0.5g。

咀嚼片：（1）0.5g；（2）1g。

混悬剂：（1）5ml：1g；（2）10ml：1g。

混悬凝胶剂：5ml：1g。

第三节　胃肠解痉药

阿托品 [基(基).保(甲)]
Atropine

【商品名或别名】颠茄碱

【用药指征】

1. 用于各种内脏绞痛，如胃肠绞痛及膀胱刺激症状。对胆绞痛、肾绞痛的疗效不稳定。

2. 用于麻醉前给药以抑制腺体分泌，特别是呼吸道黏液分泌。

3. 用于减轻帕金森病患儿强直及震颤症状，并能控制其严重盗汗和流涎。

4. 用于急性微循环障碍，治疗严重心动过缓、晕厥合并颈动脉窦反射亢进及一度房室传导阻滞。

5. 抗休克。

6. 用于解救锑剂中毒引起的阿-斯综合征、有机磷酸酯类中毒及急性毒蕈中毒。

【用法与用量】

1. 口服：一次 0.01mg/kg，极量一次 0.3mg，每 4～6 小时 1 次。

2. 静脉注射：抗感染中毒性休克，按体重 0.03～0.05mg/kg，每 15～30 分钟 1 次，2～3 次后如情况不见好转可逐渐增加用量，至情况好转后即减量或停药。

3. 皮下注射：麻醉前用药，体重≤3kg 者为 0.1mg，7～9kg 者为 0.2mg，12～16kg 以下者为 0.3mg，20～27kg 者为 0.4mg，32kg 者为 0.5mg。

4. 肌内注射或静脉注射：治疗有机磷农药中毒，按体重一次 0.02mg/kg，5～10 分钟一次，直到皮肤潮红、干燥、瞳孔扩大，心动过速。以后每 1～4 小时重复此剂量，至少 24 小时维持此剂量。

【用药指导】

1. 本品静脉注射宜缓慢。

2. 本品用于幼儿、先天愚型患儿、脑损害或痉挛状态患儿时，应遵医嘱按需调整药量。

3. 用药过量的表现：动作笨拙不稳、神志不清、抽搐、幻觉、呼吸短促与困难、言语不清、心跳异常加快、易激动、神经质、坐立不安（多见于儿童）等。

4. 本品中毒症状与口服剂量的关系：1mg：口干；2～10mg：严重口渴感、咽干、吞咽困难、声音嘶哑、排尿困难、皮肤干燥、瞳孔散大且对光反射消失、心动过速、烦躁不安；11～100mg：幻觉、谵妄；大于 100mg：呼吸麻痹；最低致死量儿童为 10mg。

5. 用药过量的处理：①用 4% 鞣酸溶液洗胃。②静脉缓慢注射水杨酸毒扁豆碱 0.5～2mg，注射速度每分钟不宜超过 1mg，必要时可重复。③对兴奋易激状态可用小量巴比妥类如硫喷妥钠 100mg 或水合氯醛直肠注入。④出现呼吸抑制时须做人工呼吸。⑤有高热时给予冰袋或酒精擦浴作对症处理。

6. 与碱化尿液的药物（包括含酶或钙的制酸药、碳酸酐酶抑制药、碳酸氢钠、枸橼酸盐等）合用会使本品排泄延迟，作用和（或）毒性增加。

7. 含金属离子药物与本药合用易产生沉淀或变色反应，降低药效。

【制剂与规格】片剂：▲0.3mg。

注射剂：▲（1）1ml：0.5mg；▲（2）1ml：1mg；（3）2ml：10mg。

山莨菪碱 [基(基).保(甲)]
Anisodamine

【商品名或别名】安宜，654-2

【用药指征】

1. 用于感染中毒性休克，如暴发性流行性脑脊髓膜炎、中毒性痢疾等（需与抗菌药物合用）。

2. 用于血管痉挛和栓塞引起的循环障碍，如脑血栓形成、脑梗死、瘫痪、脑血管痉挛、血栓闭塞性脉管炎等。

3. 用于平滑肌痉挛，如胃、十二指肠溃疡、胆管、胰管、输尿管痉挛引起的绞痛等。

4. 用于各种神经痛，如三叉神经痛、坐骨神经痛等。

5. 用于眩晕病。

6. 用于眼底疾病，如中心性视网膜炎、视网膜色素变性、视网膜动脉血栓等。

7. 突发性耳聋。

8. 也可用于有机磷中毒，但效果不如阿托品。

【用法与用量】

1. 口服：①1~2岁，一次2.5mg。②3~6岁，一次4~5mg。③7~10岁，一次5~7.5mg。④11岁以上，一次5~10mg。以上均一日3次。

2. 肌内注射：一次0.1~0.2mg/kg，最大量5~10mg，一日1~2次。

3. 静脉注射：用于抗休克及有机磷中毒，一次0.3~2mg/kg，最大量10~40mg，必要时每隔10~30分钟重复给药，病情好转时应逐渐延长给药间隔，直至停药。

【用药指导】

1. 本品不宜与地西泮在同一注射器中应用。

2. 使用本品后若有明显口干时，可含酸梅或维生素C，症状可缓解；静脉滴注过程中，若排尿困难，可肌内注射新斯的明0.5~1mg或氢溴酸加兰他敏2.5~5mg以解除症状。

3. 用量过大出现阿托品样中毒症状时，可用新斯的明或氢溴酸加兰他敏解除症状。

4. 颅内压增高、脑出血急性期、青光眼、新鲜眼底出血、恶性肿瘤患儿禁用。

5. 本品可抑制胃肠道蠕动，使维生素 B_2 在吸收部位的滞留时间延长，吸收增加。

【制剂与规格】片剂：▲（1）5mg；▲（2）10mg。

注射剂：（1）1ml：5mg；▲（2）1ml：10mg；（3）1ml：20mg。

颠茄 [基（基）.保（甲）]
Belladonna

【用药指征】用于胃及十二指肠溃疡，轻度胃肠绞痛，胆绞痛，输尿管结石引起的腹痛，胃炎及胃痉挛引起的呕吐和腹泻，迷走神经兴奋导致的多汗、流涎、心率慢、头晕等。

【用法与用量】

1. 酊剂：一次 0.3～1.0ml，极量一次 1.5ml，一日 3 次。

2. 浸膏：①2 岁，一次 2～3mg。②3～6 岁，一次 3～4mg。③7～10 岁，一次 4～8mg。④11～12 岁，一次 8～12mg。⑤12～18 岁，一次 8～16mg，极量一次 50mg。以上均为一日 3 次。

3. 颠茄片：一日 0.2～0.6mg/kg，分 3 次服，极量一次 1mg/kg。

【用药指导】

1. 青光眼、溃疡性结肠炎、心动过速患儿禁用。

2. 酊剂浓度用量不可过大，以免发生阿托品化现象。

3. 本品与促动力剂（甲氧氯普胺等）合用，使其作用减弱。

4. 与尿碱化药（碳酸氢钠）、碳酸酐酶抑制药（乙酰唑胺）合用时，本品的排泄延迟、疗效和毒性都可加强。

【制剂与规格】酊剂：含生物碱 0.03%。

浸膏剂：含生物碱 1%。

片剂：▲每片含颠茄浸膏 10mg。

第四节　胃肠动力药、镇吐药、催吐药

一、促胃肠动力药

多潘立酮 [基（基）.保（甲/乙）]
Domperidone

【商品名或别名】吗叮啉，胃得灵，邦能，Motilium

【用药指征】

1. 缓解由胃排空延缓、胃肠道反流、食管炎引起的消化不良症状，如上腹部胀闷感、腹胀、上腹疼痛、嗳气、肠胃胀气、口中带有或不带有反流胃内容物的胃烧灼感。

2. 治疗功能性、器质性、感染性、饮食性、放射性治疗或化疗所引起的恶心、呕吐。

3. 消化性溃疡的辅助治疗。

【用法与用量】

1. 片剂：口服，一次 0.3mg/kg，一日 3~4 次，本品应在饭前 15~30 分钟服用。

2. 混悬液：口服，一次 0.2~0.4mg/kg，每 8 小时 1 次，餐前服（表4-1）。

表4-1 多潘立酮口服混悬液用法用量表

年龄（岁）	体重（kg）	每次用量（mg）	每日次数
1~3	10~14	3	2~3 次
4~6	16~20	5	2~3 次
7~9	22~26	6	2~3 次
10~12	28~32	8	2~3 次

【用药指导】

1. 本品禁用于以下情况：

（1）已知对多潘立酮或本品任一成分过敏者。

（2）增加胃动力有可能产生危险时，例如：胃肠道出血，机械性肠梗阻，穿孔。

（3）分泌催乳素的垂体肿瘤（催乳素瘤），嗜铬细胞瘤。

2. 由于婴幼儿代谢和血-脑屏障的功能尚未发育完全，引起神经方面不良反应的发生率比小儿高。因此，建议对新生儿，婴幼儿和小儿应准确制定用药剂量，并严格遵守。药物过量可能会导致神经方面的不良反应，但也应考虑其他诱因。建议儿童使用多潘立酮混悬液。

3. 本品含有乳糖，可能不适应于乳糖不耐受、半乳糖血症或葡萄糖/半乳糖吸收障碍的患儿。

4. 当抗酸剂或抑制胃酸分泌药物与本品合用时，前两类药不能在饭前服用，应于饭后服用，即不宜与本品同时服用。

5. 严重肾功能不全患儿多潘立酮的消除半衰期由 7.4 小时增加到 20.8 小时，但其血药浓度低于健康志愿者。由于经肾脏排泄的原形药物极少，因此肾功能不全的患儿单次服药可能不需要调整剂量。但需重复给药时，应根据肾功能损害的严重程度将服药频率减为一日 1~2 次，同时剂量酌减。

6. 多潘立酮主要经 CYP3A4 酶代谢。体外实验的资料表明，与显著抑制 CYP3A4 酶的药物如唑类抗真菌药物、大环内酯类抗生素、HIV 蛋白酶抑制剂、奈法唑酮等，合用会导致多潘立酮的血药浓度增加。故本品禁与这些药物合用。由于多潘立酮主要在肝脏代谢，故肝功能损害的患儿慎用。

7. 抗胆碱能药品，如痛经平、溴丙胺太林、山莨菪碱、颠茄片等会减弱本品的作用，不宜同时服用。

【制剂与规格】片剂：▲10mg。

混悬剂：1ml：1mg。

滴剂：1ml：10mg。

二、镇吐药、催吐药

甲氧氯普胺 [基（基）.保（甲）]
Metoclopramide

【商品名或别名】灭吐灵，胃复安，Metoclopramidum，Primperan

【用药指征】

1. 用于中枢性呕吐，胃源性呕吐及因脑部肿瘤手术、肿瘤的放疗及化疗、脑外伤后遗症、急性颅脑损伤以及药物所引起的恶心、呕吐。

2. 用于慢性胃炎、胃下垂伴有胃动力低下、功能性消化不良及由此或其他原因（胆胰疾病、脂肪肝等）引起的食欲不振、腹胀、腹痛、嗳气、胃灼热等症状。

3. 用于晕船、晕车症等引起的呕吐，减轻偏头痛引起的恶心。

4. 用于十二指肠插管、胃肠钡剂 X 线检查，可减轻检查时的恶心、呕吐反应，促进钡剂通过，有助于顺利插管；可增加食管括约肌压力，从而减少全身麻醉时肠道反流所致的吸入性肺炎的发生率。

5. 用于纠正迷走神经切除后胃排空延缓所致的胃潴留及解除糖尿病性胃排空功能障碍，也用于反流性食管炎。

6. 用于幽门梗阻及对常规治疗无效的十二指肠溃疡。

7. 用于胆管疾病和慢性胰腺炎的辅助治疗。

8. 可用于硬皮病等结缔组织疾病。

【用法与用量】

1. 口服：5～14岁，一次2.5～5mg，一日3次，餐前30分钟服，宜短期服用。

2. 肌内注射：6～14岁，一次2.5～5mg，一日剂量不宜超过0.5mg/kg。

【用药指导】

1. 严重肾功能不全患儿使用本品剂量至少须减少60%，这类患儿容易出现锥体外系症状。

2. 本品遇光变成黄色或黄棕色后，毒性增高，不可再用。

3. 本品对消化性溃疡的治疗效果不明显，但有中枢镇静作用，并能促进胃排空，故对胃溃疡胃窦潴留者或十二指肠球部溃疡合并胃窦部炎症者有益。不宜用于十二指肠溃疡。

4. 静脉注射本品时速度须慢，于1～2分钟注完。

5. 用药过量的表现：深昏睡状态、神志不清；肌肉痉挛，如颈部及背部肌肉痉挛、托拽步态、头部及面部抽搐样动作以及双手颤抖摆动等锥体外系反应症状。用药过量时，使用胆碱药物、治疗帕金森病药物或抗组胺药，可有助于锥体外系反应的制止。

【制剂与规格】片剂：▲（1）5mg；（2）10mg；（3）20mg。

注射剂：▲（1）1ml：10mg；（2）1ml：20mg。

第五节 泻 药

乳果糖 [基(基).保(乙)]
Lactulose

【商品名或别名】半乳糖苷果糖，杜必克，杜秘克，春克，诺舒，利动，Bifiteral，Cephalac，Duphalac

【用药指征】

1. 用于预防和治疗各种肝病（肝硬化、黄疸性肝炎等）引起的高血氨症及血氨增高所致的肝性脑病。

2. 用于急性或慢性便秘。尤其适用于下列情况：恢复儿童正常的排便习惯、预防大便干结成硬块，药物引起的便秘，手术后或必须卧床的患儿，肛裂或痔疮排便疼痛等。

3. 用作促生素（使肠腔内的 pH 降低，改变肠腔内的菌群，利于正常菌群生存）。

4. 治疗内毒素血症和炎症性肠病的辅助用药。

【用法与用量】

1. 肝性脑病：口服。12～18 岁，起始剂量为一日 30～45ml（100ml：66.7g），一日 3 次给予，后调整剂量至一日 2～3 次，至软便为宜。

2. 便秘：口服。10～18 岁，一次 10g；5～10 岁，一次 5g；1～5 岁，一次 3g；婴儿，一次 1.5g。均为一日 1～2 次。

【用药指导】

1. 对本品过敏者、阑尾炎、肠梗阻、不明原因的腹痛者、糖尿病或低糖饮食者、对乳糖或半乳糖不耐受者、尿毒症或糖尿病酸中毒者禁用。

2. 本品疗效有个体差异性，故剂量应个体化，以保持每日 2～3 次的软便且粪便的 pH 在 5.5 左右为宜。

3. 可随意在水、果汁及患儿喜爱的冷、热饮料中冲饮或混于食物中服用。也可制成灌肠液使用。

4. 治疗便秘时服药应有规律。如一日 1 次，早餐后服用；或将一日的剂量分成 2 次，早、晚各服 1 次。

5. 治疗肝性脑病时应采用大剂量。

6. 用药前后及用药时应注意调整剂量，避免出现剧烈腹泻。如果初始剂量造成腹泻，应立即减少剂量。如腹泻持续，则应彻底停药。

7. 治疗期间应注意观察大便的次数和性状（即有无腹泻发生）且不能用其他轻泻药，尤其在肝性脑病治疗的最初阶段，因轻泻药可使大便变稀而造成一种假象：即乳果糖用量已足够。

8. 用药过量：可能表现为腹泻和腹部疼痛性痉挛，应立即停药。

9. 本品对无氮型脑病无效（国外资料）。

10. 抗酸药（碳酸氢钠等）与本品合用，可使肠内 pH 升高，降低本品疗效，不宜合用。

【制剂与规格】粉剂：（1）5g；（2）100g；（3）500g。

口服溶液剂：（1）10ml：5g；（2）100ml：50g；▲（3）100ml：66.7g；（4）10ml：667mg；▲（5）15ml：10g；▲（6）200ml：133.4g；（6）250ml：166.8g。

颗粒剂：每袋 10g。

聚乙二醇 ^[基(基).保(甲)]
Macrogol

【商品名或别名】福松，Forlax

【用药指征】本品是唯一的纯渗透性缓泻剂，主要成分为聚乙二醇4000。用于便秘的症状治疗。

【用法与用量】口服：>8岁，一次10g，一日1~2次；或一日20g，一次顿服。每10g内容物溶于一杯水中后服用。一日剂量可根据患儿情况增减。

【用药指导】

1. 炎症性肠病（如溃疡性结肠炎、克罗恩病）、肠梗阻、未诊断明确的腹痛症状患儿禁用。

2. 应为短期治疗，疗程最好不超过3个月，可配合其他通便措施。

3. 偶尔便秘，可能与近期生活规律改变（如旅游）有关。本品可用做此症状的短期治疗。任何近期出现的非生活方式改变引起的便秘，以及任何伴有疼痛、发热和胃胀的便秘需遵医嘱服用本药。

4. 本品既不含糖也不含多元醇，可以用于糖尿病或需要无乳糖饮食的患儿。

5. 服用本品后24~48小时显效。

6. 本品可能会阻碍其他药物的吸收，最好间隔2小时。

【制剂与规格】▲散剂：10g。

开塞露（甘油）^[基(基).保(甲)]
Glyceol Enema

【商品名或别名】通塞乐，丙三醇

【用药指征】用于轻度便秘，对结块严重的便秘效果不显著。

【用法与用量】直肠给药：1岁以上，一次5~10ml。用时将容器顶端剪开，涂上凡士林或挤出药液少许起润滑作用，缓缓插入肛门，挤入药液。

【用药指导】

1. 用时将容器顶端剪开，外涂油脂少许，以润滑管口，缓缓插入肛门，将药液挤入直肠，保留5分钟。剪口要平整，以免擦伤。若有结晶析出，用水微热使溶后再用。灌肠的速度不宜太快，灌后以棉花按住肛门，一般于10~15分钟后可排便。

2. 肛门插入的深度宜适宜，儿童距离肛门口3~6cm。

3. 本品不宜长期使用，经常刺激肠壁能引起结肠痉挛性便秘。

【制剂与规格】灌肠剂（溶液剂）▲（1）10ml；▲（2）20ml。

第六节　止泻药

蒙脱石 [基(基).保(甲/乙)]
Motmorillonite Smectite

【商品名或别名】复合硅铝酸盐，蒙脱石，思密达，司迈特，必奇，Smecta

【用药指征】

1. 用于急慢性腹泻，对儿童的急性腹泻尤佳。

2. 用于胃食管反流、食管炎及与胃、十二指肠、结肠疾病有关的疼痛的对症治疗。

3. 用于肠易激综合征。

4. 用于肠道菌群失调。

【用法与用量】口服：新生儿，一日2.25g，分3次服用；<1岁，一日3g，分2~3次服用；1~2岁，一日3~6g，分3次服用；>2岁，一日6~9g，分3次服用。

【用药指导】

1. 将本品散剂倒入50ml温水中，摇匀后服用。不能将本品直接倒入口中用水冲服，以免影响疗效。

2. 服药时间：胃炎、结肠炎、肠易激综合征患儿饭前服用；腹泻患儿宜于两餐间服用；胃内容物食管反流、食管炎患儿饭后服用。

3. 治疗结肠炎、肠易激综合征时可保留灌肠疗法。

4. 本品可能影响其他药物的吸收，必须合用时应在服用本品之前1小时服用其他药物。

5. 急性腹泻时立即服用本品，且剂量加倍，同时注意脱水的防治。

6. 本品无明显不良反应，极少数患儿可出现轻微便秘，减量后可继续服用。

7. 本品可减轻红霉素的胃肠道反应，提高红霉素的疗效。

【制剂与规格】散剂：▲3g。

分散片：1.0g。

混悬液：90ml∶9g。

消旋卡多曲 [保(乙)]
Racecadotril

【商品名或别名】醋托啡烷，丰海停，乐度，杜拉宝，Hidrasec，Tiorfan

【用药指征】

1. 用于 1 个月以上婴儿和儿童的急性腹泻。

2. 用于与人免疫缺陷病毒（HIV）感染和艾滋病（AIDS）有关的慢性腹泻。

3. 也可与洛哌丁胺合用治疗依立替康所致的腹泻。

【用法与用量】口服：一日 3 次，一次 1.5mg/kg，单日总剂量应不超过 6mg/kg。连续服用不得超过 7 日。必要时给予口服补液或静脉补液联合使用。

【用药指导】

1. 不能摄入果糖者、对葡萄糖或半乳糖吸收不良者，缺少蔗糖酶、麦芽糖酶者禁用。

2. 如果患儿出现脱水现象，本品应该与口服补液盐合用。

3. 连续服用本品 5 日后，腹泻症状仍持续者应进一步就诊或采用其他药物治疗方案；或便血伴有发热、呕吐等及时就医。

4. 红霉素、酮康唑等细胞色素酶 CYP3A4 抑制剂可能减少本品的代谢，增加毒性。

5. 利福平等细胞色素酶 CYP3A4 诱导剂可能降低本品的抗腹泻作用。

【制剂与规格】颗粒剂：（1）10mg；（2）30mg。

口腔崩解片：6mg。

药用炭 [保(甲)]
Medicinal Charcoal

【商品名或别名】活性炭，爱西特

【用药指征】用于治疗腹泻及胃肠胀气，也用于食物及药物中毒的解救。

【用法与用量】

1. 腹泻：口服。一次 0.3～0.6g，一日 3 次，饭前服用。

2. 解毒：口服或灌胃。一次 1g/kg（最大剂量 50g），每 4 小时 1 次。

【用药指导】

1. 本品为黑色粉末，属吸附剂。

2. 腹泻时饭前服用，解救急性中毒时混悬于水中内服。

3. 维生素、抗生素、洋地黄、生物碱类激素、乳酶生及其他消化酶等类药物：不宜与本品同时服用，因本品能吸附上述药物，影响其疗效。

4. 禁止长期用于 3 岁以下儿童。

5. 炭粉在给予时应和液体混合，例如软饮料、果汁和果浆等，但不要和牛奶或冰淇淋混合。一定要缓慢地喝，减少呕吐的危险。

【制剂与规格】片剂：（1）0.15g；（2）0.2g；（3）0.3g；（4）0.5g。粉剂：500g。

鞣酸蛋白
Albumin Tannate

【商品名或别名】单那尔滨

【用药指征】用于急性肠炎、非细菌性消化不良性腹泻及小儿消化不良。

【用法与用量】口服：≤1 岁，一次 0.125 ~ 0.2g；2 ~ 7 岁，一次 0.2 ~ 0.5g，均一日 3 次。空腹服用。

【用药指导】

1. 本品为鞣酸与蛋白质的结合物，含鞣酸 50%。

2. 细菌性痢疾等感染性腹泻不能应用本品，应先控制感染。本品内含蛋白质，受潮后接触铁器可生成鞣酸铁而变黑色，故本品忌用铁质器盛装。

3. 胰酶、胃蛋白酶、乳酶生等：本品能影响这些消化酶的活性，不宜合用。

4. 含铁制剂、氨基比林、洋地黄类（如地高辛）等：本品使这些药沉淀，妨碍这些药物吸收，故不宜同服。

【制剂与规格】片剂：（1）0.3g；（2）0.5g。

第七节 微生态制剂

乳酶生 [基(基).保(甲)]
Lactasin

【商品名或别名】表飞鸣

【用药指征】用于消化不良，饮食不当，肠道菌群失调或肠内异常发酵引起的腹胀、腹泻等。

【用法与用量】口服：<1 岁，一次 0.1g；1~5 岁，一次 0.2~0.3g；>5 岁，一次 0.3~0.6g，一次最大量为 1g，均一日 3 次。

【用药指导】

1. 宜在餐前服用。

2. 不宜与抗生素合用。

3. 本品有异味时不可服用。

4. 本品应在冷暗处保存。

【制剂与规格】片剂：(1) 0.1g；▲(2) 0.15g；▲(3) 0.3g。

双歧杆菌活菌制剂 [保(乙)]
Live Bifidobacterium Preparation

【商品名或别名】丽珠肠乐，回春生，科达双歧

【用药指征】主要用于治疗肠道菌群失调引起的急慢性腹泻、便秘，也可用于治疗急慢性肠炎，肠易激综合征以及辅助治疗因肠道菌群失调所致内毒素血症。

【用法与用量】餐后口服：早晚各服 1 次，一次 0.175~0.35g。3 岁以下婴幼儿服用，可取胶囊内药粉用凉开水调服。

【用药指导】

1. 本品宜用冷、温开水送服。

2. 抗酸药、抗菌药与本品合用时可减弱其疗效，应分开服用。

3. 铋剂、鞣酸、药用炭、酊剂等能抑制、吸附或杀灭活菌，故不能与本品合用。

【制剂与规格】胶囊剂：0.35g（含 0.5 亿活菌）。

双歧杆菌三联活菌制剂 [保(乙)]
Bifid Triple Viable

【商品名或别名】贝飞达，培菲康

【用药指征】主要用于治疗肠道菌群失调引起的急慢性腹泻、便秘，也可用于治疗轻中型急性腹泻，慢性腹泻及消化不良、腹胀。

【用法与用量】口服：①胶囊：< 1 岁，一次 105mg；1 ~ 6 岁，一次 210mg，7 ~ 13 岁，一次 210 ~ 420mg。均为一日 2 ~ 3 次。②散剂：< 1 岁，一次 0.5g；1 ~ 6 岁，一次 1g；6 ~ 18 岁，一次 2g。以上均为一日 2 ~ 3 次。

【用药指导】

1. 对微生态制剂过敏者禁用。

2. 本品宜餐后半小时温开水送服。

3. 抗酸药、抗菌药与本品合用时可减弱其疗效，应分开服用。

4. 铋剂，鞣酸、药用炭、酊剂等能抑制、吸附或杀灭活菌，故不能与本品合用。

5. 婴幼儿服用本品胶囊剂时可将内容物用温开水或温牛奶冲服。

【制剂与规格】胶囊剂：210mg（活菌数 $0.5 \times 10^8 \mathrm{CFU/g}$）。

散剂：1g（含活菌数不低于 $1 \times 10^7 \mathrm{CFU/g}$）。

地衣芽孢杆菌活菌制剂[保(乙)]
Bacillus Licheniformis

【商品名或别名】整肠生

【用药指征】主要用于治疗细菌及真菌引起的急慢性腹泻、便秘，也可用于治疗其他原因引起的胃肠道菌群失调。

【用法与用量】口服：≤ 5 岁，一次 0.25g，一日 3 次；> 5 岁，一次 0.5g，一日 3 次。

【用药指导】

1. 对微生态制剂过敏者禁用。

2. 本品为活菌制剂，切勿将本品置于高温，溶解时水温不宜超过 40℃。

3. 首剂加倍。避免与其他抗菌药同服。必要时可间隔 3 小时服用。

4. 婴幼儿服用本品胶囊剂时可将内容物用温开水或温牛奶冲服。

【制剂与规格】胶囊剂：0.25g（2.5 亿活菌）。

布拉氏酵母菌
Saccharomyces Boulardii

【商品名或别名】亿活

【用药指征】用于治疗儿童腹泻，及肠道菌群失调所引起的腹泻症状。

【用法与用量】>3 岁，一次 0.25g，一日 2 次；≤3 岁，一次 0.25g，一日 1 次。

【用药指导】

1. 对微生态制剂过敏者、有潜在真菌感染危险者、对乳糖不耐受者及中央静脉导管输液患儿禁用。

2. 本品可在任何时候服用，但为取得速效，最好不在进食时服用。

3. 本品含活细胞，请勿与超过 50℃ 的热水或冰冻的或含乙醇的饮料及食物同服。

4. 本品是活菌制剂，如经手传播进入血循环会有引起全身性真菌感染的危险，故不得用于高危的中央静脉导管治疗的患儿。建议不要在中央静脉输液的患儿附近打开散剂，以避免任何方式，特别是经手传播将布拉氏酵母菌定植在输液管上。

5. 内容物倒入少量温水或甜味饮料中，混合均匀后服下，也可以与食物混合或者倒入婴儿奶瓶中服用。

【制剂与规格】散剂：0.25g（每 1g 药粉含活菌数不低于 1.3×10^9 CFU）。

酪酸梭菌二联活菌散
Combined Clostridium Butyricum and Bifidobacterium Powders，Live

【商品名或别名】常乐康

【用药指征】主要用于治疗急性非特异感染引起的急慢性腹泻，抗生素、慢性肝病等多种原因引起的肠道菌群失调及相关的急慢性腹泻及消化不良。

【用法与用量】口服：一次 0.5g，一日 2 次。

【用药指导】

1. 对微生态制剂过敏者禁用。

2. 本品不宜与抗生素类药物同时服用。

3. 本品为活菌制剂，勿用热开水送服，用凉开水、果汁或牛奶送服。

【制剂与规格】散剂：0.5g（酪酸梭菌不低于 1.0×10^7 CFU/g，婴儿双歧杆菌不低于 1.0×10^6 CFU/g）。

枯草杆菌二联活菌颗粒[保(乙)]
Combined BacillusSubtilis and Enterococcus Faecium
Granules with Multivitamines，Live

【商品名或别名】妈咪爱

【用药指征】消化不良、食欲不振、营养不良，肠道菌群紊乱引起的腹泻、便秘、腹胀、肠道内异常发酵、肠炎，使用抗生素引起的肠粘膜损伤等症。

【用法与用量】口服，2 岁以下儿童，一次 1 袋，一日 1~2 次；2 岁以上儿童，一次 1~2 袋，一日 1~2 次。

【用药指导】

1. 直接服用时应注意避免呛咳，不满 3 岁的婴幼儿不宜直接服用。

2. 用低于 40℃ 的水或牛奶冲服，也可直接服用。

3. 本品为活菌制剂，切勿将本品置于高温处，25℃ 以下避光干燥处保存。

【制剂与规格】颗粒剂：1g。

第八节 治疗溃疡性结肠炎药

柳氮磺吡啶[基(基).保(甲)]
Sulfasalazine

【商品名或别名】柳氮磺胺吡啶，柳氮吡啶，水杨酸偶氮磺胺吡啶，维柳芬，Castropyrin，S. A. S – 500，Salazosulfapyridine

【用药指征】

1. 用于炎症性肠病，即克隆（Crohn）病和急、慢性溃疡性结肠炎。

2. 用于肠道手术前预防感染。

3. 用于类风湿性关节炎和强直性脊柱炎的治疗。

【用法与用量】

1. 口服：2~18 岁，初始量为一次 5~10mg/kg，每 4 小时 1 次；或10~15mg/kg，每 6 小时 1 次。维持量为一次 7.5~10mg/kg，每 6 小时 1 次。

2. 直肠给药：栓剂，5~8 岁，一次 500mg，一日 2 次；8~12 岁，早上 500mg，晚上 1g；12~18 岁，一次 1g，一日 2 次。

【用药指导】

1. 本品是最早应用于治疗溃疡性结肠炎的氨基水杨酸类药物，是水杨酸与磺胺吡啶的偶氮化合物。服用本品时，尿液可呈橘红色，此为正常现象，不应与血尿混淆。

2. 用药期间应保障足量的水供给，防止结晶尿和尿石的形成。

3. 遇有胃肠道刺激症状，可餐后服用，也可分为小量多次服用，甚至可每小时 1 次，使症状减轻。夜间给药间隔不得超过 8 小时。

4. 小剂量长期应用可防止复发，延长其缓解期。

5. 出现皮肤症状及血液紊乱时应立即停药。

6. 当一日用量达到或超过 4g，或血药浓度超过 50μg/ml 时，本品的不良反应或毒性反应增多。

7. 用药过量的表现：尿痛或排尿困难、血尿、下背部疼痛、嗜睡、腹泻、呕吐及癫痫发作。

8. 用药过量的处理：给予抗组胺药或皮质类固醇激素以控制过敏反应；必要时催吐、洗胃，并使用泻药；给予碳酸氢钠碱化尿液；补液以维持高尿液排出量；监测血清磺胺吡啶浓度以观察恢复进程；必要时进行透析。

9. 使用本品治疗前，应作全血检查，以后每月复查 1 次；做直肠镜与乙状结肠镜检查，观察用药效果及调整剂量；做尿液检查，观察有无磺胺结晶；长期用药时应监测肝、肾功能。

10. 尿碱化药：本品与之合用可增强磺胺在碱性尿中的溶解度，促使其排出。

11. 伤寒活疫苗：本品可降低其抗伤寒沙门氏菌的抗菌活性，故应在最后一次使用本品 24 小时或更长的时间以后再给予伤寒活疫苗。

12. 2 岁以下小儿禁用。

【制剂与规格】肠溶片：（1）0.125g；▲（2）0.25g；（3）0.5g。
栓剂：▲0.5g。

奥沙拉秦
Olsalazine

【商品名或别名】奥柳氮，畅美

【用药指征】治疗急、慢性溃疡性结肠炎与节段性回肠炎，及其缓解期的长期维持治疗。

【用法与用量】

1. 口服：①急性期治疗，2~18 岁，一次 500mg，一日 2 次，必要时 1 周

后增加至 1g（最大量），一日 3 次。②维持治疗，一次 250～500mg，一日
2 次。

2. 如果患儿的病变部位集中在直肠，可使用本品 2g 溶于 60ml 生理盐水
中，加热到 30℃（接近体温）用灌肠器灌肠。

【用药指导】

1. 一旦发现漏服可立即补服，但不要在同一时间用 2 倍剂量。

2. 减少本品用量或与食物共服，会使腹泻的不良反应得到控制。

3. 其他见柳氮磺吡啶。

【制剂与规格】胶囊剂：250mg。

第九节 抗肝胆疾病药

一、保护肝脏和降低肝药酶药

还原型谷胱甘肽 [保(乙)]
Reduced – Glutathione

【商品名或别名】古拉定，泰特 300，Tad300，阿拓莫兰，绿汀诺，
Gluthion，依士安

【用药指征】用于：①化疗患儿，包括用顺铂、环磷酰胺、阿霉素、柔红
霉素、博来霉素化疗，尤其是大剂量化疗时。②放射治疗患儿。③各种低氧
血症：如急性贫血，败血症等。④肝脏疾病：包括病毒性、药物毒性、酒精
毒性及其他化学物质毒性引起的肝脏损害。⑤亦可用于有机磷、胺基或硝基
化合物中毒的辅助治疗。⑥用于防止皮肤色素沉着。⑦本品滴眼液可用于角
膜溃疡、角膜上皮剥离、角膜炎等。

【用法与用量】

1. 肌内或静脉注射：一次 1～2mg/kg，一日 1～2 次。

2. 滴眼：一次 1～2 滴，一日 3～5 次。

【用药指导】

1. 在医生的监护下，在医院内使用本品。

2. 注射前必须完全溶解，外观澄清、无色；溶解后的本品在室温下可保
存 2 小时，0～5℃保存 8 小时。

3. 本品不宜与磺胺药及四环素等混合使用。

4. 本品可减轻丝裂霉素的不良反应。

5. 静脉注射时将本品溶解于注射用水后，加入 100ml 生理盐水中静脉滴注，或加入少于 20ml 的生理盐水中缓慢静脉注射；肌内注射给药时将其溶解于注射用水后肌内注射。

6. 将还原型谷胱甘肽 100mg，溶解于所附的 5ml 溶解液中，配成滴眼液限 4 周内使用。本品滴眼液对儿童的使用，至今未发现有问题的病例报道。

【制剂与规格】注射剂：（1）600mg；（2）300mg。

谷胱甘肽滴眼剂：5ml∶0.1g。

促肝细胞生长素 [保(乙)]
Hepatocyte Growth – Promoting Factors

【商品名或别名】肝复肽，威佳，肝细胞生长促进因子，甘旭升

【用药指征】本品从乳猪新鲜肝脏中提取纯化制备而成，是一种能促进肝细胞再生的小分子多肽物质。

用于各型重型病毒性肝炎（急性、亚急性、慢性重型肝炎早期或中期）及肝硬化的辅助治疗。

【用法与用量】

1. 静脉滴注：本品 80～100mg 加入 10% 葡萄糖液 250ml 缓慢静脉滴注，一日 1 次，疗程视病情而定，一般为 4～6 周，慢性重型肝炎，疗程为 8～12 周。

2. 肌内注射：本品 40mg，用 0.9% 氯化钠注射液稀释后也可用于肌内注射，一日 2 次。

【用药指导】

1. 本品使用应以周身支持疗法和综合治疗为基础。

2. 肌内注射用的制剂不能用于静脉滴注，肌内注射时用生理盐水稀释，静脉滴注时用 10% 葡萄糖稀释。

3. 本品溶解后为淡黄色透明液体，如有沉淀、浑浊时禁用。

4. 治疗期间一般不使用联苯双酯等降酶药物。

5. 用药前后及用药期间应监测肝功能，用药期间注意观察甲胎蛋白（AFP）。

【制剂与规格】注射剂：（1）20mg；（2）60mg。

多烯磷脂酰胆碱 [保(乙)]
Polyene Phosphatidylcholine

【商品名或别名】必需卵磷脂，肝得健，易善力

【用药指征】适用于急性和慢性肝炎、肝硬化、肝脂肪变性、胆汁郁积、肝中毒症和预防胆结石的形成、放射治疗综合征以及肝、胆手术的前后。

【用法与用量】

1. 口服：12～18 岁，起始一次 456mg，一日 3 次，一日最大量不能超过 1368mg。一段时间后，剂量可减至一次 228mg，一日 3 次维持，与餐中或餐后用足量的液体整粒吞服，不要咀嚼。

2. 静脉滴注：12～18 岁，一次 232.5～465.0mg，每日 1 次。

【用药指导】

1. 若要配制静脉输液，只能用不含电解质的葡萄糖溶液稀释，在输注过程中保持澄清。

2. 本品注射剂中含有苯甲醇，故不可用于新生儿和早产儿。

【制剂与规格】胶囊剂：228mg。

注射剂：5ml：232.5mg。

葡醛内酯 [保(乙)]
Glucurolactone

【商品名或别名】肝泰乐，肝太乐，克劳酸，葡醛酯，Glucurone

【用药指征】本品在体内通过酶的作用变为葡萄糖醛酸而起作用，可降低肝淀粉酶的活性，阻止糖原分解，使肝糖原含量增加，脂肪贮量减少用于：

1. 急慢性肝炎和肝硬化等肝功能障碍。

2. 食物中毒及药物中毒等。

3. 本品也是构成结缔组织和胶原的重要成分，因此也可用于治疗关节炎及结缔组织疾病。

【用法与用量】

1. 口服：≤5 岁，一次 50mg，一日 3 次；＞5 岁，一次 100mg，一日 3 次。

2. 肌内注射或静脉滴注：一次 0.1～0.2g，一日 1～2 次。

【用药指导】

1. 本品应在医师确诊为肝炎后作为辅助治疗用药。

2. 如服用过量或发生严重不良反应时应立即就医。

【制剂与规格】片剂：（1）0.05g；（2）0.1g。

复方甘草酸苷 [保（乙）]
Compound Glycyrrhizin

【商品名或别名】美能，派甘能，凯因肝乐

【用药指征】用于慢性肝病，改善肝功能异常。也可用于湿疹、皮炎、荨麻疹的治疗。

【用法与用量】

1. 口服：一次 1 片，一日 3 次，饭后服用。可依年龄、症状适当增减。

2. 静脉注射：一次 5～20ml，一日 1 次。可依年龄、症状适当增减。慢性肝病一次 40～60ml，一日 1 次。可依年龄、症状适当增减，增量时用量限度为一日 100ml。

【用药指导】

1. 对本品过敏者、醛固酮症患儿、肌病患儿、低钾血症患儿禁用。

2. 增大剂量或长期连续使用，可能增加低钾血症的发生率，血压上升、钠及体液潴留、体液增加等假性醛固酮增多症状。

3. 在用药过程中，要注意观察（如测定血清钾值等），尽量缓慢速度给药，发现异常情况，应停止给药。

【制剂与规格】片剂：甘草酸苷 25mg、甘草酸单铵盐 35mg、蛋氨酸 25mg。

注射剂：20ml：甘草酸苷 40mg、甘氨酸 400mg、盐酸半胱氨酸 20mg。

二、急性肝衰竭和肝性脑病用药

谷氨酸钠
Sodium Glutamate

【商品名或别名】麸氨酸钠，味精，味之素

【用药指征】用于血氨过多所致的肝性脑病，还用于代谢性酸中毒、神经衰弱、神经分裂症和癫痫的辅助治疗。

【用法与用量】静脉滴注：预防肝性脑病，一次 5.75～11.5g，每 20ml 加入 250ml 5% 葡萄糖或 10% 葡萄糖注射液稀释后缓慢滴注，一日 1 次。

【用药指导】

1. 少尿、尿闭禁用，大量腹水、肾功能不全者慎用。

2. 用药期间应注意电解质平衡，大量谷氨酸钠治疗肝性脑病时，可导致严重的碱中毒与低钾血症，原因在于钠的吸收过多。可能时测血二氧化碳结合力及钾、钠、氯含量。

3. 用于肝昏迷时，与谷氨酸钾合用，两者比例一般为 3：1 或 2：1，钾低时为 1：1。

4. 不宜与碱性药物合用。

【制剂与规格】注射剂：20ml：5.75g。

精氨酸 [基(基).保(甲)]
Arginine

【商品名或别名】福博，普洛川

【用药指征】精氨酸是人体的半必需氨基酸之一，也是生物体尿素循环的一种重要中间代谢物。

临床上主要用于血氨增高引起的肝性脑病，对伴有碱中毒及忌用谷氨酸钠的患儿最为合适。

【用法与用量】静脉滴注：一次 0.5g/kg，用 5% 葡萄糖注射液 500 ~ 1000ml 稀释，速度宜慢（4 小时以上滴完）。

【用药指导】

1. 对本品过敏、肾功能损害及无尿时，高氯性酸中毒患儿禁用。

2. 暴发性肝功能衰竭者、体内缺乏精氨酸酶者不宜使用。

3. 与螺内酯等利尿药联用时可引起高钾血症。

4. 可引起高氯性酸中毒及血中尿素、肌酸、肌酐浓度升高。

5. 滴速过快会引起呕吐、流涎、皮肤潮红等，滴速减慢后可缓解。

【制剂与规格】注射剂：▲20ml：5g。

门冬氨酸钾镁 [保(乙)]
Potassium Aspartate and Magnesium Aspartate

【商品名或别名】L - 天门冬氨酸钾镁，护天保，脉安定，门冬酸钾镁，潘南金，天门冬酸钾镁，天冬钾镁

【用药指征】用于下列疾病的辅助治疗：

1. 用于各种原因引起的儿童心律不齐、低钾血症及洋地黄中毒引起的心律失常（主要是室性心律不齐）、期前收缩、阵发性心动过速、充血性心力衰竭、冠心病、高血压、肿瘤化疗引起的心肌损害等心血管系统疾病。

2. 急慢性肝炎、肝硬化、肝昏迷、药物性肝损害。

【用法与用量】

1. 用于儿童心律不齐、低钾血症及洋地黄中毒引起的心律失常。口服，≤5 岁，一次 1 片或 5ml 口服液；>5 岁，一次 2 片或 10ml 口服液，一日 3 次；静脉滴注，一日 0.15~0.33ml/kg，按 10ml 加入 5% 葡萄糖注射液 250ml 比例稀释，缓慢滴注。通常一日使用总量 10ml，一日 1 次。

2. 急慢性肝炎的辅助治疗：口服，一次 1 片或 10ml 口服液，一日 3 次；静脉滴注，一次 5~10ml，一日 1 次加入 5% 葡萄糖注射液 250ml 或 500ml 中缓慢滴注。

【用药指导】

1. 禁用

（1）高钾血症。

（2）急慢性肾衰竭患儿。

（3）艾迪生病患儿。

（4）三度房室传导阻滞者。

（5）心源性休克者［收缩压低于 12kPa（90mmHg）］。

2. 本品不宜与保钾利尿药合用。

3. 本品稀释后静脉滴注速度应缓慢，不能作肌内注射或静脉注射。

4. 过量使用引起高钾血症和高镁血症时，应立即停药，并予以对症治疗，可静脉注射氯化钙每分钟 100mg，必要时采用透析治疗。

5. 四环素、铁盐、氟化钠：本品抑制这些药物的吸收，因此联用时应间隔 3 小时以上。

6. 保钾利尿药、血管紧张素转化酶抑制剂：与本品合用可发生高钾血症。

【制剂与规格】片剂：每片含门冬氨酸钾 158mg（钾 36.2mg），门冬氨酸镁 140mg（镁 11.8mg）。

口服溶液剂：10ml（每支含门冬氨酸 720mg、钾 103mg、镁 34mg）。

注射剂：10ml，含门冬氨酸钾 452mg（钾 103.3mg），门冬氨酸镁 400mg（镁 33.7mg）。

门冬氨酸鸟氨酸 [保(乙)]
L – Ornithine – L – Aspartate

【商品名或别名】雅博司，阿波莫斯

【用药指征】

1. 急慢性肝病引起的血氨增高及肝性脑病。

2. 保护肝脏不受感染（急慢性肝炎）、肝硬化、脂肪肝及乙醇损害引起的肝功能减退。

【用法与用量】

1. 口服：一次2.5～5g，一日2～3次，将其溶解在液体中（如水、茶或果汁），两餐间服用。

2. 静脉滴注

（1）急性肝炎：一次2.5～5g，一日1次。

（2）慢性肝炎或肝硬化：一次5～10g，一日1次。

（3）肝性脑病早期或肝性脑病第一天，可视病情轻重，最多使用不超过40g。

【用药指导】

1. 严重肾衰竭、乳酸或甲醇中毒、果糖－山梨醇不耐受或果糖－1–6二磷酸酶缺乏者禁用。

2. 大量使用本品时，应注意监测血及尿中的尿素指标。

【制剂与规格】颗粒剂：（1）1g；（2）3g；（3）5g。

注射剂：10ml：5g。

三、利胆药

熊去氧胆酸 [基(基).保(甲)]
Ursodeoxycholic Acid

【商品名或别名】优思弗，护肝素，脱氧熊胆酸，吉贝尔，UDCA，Ursofalk

【用药指征】本品用于胆固醇型胆结石，也可用于预防药物性结石形成及治疗脂肪痢（回肠切除术后）。

【用法与用量】口服：新生儿至2岁，一次5mg/kg，一日3次；2～18岁，一次5～10mg/kg，一日3次。最大量为一次10mg/kg。硬化性胆管炎患儿，最大量可至15mg/kg，一日3次。

【用药指导】

1. 胆管完全梗阻和严重肝肾功能减退者、糖尿病、溃疡病及肠炎患儿忌用。

2. 长期使用本品可增加外周血小板的数量。

3. 如治疗胆固醇结石中出现反复胆绞痛发作，症状无改善甚至加重，或出现明显结石钙化时，则宜中止治疗，并进行外科手术。

4. 本品不能溶解胆色素结石、混合结石及不透X线的结石。

5. 若服用过量，立即以不少于1L的考来烯胺或活性炭（每100ml水中2g）洗胃，再口服氢氧化铝混悬液50ml。

6. 考来烯胺（Cholestyramine，消胆胺）、考来替泊（Colestipol，降胆宁）和含铝制酸剂都能与熊去氧胆酸结合，减少其吸收，不宜同用。

【制剂与规格】片剂：▲（1）50mg；（2）150mg；（3）250mg。

胶囊剂：（1）150mg；（2）250mg。

第五章

心血管系统用药

第一节 治疗慢性心功能不全药

地高辛 [基(基).保(甲)]
Digoxin

【商品名或别名】狄戈辛，Lanoxin

【用药指征】

1. 用于高血压、瓣膜性心脏病、先天性心脏病等急性和慢性心功能不全。尤其适用于伴有快速心室率的心房颤动的心功能不全；对于肺源性心脏病、心肌严重缺血、活动性心肌炎及心外因素如严重贫血、甲状腺功能低下及维生素 B_1 缺乏症的心功能不全疗效差。

2. 用于控制伴有快速心室率的心房颤动、心房扑动患儿的心室率及室上性心动过速。

【用法与用量】

1. 口服：一日负荷量按下列剂量分 3 次或 6 ~ 8 小时 1 次给予。早产儿 0.025mg/kg；新生儿 0.03mg/kg；1 个月 ~ 2 岁，0.045mg/kg；2 ~ 5 岁，0.035mg/kg；5 ~ 10 岁，0.025mg/kg，10 ~ 18 岁，0.75 ~ 1.25mg。一日维持量为负荷量的 1/5 ~ 1/4，分 2 次，每 12 小时 1 次或每日 1 次。

2. 静脉注射：一日负荷量按下列剂量分 3 次或 6 ~ 8 小时 1 次给予。早产儿 0.02mg/kg；新生儿 0.03mg/kg；1 个月 ~ 2 岁，0.04mg/kg；2 ~ 5 岁，0.03mg/kg；5 ~ 10 岁，0.025mg/kg，10 ~ 18 岁，0.5 ~ 1.0mg。

【用药指导】

1. 不宜与酸、碱类配伍。禁与钙注射剂合用。

2. 用药期间应注意随访检查：①血压、心率及心律；②心电图；③心功能监测；④电解质尤其钾、钙、镁；⑤肾功能。

3. 应用时注意监测地高辛血药浓度。

4. 肾功能不全及虚弱者在常用剂量及血药浓度时就可有中毒反应。婴幼儿尤其是早产儿和发育不全儿，要在血药浓度及心电监测下调整剂量。

5. 若地高辛血药浓度为 >2.0~2.5ng/ml，应警惕地高辛药物过量或毒性反应。

6. 患儿在 2~3 周前服用过任何洋地黄制剂，宜予小剂量给药，以免中毒。

7. 红霉素由于改变胃肠道菌群，可增加本品在胃肠道的吸收。

8. 与制酸药（尤其三硅酸镁）或止泻吸附药如白陶土、果胶、考来烯胺和其他阴离子交换树脂、柳氮磺吡啶或新霉素、对氨基水杨酸同用时，可抑制洋地黄强心苷吸收而导致强心苷作用减弱。

9. 在洋地黄的中毒表现中，促心律失常最重要，最常见者为室性早搏，约占促心律失常不良反应的33%。其次为房室传导阻滞，阵发性或加速性交界性心动过速，阵发性房性心动过速伴房室传导阻滞、室性心动过速、窦性停搏、心室颤动等。儿童中心律失常比其他反应多见，但室性心律失常比成人少见。新生儿可有 P-R 间期延长。

【制剂与规格】片剂：▲0.25mg。注射剂：▲2ml：0.5mg。

口服溶液剂：▲50ml：2.5mg。

酊剂：（1）10ml：0.5mg；（2）30ml：1.5mg；（3）100ml：5mg。

去乙酰毛花苷 [基(基).保(甲)]
Deslanoside

【商品名或别名】西地兰，去乙酰毛花苷丙，毛花苷丙

【用药指征】

1. 主要用于心力衰竭。由于其作用较快，适用于急性心功能不全或慢性心功能不全急性加重的患儿。

2. 亦可用于控制伴快速心室率的心房颤动、心房扑动患儿的心室率。

3. 终止室上性心动过速起效慢，已少用。

【用法与用量】肌内注射或静脉注射：按下列剂量分 2~3 次间隔 3~4 小时给予。早产儿和新生儿或肾功能减退、心肌炎患儿，一日 0.022mg/kg；2 个月~3 岁，一日 0.025mg/kg。本品静脉注射获满意疗效后，可改用地高辛常用维持量。儿童最大初始剂量不超过 0.4~0.6mg，以后每 2~4 小时可再给

0.2～0.4mg，总量一日 1～1.6mg。

【用药指导】参阅"地高辛"。

【制剂与规格】注射剂：▲2ml：0.4mg。

米力农 [保(乙)]
Milrinone

【商品名或别名】米利酮，二联吡啶酮，甲氰吡酮

【用药指征】适用于对洋地黄、利尿剂、血管扩张剂治疗无效或效果欠佳的各种原因引起的急、慢性顽固性充血性心力衰竭。尤其适用于急性失代偿性心力衰竭患儿的短期静脉治疗。

【用法与用量】静脉注射：负荷量 25～75μg/kg，缓慢静脉注射，以后每分钟0.25～0.5μg/kg 维持 2～3 日，疗程小于 2 周。一日最大剂量不超过 1.13mg/kg。

【用药指导】

1. 对本品过敏者、严重室性心律失常患儿禁用。

2. 不能用于严重梗阻性主动脉瓣或肺动脉瓣性疾病。

3. 如果怀疑因使用强利尿剂而导致心脏充盈压显著降低，此时应在监测血压、心率和临床症状的条件下谨慎应用米力农。

4. 本品治疗过程中，应监测血压、心率、心电图、液体出入量、电解质、血小板计数等，尽可能监测肺动脉楔嵌压、心排血量、血气等指标。如出现过度的心率增快、血压降低，应减量或停止本品输注。

5. 在接受治疗的高危人群中，可观察到室性和室上性心律失常。有些患儿注射或口服米力农，可增加室性异位搏动，包括非持续性室上性心动过速。多种药物的应用和合用，可增加充血性心力衰竭本身引起心律失常的潜在危险。

6. 本品可轻度缩短房室结的传导时间，使房扑或房颤患儿的心室率加快。房扑或房颤患儿，在应用米力农之前应先用洋地黄毒苷。

7. 本品主要经肾排泄，肾功能下降的患儿血药浓度增高，应调整给药速度并加强监测。

8. 本品有加强洋地黄的正性肌力作用，故应用期间不必停用洋地黄。米力农与多巴胺、多巴酚丁胺合用有协同作用。

9. 当呋塞米加入含有米力农的注射液中，会迅速发生化学反应而出现沉

淀，因此呋塞米不能与米力农在同一静脉通路中输注。

【制剂与规格】注射剂：（1）5mg；（2）10mg；（3）20mg。

葡萄糖注射剂：100ml（米力农20mg，葡萄糖5.45g）。

第二节 抗心律失常药

利多卡因 [基(基).保(乙)]
Lidocaine

【商品名或别名】达络，抒利，赛罗卡因，昔罗卡因，Anestecain，Xylocaine，Duncaine

【用药指征】仅用于室性心律失常，特别适用于危急病例。治疗急性心肌梗死及强心苷所致的室性期前收缩，室速及室颤有效。也可用于心肌梗死急性期以防止室颤的发生。其次也用于癫痫持续状态用其他抗惊厥药无效者及局部或椎管内麻醉。还可以缓解耳鸣。

【用法与用量】

1. 负荷量：一般一次0.5~1mg/kg（一般用50~100mg）作首次负荷量，静脉注射2~3分钟，必要时每5~10分钟后重复静脉注射1~2次，但1小时之内的总量不得超过300mg。

2. 维持量：每小时0.6~3mg/kg，或每分钟25~50μg/kg速度静脉滴注。

【用药指导】

1. 对局部麻醉药过敏者禁用。

2. 阿-斯综合征（急性心源性脑缺血综合征）、预激综合征、严重心传导阻滞（包括窦房传导阻滞、房室传导阻滞及心室内传导阻滞）患儿不得静脉给药。

3. 新生儿用药可引起中毒，早产儿较正常儿半衰期长（3.16小时∶1.8小时），故应慎用。

4. 本品严格掌握浓度和用药总量，超量可引起惊厥及心搏骤停。

5. 其体内代谢较普鲁卡因慢，连续静脉滴注其速度应递减，因有蓄积作用，易引起中毒而发生惊厥。

6. 用药期间应注意检查血压、血清电解质、血药浓度监测及监测心电图，并备有抢救设备。

7. 与西咪替丁及 β 受体阻断剂，如普萘洛尔、美托洛尔、纳多洛尔合用，可发生心脏和神经系统不良反应。应调整利多卡因剂量，心电图监护及监测利多卡因血药浓度。

8. 巴比妥类药物可促进利多卡因代谢，两药合用可引起心动过缓，窦性停搏。

【制剂与规格】注射剂：（1）5ml：50mg；▲（2）5ml：100mg；▲（3）10ml：200mg；（4）20ml：400mg。

美西律 [基(基).保(甲)]
Mexiletine

【商品名或别名】慢心律，脉律定，慢心利，Mexitil，Mexitilen，KO-1173

【用药指征】主要用于慢性室性心律失常，如室性期前收缩、室速。

【用法与用量】

1. 口服：一日 6~8mg/kg，分 2~3 次服用。

2. 静脉注射：一次 2~3mg/kg，若无效半小时可再注射 1 次。

【用药指导】

1. 心源性休克和有二或三度房室传导阻滞、病窦综合征者禁用。

2. 慎用：低血压者；严重充血性心力衰竭患儿；肝功能异常者；室内传导阻滞或严重窦性心动过缓者。

3. 美西律可引起严重心律失常，多发生于恶性心律失常患儿。

4. 用药期间注意随访检查血压、心电图、血药浓度。

【制剂与规格】片剂：▲（1）50mg；▲（2）100mg。

注射剂：100mg。

普罗帕酮 [基(基).保(甲)]
Propafenone

【商品名或别名】丙酚酮，苯丙酰心安，悦复隆，Fenopraine，Normorytmin，Rythmol，Rytmonorm

【用药指征】用于预防或治疗室性或室上性异位搏动、室性或室上速、预激综合征、电转复律后室颤发作等，具有疗效确切、起效迅速、作用持久、毒副作用小等特点。对冠心病、高血压引起的心律失常也有较好疗效，但对房颤或房扑效果较差。

【用法与用量】

1. 口服：体重 < 15kg，一日 10 ~ 20mg/kg；> 15kg，一日 7 ~ 15mg/kg，分 3 次服用。

2. 静脉给药：负荷量，1 ~ 1.5mg/kg，在严密监护下作静脉注射（时间 10 分钟以内），必要时 20 分钟后可重复 1 次；维持量，每分钟 4 ~ 7μg/kg 静脉滴注，24 小时总量不超过 6mg/kg。

【用药指导】

1. 窦房结功能障碍、二或三度房室传导阻滞及双束支传导阻滞、心源性休克患儿禁用。

2. 严重心动过缓、一度房室传导阻滞、低血压、心肌严重损害者及肝肾功能障碍者慎用。

3. 如出现窦房或房室传导高度阻滞，可静脉注射乳酸钠、阿托品、异丙肾上腺素或间羟肾上腺素等解救。

4. 与降压药合用，可使降压效应增强。

【制剂与规格】片剂：▲（1）50mg；▲（2）100mg。

注射剂：（1）5ml：17.5mg；▲（2）10ml：35mg。

胺碘酮 [基（基）.保（甲）]
Amiodarone

【商品名或别名】乙胺碘呋酮，安律酮，可达龙，Atlansil，Sedacoron，Corbionar，Cordarone

【用药指征】口服适用于危及生命的阵发性室性心动过速及心室颤动的预防，也可用于其他药物无效的阵发性室上性心动过速、阵发性心房扑动、心房颤动，包括合并预激综合征者及持续性心房颤动、心房扑动电转复后的维持治疗。可用于持续心室颤动、心房扑动时室率的控制。静脉滴注适用于利多卡因无效的室性心动过速和急诊控制心房颤动、心房扑动的心室率。

【用法与用量】

1. 口服：一日 10 ~ 20mg/kg，分 2 次服，7 ~ 10 天后减至一日 5 ~ 10mg/kg，顿服，10 天后可减至 2.5mg/kg，一日 1 次维持。

2. 静脉滴注

（1）负荷剂量 通常剂量为 5mg/kg，加入 50 ~ 100ml 5% 葡萄糖溶液中，于 20 分钟至 2 小时内滴注。

（2）维持剂量 一日 10～15mg/kg 维持，24 小时最大剂量不超过 15mg/kg。新生儿可每 12～24 小时给予负荷量，不使用维持量。

3. 静脉注射：用于电除颤无效的心室颤动或无脉性室性心动过速。一次 5mg/kg，大于 3 分钟缓慢静脉注射（最大量 < 300mg）。

【用药指导】

1. 甲状腺功能异常或有既往史者、碘过敏者、二度或三度房室传导阻滞者，双束支传导阻滞（除非已安装起搏器），病态窦房结综合征者禁用。

2. 本品的不良反应可以引起甲状腺功能亢进，可发生在停药后，除眼球突出以外可出现典型的甲状腺功能亢进征象，停药数周至数月可完全消失，少数需用抗甲状腺药、普萘洛尔或肾上腺皮质激素治疗。

3. 长期服药者尽可能用最小有效维持量，并注意随访检查：①血压；②心电图，口服时应特别注意 Q－T 间期；③肝功能；④甲状腺功能，包括 T_3、T_4 及促甲状腺激素，每 3～6 个月 1 次；⑤肺功能、胸部 X 线片，每 6～12 个月 1 次；⑥眼科检查。

4. 本品半衰期长，故停药后换用其他抗心律失常药时注意相互作用。

【制剂与规格】片剂：（1）0.1g；▲（2）0.2g。

胶囊剂：（1）0.1g；（2）0.2g。

注射剂：▲（1）2ml∶150mg；（2）3ml∶150mg。

门冬氨酸钾镁

见第四章第九节。

第三节 抗高血压药

一、钙通道阻滞剂

硝苯地平 [基(基).保(甲)]
Nifedipine

【商品名或别名】硝苯吡啶，心痛定，拜新同，伲福达，拜新通，

Adalat，Nifedin

【用药指征】用于治疗或预防冠心病、心绞痛，特别是变异型心绞痛、高血压伴冠心病。

【用法与用量】根据 BNFC（2010～2011）推荐：口服，1 个月～12 岁，初始剂量一次 0.2～0.3mg/kg，一日 3 次，最大一日不超过 3mg/kg 或 90mg；12～18 岁，一次 5～20mg/kg，一日 3 次，最大一日不超过 90mg。缓释和控释制剂，可减少次数，一日 1～2 次给药。

用于高血压危象时，可舌下含化，推荐剂量一次 0.25～0.5mg/kg，一般体重 >20kg 者用 10mg，10～20kg 者用 5mg，<10kg 者用 2.5mg。

【用药指导】

1. 对本药或其他钙拮抗剂过敏者、心源性休克、严重主动脉狭窄禁用。

2. 下列患儿慎用：低血压、心力衰竭患儿，需要调整糖尿病治疗的糖尿病患儿，接受透析治疗的恶性高血压和不可逆肾衰竭患儿。

3. 用量应从小剂量开始，终止服药应缓慢减量。

【制剂与规格】片剂▲(1) 5mg；▲(2) 10mg。

缓释片剂：(1) 10mg；▲(2) 20mg。

控释片剂：(1) 30mg；(2) 60mg。

氨氯地平 [基(基).保(甲)]
Amlodipine

【商品名或别名】络活喜，压氏达，麦利平，Istin，Norvasc

【用药指征】

1. 高血压（单独或与其他药物合并使用）。

2. 心绞痛：尤其自发性心绞痛（单独或与其他药物合并使用）。

【用法与用量】根据 BNFC（2010～2011）推荐：口服。1 个月～12 岁，初始剂量一次 0.1～0.2mg/kg，一日 1 次，如有必要间隔 1～2 周逐渐增加至 0.4mg/kg，最大剂量一次 10mg，一日 1 次；12～18 岁，初始剂量一次 5mg，一日 1 次，如有必要间隔 1～2 周逐渐增加剂量，最大剂量一次 10mg，一日 1 次。

【用药指导】

1. 对本品及钙拮抗剂过敏者、严重低血压者禁用。

2. 钙拮抗剂应慎用于心力衰竭患儿。

3. 严重肝功能不全患儿慎用。

4. 有严重的阻塞性冠状动脉疾病的患儿，在开始应用钙拮抗剂治疗或加量时，会出现心绞痛发作频率、时程和（或）严重性上升，或发展为急性心肌梗死，机制不明。

5. 由于本品逐渐产生扩血管作用，口服一般很少出现急性低血压。但本品与其他外周扩血管药物合用时仍需谨慎，特别是对于有严重主动脉瓣狭窄的患儿。

6. 肾衰竭患儿的起始剂量可以不变。

7. 本品对突然停用 β 受体阻断剂所产生的反跳症状没有保护作用。因此，停用 β 受体阻断剂仍需逐渐减量。

8. 用量应从小剂量开始，逐渐增量。

【制剂与规格】片剂：（1）2.5mg；▲（2）5mg；（3）10mg。分散片、胶囊剂：5mg。

二、血管紧张素转化酶抑制剂

卡托普利 [基（基）.保（甲）]
Captopril

【商品名或别名】开博通，巯甲丙脯酸，甲巯丙脯酸

【用药指征】用于高血压、心力衰竭。

【用法与用量】口服。降压与治疗心力衰竭，均开始一次 0.3mg/kg，一日 3 次，必要时，每隔 8～24 小时增加 0.3mg/kg，求得最低有效量。

【用药指导】

1. 对本品或其 ACEI 类药物过敏者禁用。

2. 下列情况慎用：自身免疫性疾病如严重系统性红斑狼疮、骨髓抑制、脑动脉或冠状动脉供血不足、血钾过高、肾功能障碍、主动脉瓣狭窄、严格饮食限制钠盐或进行透析者。

3. 肾功能差者应采用小剂量或减少给药次数，缓慢递增；若须同时用利尿药，建议用呋塞米而不用噻嗪类，血尿素氮和肌酐增高时，将本品减量或同时停用利尿剂。

4. 用本品时蛋白尿若渐增多，暂停本品或减少用量；若出现血管神经水肿，应停用本品。

5. 用本品时若白细胞计数过低，暂停用本品，可以恢复。

6. 视病情或个体差异而定。本品宜在医师指导或监护下服用，给药剂量须遵循个体化原则，按疗效予以调整。

7. 胃中食物可使卡托普利吸收减少30% ~40%，故宜在餐前1小时服药。

【制剂与规格】片剂：▲（1）12.5mg；▲（2）25mg。

胶囊剂：25mg。

滴丸剂：6.25mg。

依那普利 ^[基(基).保(甲)]
Enalapril

【商品名或别名】恩纳普利，依拉普利，乙丙脯氨酸，苯丁酯脯酸

【用药指征】用于原发性高血压、肾性高血压和充血性心力衰竭。

【用法与用量】根据 BNFC（2010 ~ 2011）推荐：口服，1 个月 ~ 12 岁，初始剂量，一次 0.1mg/kg，一日 1 次，如有必要可增加至 1mg/kg，分 1 ~ 2 次口服；12 ~ 18 岁，初始剂量一次 2.5mg，一日 1 次，常用维持量，一日 10 ~ 20mg，分 1 ~ 2 次给药。体重 50kg 者最大剂量一次 40mg，分 1 ~ 2 次给药。

【用药指导】

1. 对本品过敏者、双侧肾动脉狭窄患儿禁用。

2. 肾功能损害患儿减量应用。

3. 新生儿容易发生呼吸暂停、惊厥、肾衰竭和严重低血压，应尽可能避免使用，尤其在早产儿。

【制剂与规格】片剂：▲（1）2.5mg；▲（2）5mg；▲（3）10mg。

胶囊剂：（1）5mg；（2）10mg。

赖诺普利 ^[基(基).保(乙)]
Lisinopril

【商品名或别名】利压定，赖脯酸，青朗，里西普利，利生普利

【用药指征】用于治疗原发性高血压，充血性心力衰竭。

【用法与用量】根据 BNFC（2010 ~ 2011）推荐：口服。①高血压：6 ~ 12 岁，初始剂量一次 0.07mg/kg（最大 5mg），一日 1 次，间隔 1 ~ 2 周可增至 0.6mg/kg（或 40mg），一日 1 次；12 ~ 18 岁，初始剂量为一次 2.5mg，一日 1 次，常用维持量一日 10 ~ 20mg，一日 1 次，最大剂量一日 40mg。②心力衰

竭：12～18 岁，初始剂量为一次 2.5mg，一日 1 次，常用维持量为一日 5～20mg，一日 1 次。

【用药指导】

1. 以下患儿禁用：

（1）对赖诺普利片过敏者。

（2）有双侧肾动脉狭窄、孤立肾有肾动脉狭窄者。

（3）高钾血症患儿。

2. 与其他的血管紧张素转化酶抑制剂相似，常见咳嗽、头晕、头痛、心悸、乏力等，咳嗽为干咳，往往是不能应用本药的主要原因。

【制剂与规格】片剂：▲（1）5mg；▲（2）10mg；▲（3）20mg。

胶囊剂：▲（1）5mg；▲（2）10mg。

三、血管紧张素Ⅱ受体拮抗剂

氯沙坦钾 [保（乙）]
Losartan Potassium

【商品名或别名】洛沙坦，科素亚

【用药指征】本品适用于治疗原发性高血压，可单用或与其他抗高血压药（如利尿剂）合用。

【用法与用量】口服。①6～16 岁，体重 20～50kg 患儿初始剂量为 25mg，一日 1 次，根据治疗反应最大可增至一日 50mg；体重 >50kg 患儿初始剂量 50mg，一日 1 次，根据治疗反应最大可增至一日 100mg。②16～18 岁，初始剂量为 50mg，一日 1 次（血容量不足的患儿，初始剂量 25mg，一日 1 次），如需要数周后最大剂量可增至一日 100mg。

【用药指导】

1. 对本品任何成分过敏者禁用。

2. 与其他抑制血管紧张素Ⅱ及其作用的药物一样，本品与保钾利尿药（如：螺内酯、氨苯蝶啶、阿米洛利）、补钾剂或含钾的盐代用品合用时，可导致血钾升高。

3. 与其他影响钠排泄的药物一样，锂的排泄可能会减少。因此如果锂盐和血管紧张素Ⅱ受体拮抗剂合用，应仔细监测锂盐水平。

4. 非甾体抗炎药（NSAIDs）包括选择性环氧合酶 - 2 抑制剂（COX - 2 抑制剂）可能降低利尿剂和其他抗高血压药的作用。因此，血管紧张素Ⅱ受体拮抗剂的抗高血压作用可能会被 NSAIDs 包括 COX－2 抑制剂削弱。对一些正在服用 NSAIDs 包括选择性 COX－2 抑制剂治疗的有肾功能损害的患儿，同时服用血管紧张素 Ⅱ 受体拮抗剂可能导致进一步的肾功能损害。这些作用通常是可逆的。

【制剂与规格】片剂：（1）50mg；（2）100mg。

胶囊剂：50mg。

缬沙坦 [基(基).保(甲)]
Valsartan

【商品名或别名】代文，Diovan

【用药指征】适用于各类轻中度高血压，尤其对 ACE 抑制剂不耐受的患儿。

【用法与用量】口服：6～16 岁给药剂量为一次 1.3mg/kg，一日 1 次。

【用药指导】

1. 对本品过敏者禁用。

2. 严重肝，肾功能不全者慎用。

3. 肾功能不全患儿无须调整剂量。但对严重病例（如肌酐清除率 <10ml/min）应慎重用药。

4. 对肝功能不全患儿无须调整剂量。

5. 与华法林联合应用本品药代动力学没有改变，华法林的抗凝作用也不受本品影响。

6. 本品与进食无关，可以在进餐和空腹服用。

【制剂与规格】胶囊剂：▲（1）80mg；（2）160mg。

四、β 受体阻滞药

普萘洛尔 [基(基).保(甲/乙)]
Propranolol

【商品名或别名】盐酸心得安，萘心安，恩得来，Inderal，Propranololum

【用药指征】

1. 用于高血压、心律失常、心绞痛、心肌梗死、梗阻性肥厚型心肌病、主动脉瓣下狭窄、左房室瓣脱垂综合征。

2. 用于甲状腺功能亢进、嗜铬细胞瘤。

3. 用于偏头痛、面神经痛和原发性震颤。

4. 肝硬化患儿食管静脉曲张破裂所致消化道出血的早期预防及治疗。

【用法与用量】根据 BNFC（2010～2011）推荐：

1. 高血压：口服。新生儿，初始剂量为一次 0.25mg/kg，一日 3 次，如有必要可增加至一次 2mg/kg，一日 3 次；1 个月～12 岁，一次 0.25～1mg/kg，一日 3 次，必要时每周增加剂量，最大至一日 5mg/kg；12～18 岁，初始剂量一次 40mg，一日 2 次，必要时每周增加剂量，最大至一日 160～320mg。

2. 心律失常：①口服。新生儿：初始剂量为一次 0.25mg～0.5mg/kg，一日 3 次，根据治疗反应调整剂量；1 个月～18 岁，一次 0.25～0.5mg/kg，根据治疗反应调整剂量，最大剂量为一次 1mg/kg，一日 4 次，最大剂量不超过一日 160mg。②在心电监护下缓慢静脉注射：一次 0.02～0.05mg/kg，如有必要每 6～8 小时重复。

3. 法洛四联症：①口服。新生儿一次 0.25mg～1mg/kg，一日 2～3 次，最大剂量为一次 2mg/kg，一日 3 次；1 个月～12 岁，一次 0.25～1mg/kg，一日 3～4 次，最大剂量为一日 5mg/kg。②在心电监护下缓慢静脉注射。新生儿，初始剂量为一次 0.015～0.02mg/kg（最大剂量 0.1mg/kg），如有必要每 12 小时重复；1 个月～12 岁，初始剂量一次 0.015～0.02mg/kg（最大剂量 0.1mg/kg），如有必要每 6～8 小时重复。

4. 预防偏头痛：口服。2～12 岁，一次 0.2～0.5mg/kg，一日 3 次，最大剂量为一日 4mg/kg，常用剂量为一次 10～20mg，一日 2～3 次；12～18 岁：一次 20～40mg，一日 2～3 次，维持量为一日 80～160mg。

【用药指导】

1. 对本品过敏者，支气管哮喘及痉挛、慢性阻塞性支气管疾病患儿，不稳定的、失代偿性心力衰竭患儿，急性或难治性心力衰竭患儿、窦性心动过缓、二至三度房室传导阻滞、病态窦房结综合征、心源性休克、低血压患儿、代谢性酸中毒患儿禁用。

2. 长期禁食后的患儿慎用。

3. 本品口服可空腹或与食物共进，后者可延缓肝内代谢，提高生物利用度。

4. β 受体阻断剂的耐受量个体差异大，用量必须个体化。首次用本品时需从小剂量开始，逐渐增加剂量并密切观察反应以免发生意外。

5. 注意本品血药浓度不能完全预示药理效应，故还应根据心率及血压等临床征象指导临床用药。

6. 冠心病患儿使用本品不宜骤停，否则可出现心绞痛、心肌梗死或室性心动过速。

7. 甲状腺功能亢进患儿用本品也不可骤停，否则使甲状腺功能亢进症状加重。

8. 长期用本品者撤药须逐渐递减剂量，至少经过 3 天，一般为 2 周。

9. 与氢氧化铝凝胶合用可降低普萘洛尔的肠吸收。

10. 可影响血糖水平，故与降糖药同用时，需调整后者的剂量。

【制剂与规格】片剂：▲10mg。

缓释片剂：（1）40mg；（2）80mg。

注射剂：（1）2mg；（2）5mg。

美托洛尔 [基(基).保(甲/乙)]
Metoprolol

【商品名或别名】倍他乐克，舒梦，捷瑞宁，美多洛尔，Betaloc，Lopresor，Seloken

【用药指征】

1. 用于高血压、心律失常、心绞痛、心肌梗死、梗阻性肥厚型心肌病、稳定性慢性心力衰竭。

2. 用于甲状腺功能亢进、嗜铬细胞瘤。

【用法与用量】根据 BNFC（2010～2011）推荐：

1. 口服

（1）高血压　1 个月～12 岁，初始剂量一次 1mg/kg，一日 2 次。如有必要最大剂量可增至一日 8mg/kg，分 2～4 次给药；12～18 岁，初始剂量一日 50～100mg，如有必要最大剂量可增至一日 200mg，分 1～2 次给药。

（2）心律失常　1 个月～12 岁，初始剂量一日 0.5～1mg/kg，分 2～3 次，常用剂量一日 3mg/kg；12～18 岁，常用剂量一日 50mg，分 2～3 次，如有必要最大剂量可增至一日 300mg，分次口服。

（3）心力衰竭　1 个月～12 岁，初始剂量一日 0.5mg/kg，分 2 次服，2～3 周内逐渐增加剂量达一日 2mg/kg，分 2 次服；12～18 岁，初始剂量一次 6.25mg，一日 2～3 次，以后视临床情况每 2～4 周增加剂量，一次 6.25～12.5mg，一日 2～3 次。最大剂量可至一次 50～100mg，一日 2 次。

2. 静脉注射：室上性快速型心律失常时在心电监测下谨慎使用。一次 0.1mg/kg（不超过 5mg）静脉注射，如病情需要可间隔 5 分钟重复注射 2～3 次。

【用药指导】

1. 过敏性鼻炎、支气管哮喘及痉挛、严重慢性阻塞性肺疾病患儿禁用。

2. 不稳定的、失代偿性心力衰竭及急性或难治性心力衰竭、窦性心动过缓、二至三度房室传导阻滞、病态窦房结综合征、心源性休克、低血压症患儿禁用。

3. 急性心肌梗死患儿出现以下任何一项时：心率低于 45 次/分、P－R 间期大于或等于 0.24 秒、收缩压低于 13.33kPa（100mmHg）禁用。

4. 与非甾体抗炎药合用，可使血压升高，如合用，应监测患儿的血压并相应调整本品剂量。

5. 二氢吡啶类钙拮抗剂：本品与二氢吡啶类钙拮抗剂合用治疗心绞痛或高血压有效，但也可引起严重的低血压或心力储备降低。合用时应仔细监测心功能，尤其是左室功能受损、心律失常或主动脉瓣狭窄的患儿。

【制剂与规格】片剂：▲（1）25mg；▲（2）50mg；（3）100mg。

缓释片剂：100mg。

控释片剂：（1）25mg；（2）50mg；（3）100mg。

胶囊剂：（1）25mg；（2）50mg。

注射剂：（1）2ml∶2mg；▲（2）5ml∶5mg。

艾司洛尔 [基(基).保(乙)]

Esmolol

【商品名或别名】艾斯洛尔，爱络，Esmolol

【用药指征】用于快速室上性心律失常，如房颤、房扑或窦性心动过速的快速控制以及围手术期出现的心动过速和（或）高血压。

【用法与用量】根据 BNFC（2010～2011）推荐如下。

1. 快速室上性心律失常、高血压危象：1 个月～18 岁患儿静脉注射：开始负荷量 0.5mg/kg，静脉注射约 1 分钟。随后静脉滴注维持量每分钟 0.05mg/kg，4 分钟后若疗效理想则继续维持，若疗效不佳可重复给予负荷量，并将维持量以每分钟 0.05mg/kg 的幅度递增。维持量最大可加至每分钟 0.2mg/kg。

2. 法洛四联症：新生儿首剂为 0.6mg/kg，静脉注射 1～2 分钟，必要时每分钟 0.3～0.9mg/kg 维持。

【用药指导】

1. 对本品过敏者、严重支气管哮喘或严重慢性肺梗阻者、严重窦性心动过缓、病态窦房结综合征和窦房阻滞、二度至三度房室传导阻滞（安置心脏起搏器者除外）、心源性休克、急性或难治性心力衰竭、外周动脉阻塞型疾病晚期、雷诺综合征和代谢性酸中毒患儿禁用。

2. β 受体阻断剂的耐受量个体差异大，用量需个体化。

【制剂与规格】注射剂：▲（1）2ml：200mg；▲（2）1ml：100mg；▲（3）10ml：100mg。

五、α 受体阻滞药

酚妥拉明 [基（基）.保（甲）]
Phentolamine

【商品名或别名】苄胺唑啉，甲磺酸苄胺唑啉，甲基磺酸菲妥明，立其丁，瑞支亭

【用药指征】

1. 用于诊断嗜铬细胞瘤及治疗其所致的高血压发作，包括手术切除时出现的高血压，也可根据血压对本品的反应用于协助诊断嗜铬细胞瘤。

2. 治疗左心室衰竭。

3. 治疗去甲肾上腺素静脉给药外溢，用于防止皮肤坏死。

4. 用于血管痉挛性疾病，如肢端动脉痉挛症（即雷诺病）、手足发绀症及感染中毒性休克等。

5. 用于室性期前收缩亦有效。

【用法与用量】

1. 用于酚妥拉明试验：静脉注射，一次 1mg，也可按体重 0.15mg/kg 或按体表面积 3mg/m^2。

2. 用于嗜铬细胞瘤手术：术中血压升高时可静脉注射 1mg，也可按体重 0.1mg/kg 或按体表面积 3mg/m^2，必要时可重复或持续静脉滴注。

【用药指导】

1. 低血压（收缩压小于 90mmHg、舒张压小于 60mmHg）、严重动脉硬化、心绞痛、心肌梗死、肝肾功能不全者、胃溃疡患儿及对本品过敏者禁用。

2. 心绞痛、心肌梗死、冠状动脉供血不足患儿慎用，存在心力衰竭时可考虑使用。

3. 使用本品可出现心肌梗死、脑血管痉挛和脑血管疾病，特别是在低血压时。

4. 做酚妥拉明试验时，在给药前、静脉给药后至3分钟内每30秒、以后7分钟内每1分钟测一次血压，或在肌内注射后30~45分钟内每5分钟测一次血压。对诊断的干扰，降压药、巴比妥类、阿片类镇痛药、镇静药都可以造成酚妥拉明试验假阳性，故试验前24小时应停用；用降压药必须待血压回升至治前水平方可给药。

5. 禁忌与硝酸甘油类药物、铁剂配伍。

6. 与强心苷合用时，可使其毒性反应增强。

【制剂与规格】注射剂：（1）1ml：5mg；▲（2）1ml：10mg。

六、其他降压药

可乐定 [保（乙）]
Clonidine

【商品名或别名】氯压定，可乐宁，美释宁，瑞福莱

【用药指征】适于治疗中度高血压，常用于其他药无效时。降压作用中等偏强，不显著影响肾血流量和肾小球滤过率，一般用于高血压的长期治疗；本品能降低眼压，可用于治疗开角型青光眼；透皮贴剂适于治疗 Tourette 综合征（发声与多种运动联合抽动障碍）。

【用法与用量】

1. 根据 BNFC（2010~2011）推荐，2~18岁严重高血压儿童，①口服，初始剂量一次 0.5~1μg/kg，一日3次，如有必要逐渐增加剂量，最大不超过一日25μg/kg，分次口服（最大不超过一日1.2mg）。②缓慢静脉滴注，一日2~6μg/kg（最大剂量300μg），以0.9%氯化钠注射液或5%葡萄糖稀释后静脉注射至少10~15分钟。

2. 治疗青光眼：用0.25%液滴眼。

3. 治疗 Tourette 综合征：外用。可乐定透皮贴片，揭去保护层，贴于清洗干净的上胸部无毛完好皮肤上，夏季也可贴于耳后乳突处或上臂外侧，用手轻轻按紧，特别注意应将边缘按牢。每7日在新的皮肤更换一次。用量：青少年患儿用药应从每日1mg的小剂量开始，按体重逐渐增加给药剂量，最大剂量不得超过6mg。20kg<体重≤40kg者，每周用1mg；40kg<体重≤60kg者，每周用1.5mg；体重>60kg者，每周用2mg。

【用药指导】

1. 对可乐定过敏、低压性青光眼患儿禁用。

2. 伴有脑血管病、冠状动脉供血不足、精神抑郁、近期心肌梗死、雷诺病、窦房结功能低下或血栓闭塞性脉管炎等疾病患儿宜慎用。

3. 静脉注射时，在产生降压作用前可出现短暂的升压现象。突然停药可出现停药反应，即血压突然升高，血浆儿茶酚胺可升高。

4. 与乙醇、巴比妥类或镇静药等中枢神经抑制药合用，可加强中枢抑制作用。

5. 与β受体阻断剂合用后停药，可增加可乐定的撤药综合征危象，故宜先停用β受体阻断剂，再停可乐定。

6. 与其他降压药合用可加强降压作用。

7. 有水、钠潴留现象，长期使用须同时并用利尿剂。

8. 进餐与否不影响本品的贴用；更换新贴片即更换新的贴用部位，以利于皮肤呼吸，从而降低药物对皮肤的刺激性。

【制剂与规格】片剂：（1）0.075mg；（2）0.1mg。

注射剂：1ml：0.15mg。

透皮贴剂：2mg。

滴眼剂：（1）0.5ml：1.25mg；（2）5ml：12.5mg。

硝普钠 [基(基).保(甲)]
Sodium Nitroprusside

【商品名或别名】亚硝基铁氰化钠

【用药指征】

1. 用于高血压急症，如高血压危象、高血压脑病、恶性高血压、嗜铬细胞瘤手术前后阵发性高血压等的紧急降血压，也用于外科麻醉期间进行控制性降压。

2. 用于急性心力衰竭，包括急性肺水肿。

3. 宜用于急性心肌梗死或瓣膜（二尖瓣或主动脉瓣）关闭不全时的急性心力衰竭。

【用法与用量】用5%葡萄糖液稀释，避光。给药方法一般均持续静脉滴注，以每分钟0.5μg/kg开始，根据治疗反应如有必要以每分钟0.2μg/kg递增，逐渐调整剂量，最大剂量可用到每分钟体量8μg/kg（如果超过24小时，最大剂量为每分钟 4μg/kg）。

【用药指导】

1. 对本品成分过敏者、代偿性高血压、严重维生素 B_{12} 缺乏者禁用。

2. 下列情况应慎用：颅内压增高、脑血管及冠状动脉供血不足、肝功能不全、肺功能不全、甲状腺功能过低、维生素 B_{12} 缺乏者。

3. 大剂量连续使用时，有肝肾功能损害的患儿，可引起血浆氰化物和硫氰化物浓度升高而中毒。

4. 本品可导致甲状腺功能减退、高铁血红蛋白血症、静脉炎和代谢性酸中毒。

5. 最主要的并发症是低血压。有的患儿可能还会出现头痛、恶心、呕吐和腹部痉挛性疼痛。

6. 用于手术时控制降压时，突然停药，尤其血药浓度较高而突然停药时，可能发生反跳性血压升高。

7. 静脉滴注不可与其他药物配伍。

8. 用于心力衰竭、心源性休克时开始宜缓慢，以后再酌情增加。用药不宜超过 72 小时。

9. 心力衰竭患儿停药应逐渐减量，并加用口服血管扩张剂，以免出现病状"反跳"。

10. 用药期间须严密监测血压、血浆氰化物浓度。

11. 为按计划达到合理降压，最好使用输液泵，以便精确调节流速，抬高床头可增进降压效果；药液有局部刺激性，谨防外渗，推荐自中心静脉作滴注。

12. 本品对光敏感，溶液稳定性较差，滴注宜避光，配制后 4 小时内使用，溶液变色应立即停用。

【制剂与规格】注射剂：▲50mg。

第四节 抗休克的血管活性药

去氧肾上腺素[保(乙)]
Phenylephrine

【商品名或别名】新福林，苯肾上腺素

【用药指征】

1. 治疗低血压和休克、收缩血管、升高血压。

2. 治疗室上性阵发性心动过速。

3. 散瞳检查眼底。

【用法与用量】

1. 皮下或肌内注射：一次 0.05 ~ 0.1mg/kg，每 1 ~ 2 小时 1 次，一次总量≤5mg。

2. 静脉滴注或静脉注射：一次 0.005 ~ 0.02mg/kg，最大剂量一次 0.5mg，必要时每 10 ~ 15 分钟重复 1 次或以每分钟 0.0001 ~ 0.0005mg/kg 静脉滴注维持，逐步调整到有效剂量。

3. 滴眼：散瞳用 2% ~ 5% 滴眼剂滴眼，每眼 1 滴。

【用药指导】

1. 禁用于严重高血压病、冠心病、甲状腺功能亢进、糖尿病患儿及 2 周内用过单胺氧化酶抑制剂者。

2. 本品与全身麻醉药如氟烷、甲氧氟烷等合用，易引起心律失常。

3. 婴儿用 2% 滴眼液。

【制剂与规格】注射剂：10mg。

滴眼剂：2% ~ 5%。

间羟胺 [基(基).保(甲)]
Metaraminol

【商品名或别名】阿拉明，Aramine

【用药指征】

1. 防治椎管内阻滞麻醉时发生的急性低血压。

2. 对于出血、药物过敏、手术并发症及脑外伤或脑肿瘤合并休克而发生的低血压，本品可用于辅助性对症治疗。

3. 也可用于心源性休克或败血症所致的低血压。

【用法与用量】

1. 肌内或皮下注射：按 0.1mg/kg，用于严重休克。

2. 静脉滴注：0.4mg/kg 或按体表面积 $12mg/m^2$，用氯化钠注射剂稀释至每 25ml 中含间羟胺 1mg 的溶液，滴速以维持合适的血压水平为度。配制后应于 24 小时内用完。

【用药指导】

1. 对本品过敏者，用三氯甲烷（氯仿）、氟烷、环丙烷进行全身麻醉者

203

或 2 周内曾用过单胺氧化酶抑制剂者禁用。

2. 血容量不足者应先纠正后再用本品。

3. 本品有蓄积作用，如用药后血压上升不明显，需观察 10 分钟以上再决定是否增加剂量，以免贸然增量致使血压上升过高。

4. 静脉时药液外溢，可引起局部血管严重收缩，导致组织坏死糜烂或红肿硬结形成脓肿，所以给药时应选用较粗大静脉注射，并避免药液外溢。

5. 短期内连续应用，出现快速耐受性，作用会逐渐减弱。

6. 长期使用骤然停药时可能发生低血压。

7. 与洋地黄或其他拟肾上腺素药并用，可致异位心律；与单胺氧化酶抑制剂并用，使升压作用增强，引起严重高血压。

8. 不宜与碱性药物共同滴注，因可引起本品分解。

【制剂与规格】注射剂：▲1ml：10mg。

肾上腺素

见第三章第三节。

去甲肾上腺素 [基(基).保(甲)]
Nodradrenaline

【商品名或别名】正肾上腺素，左旋去甲肾上腺素，重酒石酸去甲肾上腺素，Levalerenol

【用药指征】临床用于治疗：①急性心肌梗死、体外循环、嗜铬细胞瘤切除等引起的低血压。②对血容量不足所致的休克或低血压，本品作为急救时补充血容量的辅助治疗，以使血压回升暂时维持脑与冠状动脉灌注；直到补足血容量治疗发挥作用。③也可用于治疗椎管内阻滞时的低血压及心搏骤停复苏后血压维持。

【用法与用量】

1. 静脉滴注：用 5% 葡萄糖注射液或 5% 葡萄糖氯化钠注射液稀释后静脉滴注。开始以每分钟 0.02～0.1μg/kg 速度滴注，按需要调节滴速。

2. 口服：治疗上消化道出血，每次将注射液 1～3mg，加入适量冷盐水中服下，一日 3 次。

【用药指导】

1. 高血压、动脉硬化、无脉患儿，可卡因中毒及心动过速患儿禁用。

2. 下列情况应慎用：①缺氧，此时用本品易致心律失常，如室性心动过速或心室颤抖。②闭塞性血管病，如动脉硬化、糖尿病、闭塞性脉管炎等，可进一步加重血管闭塞，一般静脉注射不宜选用小腿以下静脉。③血栓形成，无论内脏或四周组织，均可促使血供减少，缺血加重，扩展梗死范围。

3. 浓度高时，注射局部和周围发生反应性血管痉挛、局部皮肤苍白，时久可引起缺血性坏死，故滴注时严防药液外漏，滴注以前应对受压部位（如臀部）采取措施，减轻压迫（如垫棉垫）。如一旦发现坏死，除使用血管扩张剂外，应尽快热敷并给予普鲁卡因大剂量封闭。小儿应选粗大静脉注射且需更换注射部位。

4. 本品宜用5%葡萄糖注射液或5%葡萄糖氯化钠注射液稀释，而不宜用氯化钠注射液稀释。

5. 本品遇光即渐变色，应避光贮存如注射液呈棕色或有沉淀则不宜再用。

6. 不宜与偏碱性药物如磺胺嘧啶钠、氨茶碱等配伍注射，以免失效；在碱性溶液中如与含铁离子杂质的药物（如谷氨酸钠、乳酸钠等）相遇，则变紫色，并降低其升压作用。

【制剂与规格】注射剂：▲（1）1ml：2mg；▲（2）2ml：10mg。

多巴酚丁胺 [基（基）.保（甲）]
Dobutamine

【商品名或别名】杜丁胺，安畅 DL – Hyoscyamine

【用药指征】用于器质性心脏病时心肌收缩力下降引起的心力衰竭，包括心脏直视手术后所致的低排血量综合征，作为短期支持治疗。

【用法与用量】静脉滴注：每分钟 2 ~ 20μg/kg。

配制方法：所需剂量（mg）= 体重（kg）×6，加入5%葡萄糖液或0.9%氯化钠注射液100ml，每小时1ml相当于每分钟1μg/kg，根据病情调节至所需的速度，一般从小剂量开始，视病情调整剂量。

【用药指导】

1. 如出现收缩压增加 [多数增高 1.33 ~ 2.67kPa（10 ~ 20mmHg），少数升高 6.67kPa（50mmHg）或更多]，心率增快（多数在原来基础上每分钟增加 5 ~ 10 次，少数可增加 30 次以上）者，与剂量有关，应减量或暂停用药。

2. 用药前应先补充血容量、纠正血容量。药液的浓度随用量和患儿所需液体量而定。

3. 治疗时间和给药速度按患儿的治疗效应调整，可依据心率、血压、尿量以及是否出现异位搏动等情况。如有可能，应监测中心静脉压、肺楔嵌压和心排血量。

4. 盐酸多巴酚丁胺宜与多巴胺联合使用。一般而言，与单独给予相等剂量的盐酸多巴酚丁胺相比，联合用药并不能使心排血量增加得更多。可是，联合使用盐酸多巴酚丁胺和多巴胺会导致：①全身动脉血压升高（这时对低血压患儿而言将是有益的），②肾脏的血流量、尿量以及钠的分泌增加。③预防单独使用多巴胺时发生的心室充盈压升高的倾向，这样，就能减少发生肺充血和肺水肿的危险，在伴有左心室功能受损的患儿中更是如此。

5. 盐酸多巴酚丁胺还可与其他血管扩张药联合使用。例如硝酸甘油，这对治疗患有局部缺血性心脏病的患儿有利。这种联合用药的好处在于：既增加了心脏输出量，又降低了外周血管阻力和心室充盈压力。这是任何药物在单独使用时都无法达到的。在联合给予盐酸多巴酚丁胺和其他血管扩张剂时，患儿心率和血压稍有增加或没有变化。

6. 本品不得与碳酸氢钠等碱性药物混合使用。

【制剂与规格】注射剂：▲（1）2ml：20mg；（2）20ml：0.25g。

多巴胺 [基(基).保(甲)]
Dopamine

【商品名或别名】3 - 羟酪胺，雅多普明，儿茶酚乙胺，二羟基苯丙胺，Intropine

【用药指征】抗休克药。

1. 用于心肌梗死、创伤、内毒素败血症、心脏手术、肾衰竭、充血性心力衰竭等引起的休克综合征。

2. 用于补充血容量后休克仍不能纠正者，尤其有少尿及周围血管阻力正常或较低的休克者。

3. 由于本品可增加心排血量，也用于洋地黄和利尿剂无效的心功能不全。

【用法与用量】静脉滴注：每分钟 2~20μg/kg。

配制方法同多巴酚丁胺，根据病情调节至所需的速度，待血压平稳，休克好转后，逐渐稀释浓度，减慢滴注速度，直至休克完全恢复再停药。

【用药指导】

1. 长期应用大剂量或小剂量用于外周血管病患儿，出现的反应有手足疼痛或手足发凉；外周血管长时期收缩，可能导致局部坏死或坏疽。

2. 在滴注本品时须进行血压、心排血量、心电图及尿量的监测。

3. 给药说明

（1）应用多巴胺治疗前必须先纠正低血容量。

（2）在滴注前必须稀释，稀释液的浓度取决于剂量及个体需要的液量，若不需要扩容，可用 0.8mg/ml 溶液，如有液体潴留，可用 1.6～3.2mg/ml 溶液。中、小剂量对周围血管阻力无作用，用于处理低心排血量引起的低血压；较大剂量则用于提高周围血管阻力以纠正低血压。

（3）选用粗大的静脉作静脉注射或静脉滴注，以防药液外溢，及产生组织坏死；如确已发生液体外溢，可用 5～10mg 酚妥拉明稀释溶液在注射部位作浸润。

（4）静脉滴注时应控制每分钟滴速，滴注的速度和时间需根据血压、心率、尿量、外周血管灌流情况及异位搏动出现与否等而定，可能时应做心排血量测定。

（5）休克纠正时即减慢滴速。

（6）遇有血管过度收缩引起舒张压不成比例升高和脉压减小、尿量减少、心率增快或出现心律失常，滴速必须减慢或暂停滴注。

（7）如在滴注多巴胺时血压继续下降或经调整剂量仍持续低血压，应停用多巴胺，改用更强的血管收缩药。

（8）突然停药可产生严重低血压，故停用时应逐渐递减。

【制剂与规格】注射剂：▲2ml∶20mg。

酚妥拉明

见第五章第三节。

第五节　心肌能量代谢赋活药

磷酸肌酸钠
Creatine Phosphate Sodium

【商品名或别名】劲博

【用药指征】心脏手术时加入心脏停搏液中保护心肌，缺血状态下的心肌代谢异常。

【用法与用量】静脉滴注：一次 0.5～1g，一日 1～2 次，在 30～45 分钟内静脉滴注。心脏手术时加入心脏停搏液中保护心肌：心脏停搏液中的浓度为 10mmol/L。但肾功能不全者应适当减少用药剂量。

【用药指导】

1. 对本品组分过敏者禁用。慢性肾功能不全者患儿禁止大剂量（5～10g/d）使用本品。

2. 快速静脉注射 1g 以上的磷酸肌酸钠可能会引起血压降低。大剂量（5～10g/d）给药引起大量磷酸盐摄入，可能影响钙代谢和调节稳态的激素的分泌，影响肾功能和嘌呤代谢。上述大剂量需慎用且仅可短期使用。

【制剂与规格】注射剂：（1）0.5g；（2）1.0g。

泛癸利酮
Ubidecarenone

【商品名或别名】辅酶 Q_{10}，癸烯醌，力时，能气朗

【用药指征】用于下列疾病的辅助治疗：

1. 用于冠心病、高血压、充血性心力衰竭、心律不齐的辅助治疗。

2. 还可用于脑血管障碍、出血性休克以及原发性或继发性醛固酮增多症等。

3. 也可用于急、慢性病毒性肝炎以及亚急性重型肝炎。

【用法与用量】

1. 口服：轻度或中度充血性心力衰竭的辅助治疗，≤1 岁，一次 5mg，一日 2 次；>1 岁，一次 10mg，一日 2～3 次，饭后服用。

2. 肌内注射、静脉注射：一次 5～10mg，一日 1 次。

【用药指导】

1. 本品注射液若有黄色沉淀物析出，可将安瓿放入沸水内 2～3 分钟，待沉淀物溶解、溶液透明后再使用。

2. 一日口服本品 300mg 以上时可出现无症状性乳酸脱氢酶和天门冬氨酸氨基转移酶升高，极少数患儿有轻微瘙痒症状。

3. 本品只作为辅助用药，不能代替基础用药。

【制剂与规格】胶囊剂：（1）5mg；（2）10mg；（3）15mg。

胶丸剂：10mg。

注射剂：2ml∶5mg。

第六节　调节血脂药

辛伐他汀^[基(基).保(甲)]
Simvastatin

【商品名或别名】利之舒，舒降之，新达苏，Zocor，Simcor，Sinvacol

【用药指征】临床主要用于治疗高胆固醇血症和混合型高脂血症；冠心病和脑中风的防治。

【用法与用量】口服。如需要片剂可掰开服用。

1. 5～10岁，推荐初始剂量为一日10mg，晚间顿服。对于胆固醇水平轻至中度升高的患儿，始服剂量为一日5mg。若需调整剂量则应间隔四周以上，最大剂量为一日20mg，晚间顿服。

2. 10～17岁，推荐起始剂量为一日10mg，晚间一次服用。一日最大剂量为40mg，应按个体化调整剂量。

【用药指导】

1. 对任何成分过敏者、活动性肝炎或无法解释的持续血清氨基转移酶升高者禁用。

2. 肾功能不全患儿应慎用。

3. 偶可引起血氨基转移酶可逆性升高，因此需监测肝功能。如在使用过程中氨基转移酶升高超过正常值3倍以上者，应停药。

4. 协同治疗：辛伐他汀与胆酸螯合剂合用具有协同作用。胆酸螯合剂和他汀类药物降脂具有互补作用，且不经过体内吸收，药物间相互作用或不良反应达到最小化。

5. 当辛伐他汀与其他在治疗剂量下对细胞色素CPY3A4有明显抑制作用的药物（如：环孢素、米贝地尔、伊曲康唑、酮康唑、红霉素、克拉霉素和奈法唑酮）或纤维酸类衍生物或烟酸合用时，导致横纹肌溶解的危险性增高。

【制剂与规格】片剂：（1）5mg；▲（2）10mg；▲（3）20mg。

分散片剂：（1）5mg；（2）10mg；（3）20mg；（4）40mg。

干混悬剂：10mg。

阿托伐他汀 [基(基).保(乙)]

Atorvastatin

【商品名或别名】立普妥，阿乐，利匹托，Lipitor，Ale

【用药指征】临床主要用于杂合子家族性或非家族性高胆固醇血症和混合性高脂血症，也用于纯合子高胆固醇血症。

【用法与用量】口服。儿童中使用经验仅限少数严重血脂紊乱者。10～17岁推荐初始剂量为一日10mg，间隔四周可增加到最大量一日20mg。17～18岁推荐初始剂量为一日10mg，间隔四周可增加到最大量一日80mg。

【用药指导】

1. 对本品过敏者、活动性肝病或原因不明的氨基转移酶持续升高超过正常上限3倍且原因不明者禁用。

2. 肾脏疾病不影响阿托伐他汀的血浆浓度及其降低低密度脂蛋白胆固醇的效果，不必要调整药物剂量。

3. 建议治疗开始前，进行肝功能检测，并在以后定期复查。患儿出现任何提示有肝脏损害的症状或体征时应检查肝功能。氨荃转移酶升高者应监测至恢复正常。如果丙氨酸氨基转移酶或门冬氨酸氨基转移酶持续高于正常上限的3倍以上，则建议减少剂量或停药。

4. 在罕见情况下，本品可能影响骨骼肌，引起肌痛、肌炎和肌病，可能进展为横纹肌溶解症。

5. 本品慎用于易感横纹肌溶解症的患儿。甲状腺功能低下、肾功能异常、大量饮酒或有肝病史的患儿应先测定肌酸磷酸肌酶（CPK）。

6. 在常规他汀类药物治疗的基础上，加用小剂量烟酸是一种合理的联合治疗方法，联合治疗可显著升高高密度脂蛋白胆固醇（HDL－C），而不发生严重的不良反应。

7. 他汀类与胆酸螯合剂合用有协同降低血清低密度脂蛋白胆固醇（LDL－C）水平的作用，可增加各自的降脂作用，延缓动脉粥样硬化的发生和发展进程，减少冠心病事件的发生。合用并不增加其各自的不良反应，且可因减少用药剂量而降低发生不良反应的风险。

8. 他汀类药物与鱼油制剂n－3脂肪酸合用可进一步降低甘油三酯、总胆固醇和载脂蛋白，并不会增加各自的不良反应。

【制剂与规格】片剂：▲（1）10mg；▲（2）20mg。

胶囊剂：10mg。

苯扎贝特 [保(乙)]
Bezafibrate

【商品名或别名】必利脂，必降脂，脂康平，必立脂，阿贝他，Bezalip，Cedur

【用药指征】临床主要用于治疗Ⅱ型、Ⅳ型高脂血症。

【用法与用量】口服：10~18岁，一次200mg，一日1次，根据治疗反应调整用量，最大量200mg，一日3次。饭后服用。

【用药指导】

1. 肝、肾功能不全者禁用。

2. 本品不可掰开或嚼服。

3. 本品对高甘油三酯血症的治疗效果较佳。严重混合性高脂血症患儿可能需要联合使用他汀类调脂药。

4. 应配合正确的饮食和运动方案，以达到最好的调脂效果。

5. 本品与其他高蛋白结合率的药物合用时也可将它们从蛋白结合位点上替换下来，导致其作用加强，如甲苯磺丁脲及其他磺脲类、降糖药、苯妥英、呋塞米等在降血脂治疗期间服用上述药物，则应调整降糖药及其他药的剂量。

6. 本品可明显增强口服抗凝药的作用，与其同用时应注意降低口服抗凝药的剂量，经常监测凝血酶原时间以调整抗凝药剂量。

7. 与考来烯胺同用时，应间隔2小时。

8. 氯贝丁酸衍生物与HMG－CoA还原酶抑制剂如洛伐他汀等合用治疗高脂血症，将增加两者严重肌肉毒性发生的危险，可引起肌痛横纹肌溶解、血肌酸磷酸激酶增高等肌病，应尽量避免联合使用。

9. 本品主要经肾排泄在与免疫抑制剂如环孢素合用时可增加后者的血药浓度和肾毒性，有导致肾功能恶化的危险，应减量或停药本品。与其他有肾毒性的药物合用时也应注意。

【制剂与规格】片剂：200mg。

缓释片剂：400mg。

分散片剂：0.2g。

第六章

血液及造血系统用药

第一节　抗贫血药

硫酸亚铁 [基(基).保(甲)]
Ferrous Sulfate

【商品名或别名】硫酸低铁，铁矾，施乐菲

【用药指征】用于各种原因（如慢性失血、营养不良、儿童发育期等）引起的缺铁性贫血的治疗及预防。

【用法与用量】口服。

1. 预防量，一日5mg/kg。

2. 治疗量，<1岁，一次60mg，一日3次；1~5岁，一次120mg，一日3次；6~12岁，一次0.3g，一日2次。

【用药指导】

1. 下列情况禁用：

（1）对本品过敏者。

（2）肝、肾功能严重损害，尤其是伴有未经治疗的尿路感染者。

（3）铁负荷过高、血色病或含铁血黄素沉着症患儿。

（4）非缺铁性贫血（如地中海贫血）患儿。

2. 慎用：过敏体质、酒精中毒、肝炎、急性感染、肠道炎症、胰腺炎、胃与十二指肠溃疡、溃疡性肠炎等患儿。

3. 本药口服有轻度胃肠道反应，可餐后立即服用以减轻胃部刺激，但可影响药物吸收；如反应明显，可减少初次口服剂量（以后逐渐增加），若患儿服后不能耐受，可换用其他铁剂。口服铁剂期间，不宜同时注射铁剂，以免发生毒性反应。

4. 铁与肠道内硫化氢结合，生成硫化铁，使硫化氢减少，减少了对肠蠕动的刺激作用，可致便秘，大便颜色发黑，大便潜血试验阳性，应注意与上消化道出血相鉴别。

5. 大量口服可致急性中毒，出现胃肠道出血、坏死，严重时可引起休克，应立刻救治。

6. 本品与钙剂、磷酸盐类、四环素类及抗酸药等同服，可妨碍铁的吸收。

7. 维生素 C 为还原型物质，能防止 Fe^{2+} 氧化而有利于吸收。

8. 服用本药时，如同时饮茶或服用含鞣酸较多的中药，易产生沉淀，从而影响铁的吸收，故服药后 2 小时内应避免饮用这类食物或药物。

【制剂与规格】片剂：▲0.3g。

糖浆剂：2.5%。

缓释片剂：▲(1) 0.45g；(2) 0.25g。

富马酸亚铁 [保(乙)]
Ferrous Fumarate

【商品名或别名】富血铁，富马酸铁，Carrinic，Eldofe

【用药指征】用于各种原因（如慢性失血、营养不良、儿童发育期等）引起的缺铁性贫血的治疗及预防。

【用法与用量】口服：常用剂量，一日 5～10mg/kg，分 3 次。

【用药指导】

1. 禁忌证及慎用者同硫酸亚铁。

2. 通常口服铁剂 4～5 日后，血液中网织红细胞数即可上升，7～12 日达高峰；血红蛋白于用药第 4 周时明显增加，但恢复正常需 4～12 周，而血红蛋白正常后须继续服药 2～3 个月才能使血清铁蛋白值恢复正常。

3. 本药口服有轻度胃肠道反应，可餐后立即服用以减轻胃部刺激，但可影响药物吸收；如反应明显，可减少初次口服剂量（以后逐渐增加），若患儿服后不能耐受，可换用其他铁剂。口服铁剂期间，不宜同时注射铁剂，以免发生毒性反应。

4. 与维生素 C 合用，可促进本药的吸收，但也易致胃肠道反应。

5. 使用本药过量而发生的急性中毒多见于儿童，儿童一次性 130mg 铁即可致死。

6. 服用本药，如同时饮用含鞣酸（如浓茶）的饮料，易产生沉淀，从而影响铁的吸收，服药后 2 小时内应避免饮用这类饮料。

【制剂与规格】片剂：0.2g。

咀嚼片剂：0.1g。

胶囊剂：0.2g。

葡萄糖酸亚铁 [保(乙)]
Ferrous Glucinate

【商品名或别名】葡糖酸铁，葡萄糖亚铁，Fergon

【用药指征】主要用于多种原因（如营养不良、慢性失血、月经过多、儿童生长期等）引起的缺铁性贫血。

【用法与用量】口服：预防用量，一次 0.1g，一日 2 次；治疗用量，一次 0.1~0.2g，一日 3 次。

【用药指导】

1. 禁忌证及慎用者同"硫酸亚铁"。

2. 偶有胃肠刺激症状，饭后服用可减轻胃肠刺激症状。

3. 细菌感染患儿不宜应用本品。

4. 服药后排黑色粪便易与大便潜血混淆。

5. 与维生素 C 同服，可增加本品吸收。

6. 本品与抗酸药如碳酸氢钠、磷酸盐类及含鞣酸的药物或饮料同用，易产生沉淀而影响本品吸收。

7. 避免与茶水或含鞣酸的中药同服。

【制剂与规格】片剂：（1）0.1g；（2）0.3g。

糖浆剂：（1）10ml：0.25g；（2）10ml：0.3g。

胶囊剂：（1）0.25g；（2）0.3g；（3）0.4g。

琥珀酸亚铁 [基(基).保(甲/乙)]
Ferrous Succinate

【商品名或别名】速力菲，菲普利，Ferplex

【用药指征】用于缺铁性贫血及缺铁状态的治疗。

【用法与用量】

1. 片剂或颗粒：≤12 岁，一日 6~18mg/kg，分 3 次服用。>12 岁，预防量，一次 0.1~0.2g，一日 1 次；治疗量，一次 0.1~0.2g，一日 3 次。

2. 口服液：一日 1.5ml/kg，分 2 次饭前口服。

【用药指导】

1. 本品与 H_2 受体阻滞剂、抗酸剂、磷酸盐、四环素类及鞣酸等同服，可妨碍铁的吸收。

2. 本品可减少左旋多巴、卡比多巴、甲基多巴及喹诺酮类的吸收。

3. 禁忌证及慎用者同"硫酸亚铁"。

【制剂与规格】片剂：▲0.1g。

口服溶液剂：15ml。

颗粒剂：（1）30mg；（2）100mg。

多糖铁复合物[保(乙)]
Iron Polysaccharide Complex

【商品名或别名】力蜚能

【用药指征】用于各种原因引起的缺铁性贫血。

【用法与用量】口服：<6 岁，一次 50～100mg，一日 1 次；6～11 岁，100～150mg，一日 1 次；12～18 岁，一次 150～300mg，一日 1 次。

【用药指导】

1. 铁离子是各种微生物生长和繁殖中必需物质，补铁过量易引起感染，因铁蛋白中的铁饱和率增高，对细菌增殖有利，且可使某些易产生内毒素菌株增加内毒素的产量。婴儿补铁过量时，多数新生儿易发生大肠埃希菌感染。

2. 人体的微量元素大多为过渡元素。其理化性质很多相近，故在代谢中常有互相干扰，如长期大量补锌可影响铁的代谢。

3. 鞣酸盐、磷酸盐及其他过渡元素，茶叶和含鞣酸较多的中药不利于铁的吸收。

4. 与维生素 C、枸橼酸、氨基酸、糖和乙醇能促进铁的吸收。

5. 禁忌证及慎用者同"硫酸亚铁"。

【制剂与规格】胶囊剂：150mg。

右旋糖酐铁 [基(基).保(乙)]
Iron Dextran

【商品名或别名】葡聚糖铁，右旋酐铁，莫科非，Cosmofer

【用药指征】用于不能耐受口服铁剂的缺铁性贫血患儿或需要迅速纠正缺铁者。

【用法与用量】

1. 深部肌内注射：通常一次 0.5～1ml，一日 1 次。

2. 口服：体重 < 5kg，25mg/d，5～9kg，50mg/d，> 9kg，一次 50～100mg，一日 1～3 次，饭后口服。

【用药指导】

1. 以下情况禁用：①严重肝、肾功能不全者。②非缺铁性贫血（如溶血性贫血）。③铁超负荷或铁利用紊乱。④已知对铁单糖或双糖的过度敏感。⑤代偿失调的肝硬化、传染性肝炎、急慢性感染的患儿。⑥哮喘、湿疹或其他特应性变态反应患儿。

2. 急性过敏反应表现为呼吸困难、潮红、胸痛和低血压，发生率约 0.7%。缓慢静脉注射可降低急性严重反应。过敏反应一般出现在给予试验剂量时间内。

3. 注射本品后血红蛋白未见逐步升高者应即停药；血浆铁蛋白在静脉注射后 7～9 天达到峰浓度，而在 3 周后又缓慢地回到基线。

4. 婴儿尽量避免肌内注射。

5. 任何右旋糖酐铁的肠道外给药都可能引起致命性的过敏反应。对药物有过敏史的患儿危险性增加。右旋糖酐铁只能在具备抢救条件的情况下给药。

6. 给有自身免疫性疾病或有炎症的患儿用药，可能会引起Ⅲ型变态反应。

7. 静脉注射过快可能引起低血压。

8. 本品一般不做静脉给药，偶有肌内注射疼痛难忍或因其他原因不能肌内注射者才用静脉给药，首次剂量可给予 1/4～1/3 支，用生理盐水或 5% 葡萄糖注射液稀释后缓慢静脉滴注，如无不良反应发生，余量可于半小时内滴入。

【制剂与规格】注射剂：▲2ml（含元素铁 50mg）。

口服溶液剂：▲5ml：25mg（铁）。

叶酸 [基(基).保(甲/乙)]

Folic Acid

【商品名或别名】维生素 M，维生素 B_{11}，维生素 R，维生素 B_C，斯利安，美天福，Folasic

【用药指征】临床主要用于：叶酸缺乏及其所致的巨幼红细胞贫血。也用于营养不良、慢性溶血性贫血、婴幼儿及长期使用止痛、抗惊厥、肾上腺皮质激素等药物者，以预防叶酸缺乏。

【用法与用量】口服。

1. WHO 推荐叶酸缺乏症：0 ~ 1 岁，0.5mg/kg（最大 5mg），一日 1 次，疗程 4 个月；吸收不良最大可用一日 10mg。2 ~ 18 岁，一次 5mg，一日 1 次，疗程 4 个月；吸收不良最大可用一日 15mg。

2. 溶血性贫血：1 个月 ~ 12 岁，一次 2.5 ~ 5mg，一日 1 次。

【用药指导】

1. 对叶酸及其代谢产物过敏者禁用。

2. 本药口服可迅速改善巨幼红细胞贫血，但不能阻止因维生素 B_{12} 缺乏而致的神经损害的进展。如大剂量持续服用叶酸，可使血清维生素 B_{12} 的含量进一步下降，反而使神经损害向不可逆方向发展。故使用叶酸治疗前，需明确排除维生素 B_{12} 缺乏。

3. 如口服给药后出现剧烈恶心或（和）呕吐，或处于手术前后禁食期，或胃切除后伴有吸收不良等，可使用亚叶酸钙等肌内注射给药。

4. 大量服用本药，可使尿液呈黄色，此为正常现象。

5. 营养性巨幼红细胞贫血常合并缺铁，应同时补铁，并补充蛋白质及其他 B 族维生素。

6. 与考来替泊合用，可能会减低叶酸的生物利用度，因后者可与叶酸结合。

7. 与柳氮磺吡啶合用，可减少叶酸的吸收。

8. 与胰酶合用，可能会干扰叶酸的吸收，故服用胰酶的患儿需补充叶酸。

9. 与甲氨蝶呤、乙胺嘧啶等药物合用，疗效降低。

10. 口服大剂量叶酸，可影响微量元素锌的吸收。

【制剂与规格】片剂：▲(1) 0.4mg；▲(2) 5mg。

亚叶酸钙 [基(基).保(甲)]
Calcium Folinate

【商品名或别名】立可林，安曲希，同奥，醛氢叶酸钙

【用药指征】主要用于叶酸拮抗药（如甲氨蝶呤、乙胺嘧啶或甲氧苄啶等）的解毒药。本品临床常用于甲氨蝶呤过量或大剂量治疗后所引起的严重不良反应。也用于婴儿期巨幼细胞性贫血，但对维生素 B_{12} 缺乏性贫血并不适用。

【用法与用量】

1. 口服：作为抗叶酸药（甲氨蝶呤）的解救药。首剂 5～15mg，6～8 小时 1 次，连续 2 日，根据甲氨蝶呤浓度调节用量。

2. 肌内注射或静脉注射：作为抗叶酸药（甲氨蝶呤）的解救药，6～15mg/m^2，6～8 小时 1 次，直到浓度在 5×10^{-8} mol/L 以下，需持续 2 日。也可用于叶酸缺乏所致的巨幼细胞性贫血口服效果不佳者，一日 1～3mg。

【用药指导】

1. 不良反应很少见，偶有皮疹、荨麻疹或哮喘等过敏反应。

2. 当患儿有下列情况者，本品应谨慎用于甲氨蝶呤的"解救"治疗：酸性尿（pH < 7）、腹水、失水、胃肠道梗阻、胸腔渗液或肾功能障碍。有上述情况时，甲氨蝶呤毒性较显著，且不易从体内排出。

3. 本品可同时与乙胺嘧啶或甲氧苄啶应用以预防后者引起的继发性巨幼细胞性贫血。

4. 本品不宜单独用于治疗维生素 B_{12} 缺乏所引起的巨幼细胞性贫血，否则反加重神经系统损害。

5. 本品应避免光线照射和热接触。

【制剂与规格】片剂：（1）5mg；（2）10mg；（3）15mg；（4）25mg。

胶囊剂：（1）15mg；（2）25mg。

注射液：（1）1ml：3mg；（2）1ml：5mg。

粉针剂：（1）▲25mg；（2）▲50mg；（3）▲100mg。

维生素 B_{12} [基(基).保(甲)]
Witamin B_{12}

【商品名或别名】钴胺素，氰钴氨素，氰钴氨

【用药指征】用于巨幼细胞贫血、恶性贫血、神经疾病和肝病。

【用法与用量】

1. 根据 BNFC（2010～2011）推荐如下。①巨幼细胞贫血不伴有精神症状：肌内注射，1 个月～12 岁，使用其衍生物羟钴胺 0.25～1mg，每周 3 次，连续 2 周，随后 0.25mg，每周 1 次，直到血细胞计数正常，然后根据需要每 3 月一次，每次 1mg。②巨幼细胞贫血伴有精神症状：肌内注射，1 个月～12 岁，隔日一次，每次 1mg，直到症状消失，然后根据需要每 2 个月 1 次，每次 1mg。

2. 国内实用儿科学推荐：对单纯由于营养缺乏的巨幼细胞贫血，建议用维生素 B_{12} 0.5～1mg，一次肌内注射。

3. 恶性贫血：肌内注射，一次 0.05～0.1mg，一日 1 次或隔日 1 次，疗程 2～4 周，贫血纠正后每周 1 次，再注射 1 个月；或一次大量肌内注射：0.5～1mg，一次注射。

【用药指导】

1. 对本品过敏者禁用。

2. 与维生素 B_{12} 代谢无关的多种贫血、营养不良、病毒性肝炎、多发性硬化、三叉神经痛、皮肤或精神疾病等，用本品治疗均无效，不宜滥用。

3. 有神经系统损害者，在诊断未明确前不宜使用本品，以免掩盖临床表现。

4. 叶酸与维生素 B_{12} 联用治疗恶性贫血有互补效应，可以提高疗效。

5. 硝普钠中毒：维生素 B_{12} 可解除硝普钠的类氰化物中毒样反应。

6. 本品不能采用静脉给药。

7. 应避免同一部位反复肌内注射给药，尤其是对早产儿、婴幼儿需小心。

8. 恶性贫血者（内因子缺乏）口服本品无效，必须终身采用肌内注射给药。

9. 维生素 C 可破坏维生素 B_{12}，两药服用应相隔 2～3 小时。

【制剂与规格】注射剂：（1）1ml：0.05mg；（2）1ml：0.1mg；▲（3）1ml：0.25mg；▲（4）1ml：0.5mg；（5）1ml：1mg。

腺苷钴胺 [基(基).保(甲/乙)]
Cobamamide

【商品名或别名】5′-脱氧腺苷钴胺，腺苷辅酶维生素 B_{12}，辅酶维生素 B_{12}，Coenzyme Vitamin B_{12}

【用药指征】

1. 巨幼红细胞贫血、营养不良性贫血等。

2. 也用于神经性疾病。如多发性神经炎、神经根炎、三叉神经痛营养性神经疾病等。

3. 还可用于因放射和药物所致白细胞减少的辅助治疗。

【用法与用量】

1. 口服：一次 0.125 ~ 0.25mg，一日 1 ~ 3 次。

2. 肌内注射：一次 0.25 ~ 0.5mg，一日 1 次或隔日 1 次。

【用药指导】

1. 家族性遗传性球后视神经炎及抽烟性弱视者禁用。

2. 与葡萄糖注射液存在配伍禁忌。不易与氯丙嗪、维生素 C、维生素 K 等混合于同一容器中。不能与氨基水杨酸钠合用。

3. 本药注射用制剂遇光易分解，开封或稀释后应尽快使用。

4. 神经系统损害者在诊断未明前应慎用本药。

5. 治疗后期可能出现缺铁性贫血，应补充铁剂。

6. 考来烯胺可结合维生素 B_{12}，从而使本药吸收减少。

【制剂与规格】片剂：▲0.25mg。

注射剂：(1) 1ml：0.5mg；(2) 1ml：1mg。

甲钴胺 [基(基).保(乙)]
Mecobalamin

【商品名或别名】弥可保

【用药指征】

1. 用于治疗多种外周末梢神经代谢功能障碍和自主神经病变，改善患儿自觉症状，如麻木、自发性疼痛、感觉异常、直立性眩晕、多汗、口渴等。

2. 用于促进再植手指神经吻合，促进感觉恢复。

3. 可改善椎间盘突出症、坐骨神经痛、面瘫、带状疱疹等所致的神经症状，缩短恢复时间。

4. 用于治疗维生素 B_{12} 缺乏所致巨幼细胞贫血。

【用法与用量】

1. 口服：一日 0.5mg，分 3 次；维持量：1 次 0.25mg，一周 1 次。

2. 肌内注射：一次 0.2 ~ 0.3mg，一周 3 次。

【用药指导】

1. 对本药过敏或对本药有过敏史者禁用。

2. 治疗 1 个月以上仍无效，应停用。

3. 本品见光易分解，开封后立即使用的同时，应注意避光。

4. 肌内注射时为避免对组织、神经的影响，应注意如下几点：①避免同一部位反复注射，且对新生儿、早产儿、婴儿、幼儿要特别小心。②注意避开神经分布密集的部位。③注意针扎入时，如有剧痛、血液逆流的情况，应立即拔出针头，换部位注射。

【制剂与规格】片剂：0.5mg。

注射剂：1ml：0.5mg。

胶囊剂：▲0.5mg。

蛋白琥珀酸铁
IronProteinsuccinylate

【商品名或别名】菲普利，济琥平

【用药指征】绝对和相对缺铁性贫血的治疗，由于铁摄入量不足或吸收障碍、急性或慢性失血以及各种年龄患者的感染所引起的隐性或显性缺铁性贫血的治疗，妊娠与哺乳期贫血的治疗。

【用法与用量】口服。

1. 成人：每天 1~2 瓶（相当于三价铁 40~80mg），遵医嘱分两次于饭前口服。

2. 儿童：每天按体重 1.5ml/kg（相当于每天三价铁 4mg/kg），应遵医嘱分两次于饭前口服。

【用药指导】

下列情况不得服用本品：

1. 对蛋白琥珀酸铁或药物中其他成分过敏。

2. 对乳蛋白过敏。

3. 患有会导致体内铁蓄积的疾病（血色病，含铁血黄素沉着症）。

4. 患有由铁蓄积所引起的胰腺炎（胰腺炎症）或肝硬化（以改变结构和正常功能的纤维变性或肝组织瘢痕形成为特征的慢性肝病）。

5. 患有缺铁以外原因导致的贫血（包括再生障碍性贫血、溶血性贫血、铁利用障碍性贫血等）。

【制剂与规格】口服溶液剂：15ml：40mg（以铁计）。

第二节　止血药

氨甲环酸 [基(基).保(甲/乙)]
Tranexamic Acid

【商品名或别名】止血环酸，妥塞敏，Transamin，AMCHA

【用药指征】

1. 本品主要用于急性或慢性、局限性或全身性原发性纤维蛋白溶解亢进所致的各种出血。弥散性血管内凝血所致的继发性高纤溶状态，在未肝素化前，一般不用本品。

2. 用于前列腺、尿道、肺、脑、子宫、肾上腺、甲状腺等富有纤溶酶原激活物脏器的外伤或手术出血。

3. 用作组织型纤溶酶原激活物（t-PA）、链激酶及尿激酶的拮抗物。

4. 用于中枢神经病变轻症出血，如蛛网膜下隙出血和颅内动脉瘤出血，应用本品止血优于其他抗纤溶药，但必须注意并发脑水肿或脑梗死的危险性，至于重症有手术指征患儿，本品仅可作辅助用药。

5. 用于治疗遗传性血管神经性水肿，可减少其发作次数和严重程度。

6. 血友病患儿发生活动性出血，可联合应用本品。

7. 用于防止或凝血因子Ⅷ或凝血因子Ⅸ缺乏的血友病患儿拔牙或口腔手术后的出血。

【用法与用量】

1. 口服。一次20～30mg/kg，一日3～4次。

2. 静脉注射：一次5～10mg/kg，一日1～2次，以25%葡萄糖液稀释缓慢注入。

3. 静脉滴注：一次5～10mg/kg，一日1～2次，以5%葡萄糖或10%葡萄糖液稀释。

【用药指导】

1. 对于有血栓形成倾向者（如急性心肌梗死）慎用。

2. 由于本品可导致继发性肾盂肾炎和输尿管凝血块阻塞，故血友病或肾盂实质病变发生大量血尿时要慎用。

3. 本品与其他凝血因子（如因子Ⅸ）等合用，应警惕血栓形成。一般认为在凝血因子使用后 8 小时再用本品较为妥当。

4. 本品一般不单独用于弥散性血管内凝血所致的继发性纤溶性出血，以防进一步血栓形成，影响脏器功能，特别是急性肾衰竭时。如有必要，应在肝素化的基础上才应用本品。

5. 必须持续应用本品较久者，应作眼科检查监护（例如视力测验、视觉、视野和眼底）。

6. 上尿路出血时给予本药，有引起肾小球毛细血管血栓的可能性，用药时应谨慎。

7. 本药与青霉素、苯唑西林有配伍禁忌，与尿激酶等溶栓剂也有配伍禁忌。

【制剂与规格】片剂：（1）0.125g；（2）0.25g。

注射剂：（1）2ml：0.1g；▲（2）5ml：0.25g；（3）2ml：0.2g；▲（4）5ml：0.5g。

酚磺乙胺[保（乙）]
Etamsylate

【商品名或别名】羟苯磺乙胺，氢醌磺乙胺，止血定，止血敏

【用药指征】

1. 用于防治多种手术前后的出血。

2. 也可用于血小板功能不良、血管脆性增加而引起出血，如血小板减少性紫癜、过敏性紫癜。

3. 还可用于其他原因引起的出血，如脑出血、胃肠道出血、泌尿道出血、眼底出血、齿龈出血、鼻出血和皮肤出血等。

【用法与用量】

1. 口服：一次 10mg/kg，一日 2～3 次。

2. 肌内注射、静脉注射：一次 0.125～0.25g，一日 2～3 次，视病情可增加剂量。

【用药指导】

1. 本品最好单独注射，不宜与其他药物（如碱性药液：碳酸氢钠注射液）配伍，以免药物氧化、变色而失效。

2. 高分子血容量扩张剂不能在本品之前使用。

3. 尚未见用药过量引起不良反应的报道。

4. 本品与其他类型止血药（如氨甲苯酸、维生素 K 等）合用，可增强止血效果。

5. 与氨基己酸混合注射，可引起中毒，故两者不能合用。

6. 与右旋糖酐同用，如两者必须联用，应间隔用药（尽量先使用本品）。

【制剂与规格】片剂：（1）0.25g；（2）0.5g。

注射剂：（1）2ml∶0.25g；（2）2ml∶0.5g；（3）5ml∶0.5g；（4）5ml∶1g。

维生素 K_1 [基(基).保(甲/乙)]

Witamin K_1

【商品名或别名】维他命 K_1，叶绿醌，叶萘酯，植物甲萘醌

【用药指征】

1. 用于维生素 K_1 缺乏症、低凝血因子 Ⅱ 血症及口服抗凝药过量的治疗。

2. 用于新生儿出血症。

3. 偶用于胆石症或胆道蛔虫症引起的胆绞痛。

4. 大剂量用于杀鼠药"二苯茚酮钠"的中毒解救。

【用法与用量】

1. 肌内注射或静脉滴注：一次 5～10mg，一日 1～2 次。

2. 早产儿、新生儿出血症，静脉滴注，预防用量，一次 1～2mg；治疗用量，一次 1～2mg，一日 1 次，连用 3 日。

【用药指导】

1. 本品与苯妥英钠混合 2 小时后可出现颗粒沉淀，与维生素 C、维生素 B_{12}、右旋糖酐混合易出现混浊。

2. 肝素引起的出血倾向及 PT 延长，用维生素 K_1 治疗无效。

3. 当患儿因维生素 K 依赖因子缺乏而发生严重出血时，短期应用本品常不能立即生效，可先静脉输注凝血酶原复合物、血浆或新鲜血。

4. 用于纠正口服抗凝药引起的低凝血因子 Ⅱ 血症时，应先试用最小有效剂量，通过 PT 测定再加以调整；过量的维生素 K_1 可影响以后的抗凝治疗。

5. 肠道吸收不良患儿，采用肌内注射给药为宜；如仍采用口服，宜同时给予胆盐，以利吸收。静脉给药由于可引起呼吸循环意外，只适用于不能采用其他途径给药的患儿，并应控制给药速度。

6. 治疗新生儿出血性疾病时，如果在给药 6 小时内未见效，则新生儿的疾病需重新诊断。新生儿使用本品剂量过大可出现高胆红素血症、黄疸、溶

血性贫血。

7. 本品可稀释于5%葡萄糖注射液、5%葡萄糖氯化钠注射液或生理盐水中，不要使用其他稀释液。

8. 本品注射液应防冻，如有油滴析出或分层则不宜使用。必须使用时，加热至70~80℃振摇，如澄明度正常，仍可继续使用。

9. 严重肝脏疾患或肝功能不良及小肠吸收不良所致腹泻患儿不宜使用。

10. 肌内注射可引起局部红肿、疼痛、硬结、荨麻疹样皮疹等。

【制剂与规格】注射剂：（1）1ml：2mg；▲（2）1ml：10mg。

凝血酶 [基(基).保(甲)]
Thrombin

【商品名或别名】凝血素，舒平莱士，Thrombase

【用药指征】本品适用于结扎止血困难的小血管、毛细血管以及实质性脏器出血的止血。用于外伤、手术、口腔、耳鼻喉、泌尿、烧伤、骨科等出血的止血。

【用法与用量】

1. 局部止血：用灭菌等渗盐水使溶解成每毫升含凝血酶50~200U，喷雾或灌注于创面，或以吸收性明胶海绵、纱条沾凝血酶贴敷于创面；也可直接撒布粉状凝血酶于创面。

2. 消化道止血：用温生理盐水或牛奶（<37℃）溶解凝血酶使每毫升含本品10~100U，口服或灌注，一次用量500~2000U，严重出血患儿可增加用量，每1~6小时用1次，视出血部位和程度增减浓度和次数。

【用药指导】

1. 过敏体质或对本品有过敏史者禁用（因为本药具有抗原性）。

2. 本品必须直接与创面接触，才能起止血作用。

3. 临用时新鲜配制。

4. 本品遇热、酸、碱或重金属盐类，可使凝血活力下降而失去作用。

5. 如出现过敏症状时，应立即停药。

6. 严禁血管内、肌内和皮下注射。否则可导致局部坏死，甚至危及生命。

7. 为提高上消化道出血的止血效果，宜先服一定量制酸剂中和胃酸后口服本品，或同时静脉给予抑酸剂。

8. 本品还可用磷酸盐缓冲液（pH 7.6）或冷牛奶溶解。如用阿拉伯胶、明胶、果糖胶、蜂蜜等配制成乳胶状溶液，可提高凝血酶的止血效果，并可适当减少本品用量。

9. 抗微生物药（如青霉素、链霉素、磺胺等）可与本药合用。不得与酸、碱及重金属等药物配伍。

10. 本药应密闭，2~8℃贮存，则相当稳定；但在室温状态下经 8 小时或冷冻后在 48 小时内，即失去活性。

【制剂与规格】注射剂：▲（1）200U；▲（2）500U；（3）1000U；▲（4）2000U；（5）5000U；（6）10000U。

凝血酶原复合物 [基(基).保(乙)]
Prothrombin Complex

【商品名或别名】康舒宁，PPSB

【用药指征】

1. 本品主要用于治疗先天性和获得性凝血因子 Ⅱ、Ⅶ、Ⅸ、Ⅹ 缺乏症如乙型血友病。

2. 抗凝剂过量、维生素 K 缺乏症。

3. 因肝病导致的凝血机制紊乱。

4. 各种原因所致的凝血酶原时间延长而拟作外科手术患儿。

5. 治疗已产生凝血因子Ⅷ抑制物的甲型血友病患儿的出血症状。

6. 逆转香豆素类抗凝剂诱导的出血。

7. 治疗敌鼠钠盐中毒。

【用法与用量】静脉滴注。根据患儿体重、出血类型及需要提高的凝血因子血浆浓度定其用量。

1. 乙型血友病：①预防自发性出血。一次 20~40IU/kg，一周 2 次。②治疗出血。对轻至中度出血，一次 25~55IU/kg，或使用能将凝血因子Ⅸ血浆浓度提高到正常浓度的 20%~40% 的剂量，一日 1 次，使用 1~2 日；严重出血时，一次 60~70IU/kg，或使用能将凝血因子Ⅸ血浆浓度提高到正常浓度的 20%~60% 的剂量，每 10~12 小时 1 次，连续 2~3 日。③围手术期止血。拔牙前 1 小时给予 50~60IU/kg，或使用能将凝血因子Ⅸ血浆浓度提高到正常浓度的 40%~60% 的剂量；若术后仍有出血，可重复此量。其他手术前 1 小时给予 50~95IU/kg，或使用能将凝血因子Ⅸ血浆浓度提高到正常浓度的 25%~60% 的剂量；术后每 12~24 小时重复此量，至少持续 7 日。

凝血因子Ⅸ每 1IU/kg 可提高其血浆浓度 1%。计算用量参考公式：

凝血因子Ⅸ剂量（IU）=体重（kg）×需要提高的凝血因子Ⅸ血浆浓度（％）×1U/kg。

2. 甲型血友病：已产生凝血因子Ⅷ抗体的患儿，预防及控制出血可给予75IU/kg。必要时12小时后再重复使用。

3. 凝血因子Ⅶ缺乏症：为控制围手术期出血，术前应给予能提高凝血因子Ⅶ血浆浓度到正常浓度的25%的剂量，术后每4~6小时重复一次，必要时持续7日。计算用量参考公式：

凝血酶原复合物剂量=体重（kg）×需要提高的凝血因子Ⅶ血浆浓度（％）×0.5IU/kg

4. 抗凝剂诱发的出血：严重病例必要时一次1500IU，并同时加用维生素K。

【用药指导】

1. 在严格控制适应证的情况下，无已知禁忌证。

2. 本药含微量A型和B型的同种血细胞凝集素，给血型为A型、B型、AB型的患儿大量输注时可发生血管内溶血。

3. 除肝病出血患儿外，一般在用药前应确诊患儿是缺乏凝血因子Ⅱ、Ⅶ、Ⅸ、Ⅹ方能对症下药。

4. 本品专供静脉输注，应在临床医师的严格监督下使用，不得用于静脉外的注射途径。滴注时，医师要随时注意使用情况，若发现弥散性血管内凝血或血栓的临床症状和体征，要立即终止使用。并用肝素拮抗。

5. 瓶子破裂、溶解后出现摇不散沉淀等现象时不可使用。

6. 药物过量有引起血栓的危险性。

7. 抗纤溶药（如氨基己酸、氨甲环酸等）常用于预防与控制血友病患儿接受各类手术时的出血，若与本药合用，可增加发生血栓性并发症的危险。因此，上述药物宜在给予本药8小时后使用。

8. 本药对丙型血友病无效。

9. 本品应置于2~8℃保存。

10. 粉剂以灭菌注射用水溶解（溶解或稀释液温度不宜超过37℃），然后将瓶轻轻旋转（切勿用力振摇，以免蛋白变性）直至完全溶解。配制好的药物应立即使用，输液器应带有滤网装置。配制后的溶液可稳定12小时，但不能再置入冰箱，以免某些活化成分发生沉淀。

【制剂与规格】注射剂：▲（1）100IU；▲（2）200IU；▲（3）300IU；▲（4）400IU。

凝血因子Ⅷ^[基(基).保(甲)]

Lyophilized Human Coagulation Factor Ⅷ

【商品名或别名】海莫莱士，康斯平，抗甲种血友病因子

【用药指征】

1. 用于甲型血友病（先天性凝血因子Ⅷ缺乏症）。

2. 用于获得性凝血因子Ⅷ（FⅧ）缺乏症。

3. 用于血管性假血友病（vWD）。

4. 用于低纤维蛋白原血症，可作为凝血因子Ⅰ（纤维蛋白原）的来源用于弥散性血管内凝血。

【用法与用量】静脉滴注：可按公式计算给药剂量：所需 FⅧ（IU）＝0.5×体重（kg）×要求增加的 FⅧ：C 的浓度（%）。

1. 轻度关节出血：一次 8～10IU/kg，一日 1～2 次，连用 1～4 日，使体内 FⅧ：C 水平达正常水平的 15%～20%。

2. 中度关节、肌肉出血：一次 15IU/kg，一日 2 次，使体内 FⅧ：C 水平达正常水平的 30%。用药需维持 3～7 日。

3. 大出血或严重外伤而无出血证据：一次 25IU/kg，一日 2 次，使体内 FⅧ：C 水平达正常的 50%。用药至少维持 7 日。如遇危及生命的出血，如口腔、泌尿道及中枢神经系统出血，重要器官（如颈、喉、腹膜后）及髂腰肌附近的出血，首次剂量 40IU/kg，维持剂量每隔 8～12 小时 20～25IU/kg。

4. 外科手术或严重外伤伴出血：为使体内 FⅧ：C 水平达正常水平的 80%～100%，按 40～50IU/kg 于术前 1 小时开始输注，随后使 FⅧ：C 水平维持在正常水平的 30%～60%约 10～14 日。应注意只有当 FⅧ抑制物水平无异常增高时，方可考虑择期手术。

5. 预防出血：体重＞50kg 者，一日 500IU；≤50kg 者，一日 250IU。使体内 FⅧ：C 水平达正常水平的 5%～10%。

6. 抗 FⅧ：C 抗体生成伴出血：首剂 5000～10000IU/h，维持量 300～1000IU/h，使体内 FⅧ：C 水平维持在 30～50IU/ml。如联合应用血浆交换术，宜追加本药 40IU/kg，以增强疗效。

【用药指导】

1. 大剂量反复使用本药，应注意可能出现过敏反应，溶血反应及肺水肿，心脏病患儿尤其应谨慎。

2. 大量输入本药可产生溶血反应（制品中含抗 A、抗 B 红细胞凝集素）

或高容量性心力衰竭，一日输注超过 20IU/kg 时可出现肺水肿。此外尚有高凝血因子 I 血症或血栓形成。

3. 本药不能与其他药物合用，且不能用于静脉外的注射途径。滴注速度需个体化，一般约 2~4ml/min，药液宜在 1 小时内输完。

4. 如用药后出现脉搏明显加快，应减慢给药速度或暂停给药，直至脉搏恢复正常。

5. 本药对乙型血友病及丙型血友病无效。

6. 本药应置于 2~8℃或室温保存，切勿冷冻。用前应先以 25~37℃灭菌注射用水或 5%葡萄糖注射液按瓶签的标示量注入瓶内。

【制剂与规格】注射剂：▲（1）50IU；▲（2）100IU；▲（3）200IU；▲（4）250IU；▲（5）300IU；▲（6）400IU；▲（7）500IU；▲（8）1000IU。

人纤维蛋白原 [基(基).保(乙)]
Human Fibrinogen

【商品名或别名】纤维蛋白原

【用药指征】用于各种原因引起的纤维蛋白原缺乏而造成的出血及手术、外伤或内出血等。

【用法与用量】静脉滴注：一次 0.03~0.15g/kg，用 30~37℃灭菌水摇动完全溶解，以每分钟 20 滴的滴速滴入。

【用药指导】

1. 婴幼儿、无尿患儿、血栓性疾病、心肌梗死、心功能不全者禁用。

2. 本品专供静脉输注。

3. 本品溶解后为略带乳光的溶液，允许有少量细小的蛋白颗粒存在，为此用于输注的输液器应带有滤网装置，但如发现有大量或大块不溶物时，不可使用。

4. 在寒冷季节溶解本品或制品，应特别注意先使制品和溶解液的温度升高到 30~37℃，然后进行溶解，温度过低往往会造成溶解困难并导致蛋白变性。

5. 宜临用前配制，摇溶后于 2 小时内滴注完。

【制剂与规格】注射剂：▲（1）0.5g；▲（2）1.0g；▲（3）1.5g；▲（4）2.0g。

鱼精蛋白 $^{[基(基).保(甲)]}$
Protamine

【商品名或别名】精蛋白，硫酸鱼精蛋白

【用药指征】

1. 用于因注射肝素过量所致的出血以及其他自发性出血（如咯血等）。

2. 心血管手术、体外循环或血液透析过程中应用肝素者，在结束时用本品中和体内残余肝素。

【用法与用量】

1. 抗自发性出血：静脉滴注，一日 5～8mg/kg，一日 2 次。一次不超 25mg，用注射用生理盐水 250ml 稀释。每 6 小时 1 次，连用不超过 3 日。

2. 抗肝素过量，静脉注射，用量与最后一次肝素的用量及间隔时间有关。在注射肝素 30 分钟后，每 125U 肝素，需用本品 0.5mg，每次用量≤50mg，必要时可重复给予，但 2 小时内不可大于 100mg。

【用药指导】

1. 本品与青霉素及头孢菌素类存在配伍禁忌。

2. 本品口服无效，仅用于静脉给药，宜单独使用。

3. 本品可中和低分子肝素的抗凝血酶活性，但只能部分中和其抗凝血因子 Xa 的作用。本品 1mg 可中和 100U 道特肝素钠或依诺肝素钠 1mg（100U）。此外，本品 1mg 可中和肝素 100U。

4. 由于肝素在体内代谢迅速，因此与本品给药间隔时间越长，拮抗所需用量则越少。例如肝素静脉注射 30 分钟后，再用本品，剂量可减少一半。

5. 用药 5～15 分钟后，可测定活化部分凝血活酶时间（APTT）或凝血酶时间（TT），以估计用量（特别在大剂量肝素应用后）。给药后，如肝素的作用持续时间长于本品，可根据测定激活全血凝固时间（ACT）结果再次给药。

6. 对血容量偏低患儿，宜纠正后再用本品，以防周围血循环衰竭。

7. 本品能被血液所灭活，当用于中和大剂量肝素后 8～9 小时（个别为 18 小时），部分患儿可发生肝素"反跳"现象和出血，此时需额外使用本品。

8. 本品粉针剂使用方法：取本品 50mg 于 5ml 灭菌注射用水或用含 0.9% 苯甲醇的注射用水中溶解（每 1ml 药液含本品 10mg）。如不再稀释，则在 1～3 分钟内缓慢静脉注射；也可于 5% 葡萄糖注射液或 0.9% 氯化钠注射液中稀释后静脉滴注。

9. 缓慢静脉注射给药，滴速 0.5ml/min，10 分钟内不超过 50mg，可避免注射过快引起不良反应。

10. 对鱼过敏、曾使用本品或使用含有本品的胰岛素制剂者，用药后可发生过敏反应或高敏反应，表现为荨麻疹、血管神经性水肿、恶心、呕吐、倦怠、局部疼痛，严重者可立即出现低血压、心血管衰竭，偶有死亡的报道。

11. 在一些胰岛素制剂中，鱼精蛋白可延长胰岛素的作用。

【制剂与规格】注射剂：▲（1）5ml∶50mg；▲（2）10ml∶100mg。

第三节　抗凝血药

肝素钠 [基(基).保(甲/乙)]
Heparin Sodium

【商品名或别名】海普林，美得喜，Hepathrom

【用药指征】

1. 用于急慢性静脉血栓或无明显血流动力学改变的肺栓塞（PE）。本品能阻止栓子延伸，使机体自发性溶栓。

2. 预防二尖瓣狭窄、充血性心力衰竭、左心房扩大、心肌病合并心房颤动以及心脏瓣膜置换或其他心脏手术时所致的体循环栓塞。

3. 防止动脉手术和冠状动脉造影时导管所致的血栓栓塞。

4. 用于急性心肌梗死时的辅助治疗，以减少血栓栓塞的并发。尤适宜于心肌梗死合并充血性心力衰竭、心源性休克、长期心律失常、心肌梗死复发以及以往有静脉血栓形成或肺梗死病史者。

5. 能减少脑血栓形成的危险性并降低其死亡率。

6. 用于弥散性血管内凝血（DIC），尤其在高凝阶段，可减少凝血因子的耗竭。

7. 可作为体外抗凝血药（如输血、体外循环、血液透析、腹膜透析及血样标本体外实验等）。

8. 有报道，本品能促进脂蛋白脂酶（清除因子）从组织释放，后者可催化三酰甘油水解，从而清除血脂；还能增强抗凝血酶Ⅲ对血管舒缓素的抑制作用，因而可抑制遗传性血管神经性水肿的急性发作。

【用法与用量】

1. 静脉注射：按体重一次50U/kg，以后每小时20U/kg持续静脉滴注。DIC静脉注射30~125U/kg，每4~6小时1次。根据病情补充凝血因子和血小板。

2. 皮下注射：一次 250U/kg，一日 2 次。根据 APTT 调整剂量。

【用药指导】

1. 本品与下列药物有配伍禁忌：阿米卡星、头孢噻啶、头孢孟多、氟哌利多、环丙沙星、米托蒽醌、头孢哌酮、头孢噻吩钠、硫酸庆大霉素、卡那霉素、妥布霉素、乳糖酸红霉素、万古霉素、阿霉素、多黏菌素 B、多柔比星、头孢哌酮、柔红霉素、氢化可的松琥珀酸钠、氯喹、氯丙嗪、异丙嗪、麻醉性镇痛药等。

2. 临床上通常以本品小剂量作为预防血栓形成，而大剂量则作为治疗血栓的剂量。

3. 对本品过敏者应提高警惕，仅在出现危及生命的紧急状况下方可用药。遇有过敏体质者，特别对猪肉、牛肉或其他动物蛋白过敏者，可先给予本品 6 ~ 8mg 作为测试量，如半小时后无特殊反应，才可给予全量。

4. 本品稀释液应避免冻存。

5. 给药期间应避免肌内注射其他药物。

6. 若血浆中凝血酶Ⅲ降低，本品疗效较差，需输血浆或凝血酶Ⅲ。

7. 本品与溶栓药物（如尿激酶等）不同，对已形成的血栓无溶解作用。

8. 本品口服无效，可采用静脉注射、静脉滴注和深部皮下注射，一般不推荐肌内注射，因可导致注射部位血肿；皮下注射刺激性较大，应选用细针头和深入脂肪层（如髂嵴和腹部脂肪组织）注射。注入部位需不断更换，注射时不要移动针头，注射处不宜搓揉，而需局部压迫。

9. 静脉给药时最好用微量输液泵泵入，按 100U/kg 泵入，临床上均按 APTT 调整本品用量。凝血时间要求保持在治疗前的 2 ~ 3 倍，APTT 为治疗前的 1.5 ~ 2.5 倍，随时调整用药量及给药间隔时间；治疗第 1 日，应在每次用药前观察上述测定值，以后每日测定数次；用维持量时则每日测定 1 次。若凝血时间过度延长或出现出血，应立即停药。

10. 本品用于以下可导致出血危险性增加的疾病时，应注意监测：①心血管疾病：亚急性细菌性心内膜炎、重度高血压。②外科手术期间及术后：脊椎穿刺术或硬膜外麻醉术、外科大手术（尤其是脑部、脊髓及眼科手术）。③凝血酶Ⅲ缺乏。患儿在使用抗凝血酶Ⅲ治疗期间，应减少本品的用量。④其他伴有止血障碍的肝脏疾病患儿。

11. 使用本品后出现血细胞减少，对轻度减少者（如血小板计数高于 $10 \times 10^9/L$），即使继续使用本品其病情仍可维持稳定或可逆转。若必须用本品继续治疗，应选用其他器官来源的肝素谨慎地进行治疗。

12. 需长期抗凝治疗时，可在本品应用的同时，加用双香豆素类口服抗凝，36～48 小时后停用本品，而后单独用口服抗凝血药维持抗凝。

13. 有报道显示，患儿应用肝素后，可能出现一种新的栓塞，此现象与血小板减少症有关，是肝素引起的不可逆性的血小板聚集而诱发的血栓，称为白色血栓综合征，该并发症可引起严重血栓栓塞并发症如皮肤坏死、因肢体坏疽导致的截肢、心肌梗死、肺栓塞、卒中甚至死亡。因此，当患儿出现与血小板减少症相关的新血栓则应立即停止用药。

14. 药物过量：凝血时间超过 30 分钟或 APTT 超过 100 秒，均表明用药过量。早期过量的表现有黏膜和伤口出血，刷牙时齿龈渗血，皮肤瘀斑或紫癜、鼻出血等。

【制剂与规格】注射剂：（1）2ml：100U；（2）2ml：500U；（3）2ml：1000U；▲（4）2ml：5000U；▲（5）2ml：12500U。

低分子肝素钙 [基（基）.保（乙）]

Low Molecular Weight Heparins Calcium

【商品名或别名】那屈肝素钙

【用药指征】

1. 用于普通外科及全髋或膝关节置换术、长期卧床或恶性肿瘤患儿的深静脉血栓（DVT）及肺栓塞的预防、深静脉血栓及肺栓塞的治疗。大多数无并发症的 DVT 患儿急性期可以门诊用药，以节省住院开支。

2. 用于血液透析或血液过滤时，防止体外循环过程中血液凝固及预防血栓形成。

【用法与用量】血管内注射，>4 岁，血液透析中（<4 小时），150～200U/kg 能有效维持体内抗凝血作用。

【用药指导】

1. 禁用：①对肝素和猪肉产品过敏者。②有活动性出血者。③有使用本品诱导的血小板减少症史者。

2. 可引起注射部位出血性瘀斑、皮下瘀斑、血尿、过敏性皮疹等，也可能引起出血，特别在大剂量时。

3. 使用本品注射液时，若患儿体重超过 60kg（或患儿体重减轻/增加）、血液状态改变情况，相应按个体根据需要调整剂量。

4. 本品禁止肌内注射。

5. 在皮下注射过程中，用拇指和食指将皮肤捏起，并将针头全部扎入皮肤皱褶内，经回抽确认未刺伤血管后注入药物，保持皮肤皱褶并抽由针头。

6. 本品过量时可引起出血，可用鱼精蛋白拮抗，鱼精蛋白1mg可中和本药100U。

【制剂与规格】注射剂：▲（1）0.3ml：3075U 抗 Xa；▲（2）0.4ml：4100U 抗 Xa；▲（3）0.6ml：6150U 抗 Xa。

华法林 [基(基).保(甲)]
Warfarin

【商品名或别名】苄丙酮香豆素钠

【用药指征】

1. 防治血栓栓塞性疾病，可防止血栓形成与发展，如治疗血栓栓塞性静脉炎，降低肺栓塞的发病率和死亡率，减少外科大手术、风湿性心脏病、髋关节固定术、人工置换心脏瓣膜手术等的静脉血栓发生率。

2. 心肌梗死的辅助用药。用途与肝素同，可防止血栓形成与发展。也可作为心肌梗死辅助用药。口服有效，作用时间较长。但作用出现缓慢，剂量不易控制。也用于风湿性心脏病、髋关节固定术、人工置换心脏瓣膜等手术后防止静脉血栓发生。

【用法与用量】根据 BNFC（2010～2011）推荐：1 个月～18 岁，首日 0.2mg/kg，一日 1 次口服，最大量10mg，从第 2 天开始改为 0.1mg/kg，一日 1 次口服，最大量5mg（但是如果 INR 仍低于1.5，可应用0.2mg/kg，一日 1 次口服，最大量10mg；如果 INR 高于3.0，可下调剂量为0.05mg/kg，一日 1 次口服，最大量2.5mg，如果 INR 高于3.5，则须停药）。此后根据 INR 调整剂量，一般维持量0.1～0.3mg/kg，一日 1 次。

【用药指导】

1. 无测定凝血酶原时间或凝血酶原活性的条件时，切勿随便使用本品，以防过量引起低凝血酶原症，导致出血。

2. 若发生轻度出血，应立即减量或停药。严重出血可静脉注射维生素 K_1（12.5～20mg），用以控制出血，必要时可输全血、血浆或凝血酶原复合物。

3. 在长期应用最低维持量期间，如需进行手术，可先静脉注射维生素 K_1 注射液50mg，但进行中枢神经系统及眼科手术前，应先停药。胃肠手术后，应查大便潜血。剂量应根据凝血酶原时间控制在 25～30 秒（正常值12秒）进行调节。

4. 食物中维生素 K 缺乏或应用广谱抗生素如大环内酯类、头孢菌素类及氟康唑等可抑制肠道细菌，使体内维生素 K 含量降低，可使本类药物作用加强。

5. 阿司匹林等血小板抑制剂可与本类药物发生协同作用。

6. 水合氯醛、羟基保泰松、甲苯磺丁脲、奎尼丁等可因置换血浆蛋白，水杨酸盐、丙咪嗪、甲硝唑、西咪替丁等因抑制肝药酶均使本类药物作用加强。

7. 能促使本品与受体结合的药物（如甲状腺素、苯乙双胍）可增强本品的抗凝作用。

8. 肾上腺皮质激素既可增加，也可减弱抗凝的作用，有导致胃肠出血的危险，一般不合用。

9. 抑制本品吸收的药物（包括制酸药、轻泻药、灰黄霉素、利福平、甲丙氨酯等）及肝药酶诱导药（如苯巴比妥、苯妥英钠、氯噻酮、螺内酯）能加速本药的代谢，减弱其抗凝作用。

10. 有出血倾向患儿（如血友病、血小板减少性紫癜）、严重肝肾疾病、活动性消化性溃疡及眼科手术患儿禁用。

【制剂与规格】片剂：▲(1) 1mg；▲(2) 2.5mg；▲(3) 3mg；▲(4) 5mg。

尿激酶 [基(基).保(甲)]
Urokinase

【商品名或别名】尿活素，天普洛欣，雅激酶，Cultokinase

【用药指征】

1. 用于急性心肌梗死、急性脑血栓形成和脑血管栓塞、急性广泛性肺栓塞、肢体周围动静脉血栓、中央视网膜动静脉血栓及其他新鲜血栓闭塞性疾病。

2. 用于眼部炎症、创伤性组织水肿、血肿等。

3. 用于防治人工心瓣替换手术后血栓形成以及保持血管插管、胸腔及心包腔引流管的通畅等。

【用法与用量】

1. 心肌梗死：建议以氯化钠注射液配制后 4400U/kg，10～15 分钟静脉滴注完，然后以每小时 4400U/kg 静脉滴注维持，滴注前应先静脉给予肝素。

2. 脓胸或心包积脓：常用抗生素和脓液引流术治疗。引流管常因纤维蛋白形成凝块阻塞引流管。此时可胸腔或心包腔内注入灭菌注射用水配制（5000U/ml）的本品 5000～10000U，保留 2～4 小时吸出。

【用药指导】

1. 本品稀释液宜接近中性，因在酸性药液中易分解而降低疗效。如采用葡萄糖注射液稀释，则其 pH 应不低于 4.5。

2. 本品不宜做肌内注射。

3. 静脉给药时，宜一次性穿刺成功。动脉给药时，穿刺结束后，宜在穿刺局部加压至少 30 分钟，并用无菌绷带和敷料加压包扎。

4. 用药时，必须在短时间（15~30 分钟）内给予足够的初始量以中和体内尿激酶抗体，但初始量过大可影响溶栓效果。

5. 肺栓塞的溶解常伴随血流动力学变化，要注意采取维持血压的措施。

6. 本品并发的出血率较应用基因合成的组织型纤溶酶及纤溶酶原、链激酶复合物（APSCA）者低，但较肝素治疗者高 2 倍，因本品溶栓的同时，亦溶解已有的止血栓或机化的斑块，使陈旧性创伤也能产生隐性出血。

7. 用药同时应进行溶栓监测：本品输注 12 小时后，如测得 TT 自 40~60 秒变成 20~30 秒，则本品剂量应从 4000U/（kg·h）增至 5000U/（kg·h），6 小时后重复测定 TT。①如 TT 回升到 40~60 秒，可继续用药。②若 TT 仍低于溶栓治疗范围，应停止给药，并改用肝素治疗。③如 TT 大于 5 倍基础值，应停止治疗，且每 2~4 小时重复监测 TT，待 TT 恢复到治疗范围后，将本品减半治疗，并每 6 小时监测 TT，每 4 小时监测生命体征。

8. 本品溶液必须在临用前新鲜配制，随配随用。用灭菌注射用水 5ml 溶解，制成的药液显浅稻草黄色（色深或不能完全溶解者不可使用）。溶解时应将瓶轻轻转动，切勿用力振摇（因可产生不溶物），制得的药液要求通过 0.45μm 终端过滤器或小型赛璐珞过滤器，以除去不溶性颗粒，再按要求进行稀释备用。已溶解的药液易失活，故未用完的药液应丢弃，不宜保存再用。

【制剂与规格】注射剂：（1）500U；（2）1000U；（3）5000U；（4）1 万 U；（5）2 万 U；（6）5 万 U；（7）10 万 U；（8）20 万 U；▲（9）25 万 U；（10）50 万 U；（11）150 万 U；（12）250 万 U。

第四节　促白细胞增生药

鲨肝醇^[保(乙)]
Batilol

【商品名或别名】二十八烷基甘油醚，Batylalcohol

【用药指征】用于各种原因引起的粒细胞减少。

【用法与用量】口服：一次 1~2mg/kg，一日 3 次，4~6 周 1 个疗程。

【用药指导】

1. 用药期间应经常检查白细胞数，以调整至适当的剂量。

2. 对本品过敏者禁用。

3. 临床疗效与剂量相关，应根据个体化寻找最佳剂量。

【制剂与规格】片剂：（1）20mg；（2）25mg；（3）50mg。

维生素 B$_4$ [保(乙)]
Vitamin B$_4$

【商品名或别名】6 - 氨基嘌呤，腺嘌呤，Denine

【用药指征】用于多种原因引起的白细胞减少，如肿瘤化疗、放疗以及苯类药物等中毒所造成的白细胞减少；还可用于多种原因引起的急性粒细胞减少症。

【用法与用量】

1. 口服：<1 岁，一次 2.5mg；2~12 岁，一次 5~10mg；均一日 2~3 次；>12 岁，一次 10~20mg，一日 3 次。

2. 肌内注射或静脉注射：一次 10~20mg，一日 1~2 次。

【用药指导】

1. 本品注射时需溶于 2ml 磷酸氢二钠缓冲液中，缓慢注射。不能与其他药物混合注射。

2. 本品是核酸前体，在与肿瘤患儿化疗或放疗并用时，应考虑其是否有促进肿瘤发展的可能性。

3. 连续使用 1 个月左右才能显效。

【制剂与规格】片剂：（1）10mg；（2）25mg。

注射剂：20mg（附 2ml 磷酸氢二钠缓冲液）。

肌苷 [保(甲)]
Inosine

【商品名或别名】5′- 肌苷酸钠，次黄嘌呤核苷，肌苷磷酸钠，Inosine Phosfhate Sodium

【用药指征】用于治疗各种原因引起的白细胞或血小板减少症的辅助治

疗，以及急慢性肝脏疾病的辅助治疗。

【用法与用量】

1. 口服：一次 0.1～0.2g，一日 3 次。

2. 静脉滴注：一次 0.1～0.2g，一日 1 次。

【用药指导】

1. 对本品过敏者禁用。需要限钠患儿慎用。

2. 盐酸多巴胺、酚磺乙胺和维生素 C 注射液与本品属配伍禁忌。

【制剂与规格】片剂：0.2g。

注射剂：（1）2ml：0.1g；（2）10ml：0.2g。

口服溶液剂：（1）1%（20ml：0.2g）；（2）10ml：0.1g；（3）10ml：0.2g；（4）20ml：0.4g；（5）5ml：0.2g。

氨肽素 [保（乙）]
Amino – Polypeptide

【商品名或别名】Ampepitide Elemente

【用药指征】用于原发性血小板减少性紫癜、再生障碍性贫血、白细胞减少症。亦可用于银屑病。

【用法与用量】口服：一次 20mg/kg，一日 3 次，1 个疗程 4 周。

【用药指导】

1. 当药品性状发生改变时禁止使用。

2. 对本品过敏者禁用。

3. 用药至少 4 周，有效者可连续使用。

【制剂与规格】片剂：0.2g。

利血生
Leucogen

【商品名或别名】莱克，Leikogen，Leucogenum

【用药指征】用于防治各种原因引起的白细胞减少、再生障碍性贫血等。

【用法与用量】口服：≤6 岁，一次 5～10mg；>6 岁，一次 10～15mg，均一日 1～3 次。

【用药指导】

1. 使用本品剂量要适当，过高或过低均影响疗效。

2. 对本品过敏者禁用。

【制剂与规格】片剂：（1）10mg；（2）20mg。

重组人粒细胞集落刺激因子[保(乙)]
Recombinant Human Granulocyte Colony-Stimulating Factor

【商品名或别名】非格司亭，惠尔血，赛格力，赛强，吉粒芬，吉赛欣，rhG – CSF

【用药指征】用于预防及治疗多种原因引起的中性粒细胞减少症。

1. 恶性肿瘤放疗与化疗等原因引起的粒细胞减少症、骨髓移植后髓系造血功能的恢复及延迟植活与移植排斥、外周造血干细胞移植前的干细胞动员等。

2. 较大剂量亦可用于骨髓增生异常综合征与再生障碍性贫血中性粒细胞减少症以及先天性、周围性中性粒细胞减少症，但远期疗效不肯定。

3. 尚可用于艾滋病及 HIV 感染或抗逆转录病毒制剂所引起的中性粒细胞减少。

【用法与用量】皮下注射。

1. 造血干细胞移植后促进造血功能的恢复：移植后次日或第 5 日起使用本药，一日 2.5 ~ 5μg/kg，待白细胞数升至 2×10^9/L 以上即停药。

2. 外周造血干细胞移植前的干细胞动员：自体移植于化疗后白细胞降至最低点时开始用药，一日 5 ~ 10μg/kg，至白细胞升至 5×10^9/L 以上时开始采集周围血干细胞，采集期间继续用药。异基因移植供者一日注射剂量同前，连续用药 3 日后，于第四日开始采集，采集期间亦持续用药。

3. 肿瘤化疗引起的中性粒细胞减少症：化疗停止 1 日后开始使用，一次 5 ~ 10μg/kg，一日 1 次，待白细胞数升至 4×10^9/L 以上时即停药，停药后至少间隔 48 小时，方可进行下一疗程化疗。白血病化疗时，在停止化疗后 24 小时开始预防性使用本药，一日 2.5 ~ 5μg/kg，待白细胞数升至 2×10^9/L 以上即停药；或待白细胞降至 1×10^9/L 以下时在开始使用，剂量同前。

4. 再生障碍性贫血、骨髓增生异常综合征：一日 3μg/kg，根据白细胞数调整剂量。

【用药指导】

1. 对本品或其他基因重组制剂过敏者禁用。

2. 有药物过敏史者，有过敏体质者，宜于使用本品前做皮肤敏感试验。

3. 本品用于治疗急性髓细胞白血病化疗后粒细胞减少或缺乏时，应确定骨髓处于抑制状态。

4. 与化疗药同用，可影响本药的疗效，因迅速分化的造血祖细胞对化疗药敏感。须于停用化疗药 1～3 日后开始使用本药。

【制剂与规格】注射剂：（1）75μg；（2）150μg；（3）300μg。

重组人粒细胞巨噬细胞集落刺激因子[保（乙）]
Recombinant Human Granulocyte Macrophage Colony-Stimulating Factor

【商品名或别名】沙格司亭，吉姆欣，莫拉司亭，特尔立，重组人粒细胞巨噬细胞刺激因子，Leucomaxx、molgramastiumum，rhGM－CSF

【用药指征】

1. 主要用于多种原因引起的白细胞或粒细胞减少，包括药物反应性引起的白细胞减少、慢性周期性减少、恶性肿瘤放疗和（或）化疗引起的白细胞减少及其并发的感染。

2. 用于骨髓移植后造血功能的恢复及后期移植排斥的治疗，以及外周血造血干细胞移植前的干细胞动员。

3. 用于再生障碍性贫血、骨髓增生异常综合征等骨髓衰竭性疾病。

4. 可与抗逆转录病毒药合用，治疗艾滋病伴发的白细胞减少。

【用法与用量】

1. 静脉滴注

造血干细胞移植：在移植后 2～4 小时即可给药，一日 250μg/m²，约 2 小时滴完，连续用药 21 日；或一日 5～10μg/kg，4～6 内小时滴完。

2. 皮下注射

（1）再生障碍性贫血、骨髓增生异常综合征：一日 5μg/kg，根据白细胞计数调整用量。

（2）急性白血病化疗后粒细胞减少：一日 5～10μg/kg，根据白细胞计数决定疗程。

（3）肿瘤化疗：一日 5～10μg/kg，化疗停止 1 日后开始使用，持续 7～10 日。停药后至少间隔 48 小时，方可进行下一疗程化疗。

（4）造血干细胞动员：化疗后白细胞降至最低点时开始用药，一日 5μg/kg，至白细胞升至 5×10^9/L 以上时开始采集干细胞，直至采集完毕。

【用药指导】

1. 对本品或其他基因重组制剂过敏者禁用。

2. 对 GM – CSF 或该类制剂的其他制品过敏者、自身免疫性血小板减少性紫癜禁用。

3. 用药过程中若出现严重过敏反应，应立即停药并及时处理。

4. 由于迅速分化的造血细胞对放、化疗敏感，故本品不宜在化疗前后 24 小时及放疗前后 12 小时内应用。

5. 本品静脉注射前先用无菌注射用水溶解，再以生理盐水稀释，其终浓度应不低于 7μg/ml。若低于此浓度，应在将本品加入生理盐水前先加入终浓度为 0.1% 的人血白蛋白，以避免输液系统对本药的吸附。本品滴注速度宜慢，每次剂量最好持续 4 小时滴注。输液过快可能出现严重不良反应。配好的药物宜于 6 小时内用完。

【制剂与规格】注射剂：（1）50μg；（2）75μg；（3）100μg；（4）150μg；（5）300μg。

第五节　血浆及血浆代用品

右旋糖酐 40
Dextran 40

【商品名或别名】低分子右旋糖酐，低分子右旋糖酐 40，Low Molecular Dextran，Rheomacrodex

【用药指征】

1. 休克：用于失血、创伤、烧伤等各种原因引起的休克和中毒性休克。

2. 预防手术后静脉血栓形成：用于肢体再植和血管外科手术等预防术后血栓形成。

3. 血管栓塞性疾病：用于心绞痛、脑血栓形成、脑供血不足、血栓闭塞性脉管炎等。

4. 体外循环时，代替部分血液，预充人工心肺机，既节省血液又可改善循环。

【用法与用量】静脉滴注，用量视病情而定。按体重不超过 20ml/kg，抗休克时滴注速度为每分钟 20~40ml，在 15~30 分钟内滴完。冠心病和脑血栓患儿应缓慢滴注。疗程视病情而定，通常每日或隔日 1 次，7~14 次为一疗程。

【用药指导】

1. 禁用：①充血性心力衰竭及其他血容量过多的患儿。②严重血小板减少，凝血障碍等出血患儿。③少尿或无尿者。

2. 首次输用本品，开始几毫升应缓慢静脉滴注，并在注射开始后严密观察5~10分钟，出现所有不正常征象（寒战、皮疹）都应马上停药。

3. 重度休克时，如大量输注右旋糖酐，应同时给予一定数量的全血，以维持血液携氧功能。如未同时输血，由于血液在短时间内过度稀释，则携氧功能降低，组织供氧不足，而且影响血液凝固，出现低蛋白血症。

4. 右旋糖酐40可干扰血型反应和配血试验。右旋糖酐的分子量越大，对血型反应的干扰也越大，血沉亦加快。配血试验时，假凝聚反应加生理盐水即可消散，可作为鉴别反应的参考。

5. 右旋糖酐40与肝素合用时，由于有协同作用而增加出血可能，使用时应减少肝素用量1/2~1/3。

6. 促肾上腺皮质激素、氢化可的松琥珀酸钠、复方丹参注射液、香丹注射液与右旋糖酐溶液禁忌配伍。

7. 本品不应与维生素C、维生素B_{12}、维生素K、双嘧达莫在同一溶液中混合给药。

【制剂与规格】右旋糖酐40葡萄糖：（1）100ml：10g；（2）250ml：25g；（3）500ml：30g。右旋糖酐40氯化钠注射液：500ml：30g。

人血白蛋白 [保(乙)]
Human Albumin

【商品名或别名】长生源，人血浆白蛋白，康达明

【用药指征】

1. 预防和治疗循环血容量减少。

2. 用于休克的抢救治疗（如失血性休克、感染中毒性休克、急性出血性胰腺炎休克、创伤及烧伤引起的休克等）。

3. 用于烧伤的早期和后期治疗。

4. 治疗低蛋白血症和水肿（如肝硬化、乙型病毒性肝炎、肾病综合征等引起的低蛋白血症，因食管、胃、肠道疾病引起的慢性营养缺乏，术后营养治疗以及脑水肿等）。

5. 用于新生儿高胆红素血症。

【用法与用量】静脉滴注与静脉注射：用量须根据临床情况和体重而定，一般为 0.4 ~ 0.44g/kg 给予，滴注速度控制在 0.5 ~ 1ml/min。平均一日用量为：新生儿1 ~ 2g；婴儿 2 ~ 8g；儿童 8 ~ 16g。在抢救大量失血的休克患儿时，为改善临床状况和恢复正常血容量，有必要快速滴注。如首次剂量不足，则需持续滴注 15 ~ 30 分钟。

【用药指导】

1. 禁用：①对白蛋白有严重过敏者。②心力衰竭或心功能低下者。③严重贫血者。④肾功能不全者。

2. 对肾病患儿不宜选择氯化钠注射液作为溶剂。

3. 除非同时补充足够的液体，15% ~ 25% 浓度的高渗透注射液不宜用于已脱水的患儿。

4. 为防止大量注射本品时导致人体组织脱水，必要时可应用5% 葡萄糖注射液适当稀释进行静脉滴注，滴速不宜超过 2ml/min（60 滴），在开始 15 分钟内，尤其注意滴速宜缓，以后逐渐加量。

5. 白蛋白的溶解、稀释和注射，应按严格的消毒程序进行，开瓶后不宜分给第二人应用，同时置于室温下不宜超过 4 小时，如发现有浑浊、沉淀和异物时不可再用。

6. 与含有蛋白水解酶、氨基酸、乙醇的药物混合，可导致蛋白质的沉淀。

【制剂与规格】注射剂：（1）20%：25ml；（2）20%：50ml；（3）10%：20ml。

第七章

泌尿系统用药

第一节　利尿药

呋塞米 [基(基).保(甲)]
Furosemide

【商品名或别名】速尿，呋喃苯胺酸，利尿磺胺，Nicorol，Diural，Lasix

【用药指征】

1. 水肿性疾病：包括充血性心力衰竭、肝硬化、肾脏疾病（肾炎、肾病及各种原因所致的急、慢性肾衰竭），尤其是应用其他利尿药效果不佳时，应用本类药物仍可能有效。与其他药物合用治疗急性肺水肿和急性脑水肿等。

2. 高血压：在高血压的阶梯疗法中，不作为治疗原发性高血压的首选药物，但当噻嗪类药物疗效不佳，尤其当伴有肾功能不全或出现高血压危象时，本类药物尤为适用。

3. 预防急性肾衰竭：用于各种原因导致肾脏血流灌注不足，例如失水、休克、中毒、麻醉意外以及循环功能不全等，及时应用可减少急性肾小管坏死的机会。

4. 高钾血症及高钙血症。

5. 稀释性低钠血症，尤其是当血钠浓度低于 120mmol/L 时。

6. 血管升压素分泌过多症。

7. 急性药物中毒，如巴比妥类药物中毒等。

【用法与用量】根据 BNFC（2010～2011）推荐如下。

1. 口服：新生儿，一次 0.5～2mg/kg，一日 1～2 次（31 周以下早产儿一日 1 次）；1 个月～12 岁，一次 0.5～2mg/kg，一日 2～3 次，一日总量不超过 80mg；12～18 岁，一日 20～40mg，一日总量不超过 80～120mg。

2. 静脉注射：新生儿，一次 0.5～1mg/kg，一日 1～2 次（31 周以下早产儿一日 1 次）；1 个月～12 岁，一次 0.5～1mg/kg；（最大 4mg/kg），必要时每 8 小时重复一次；12～18 岁，一次 20～40mg，必要时每 8 小时重复一次。

【用药指导】

1. 低钾血症、超量服用洋地黄、肝昏迷患儿禁用。

2. 对磺胺药和噻嗪类利尿药过敏者，对本药亦可能过敏。

3. 本品注射液为加碱制成的钠盐注射液，碱性较高，故静脉注射时宜用氯化钠稀释，不宜用葡萄糖稀释。

4. 钙代谢与噻嗪类药物不同，呋塞米不促使钙在远端肾小管的重吸收，但可引起短暂的高血钙。本品能引起新生儿继发性的副甲状腺亢进，造成骨钙流失，钙的排泄率比正常儿童大 10～20 倍，有形成肾结石的危险。也有出现继发性败血症的可能。

5. 呋塞米与两性霉素、头孢菌素、氨基糖苷类等抗生素合用，肾毒性和耳毒性增加，尤其是原有肾损害时。

6. 呋塞米与抗组胺药物合用时耳毒性增加，易出现耳鸣、头晕、眩晕。

7. 服用水合氯醛后静脉注射呋塞米可致出汗、面色潮红和血压升高，此与甲状腺素由结合状态转为游离状态增多，导致分解代谢加强有关。

【制剂与规格】片剂：▲20mg。

注射剂：▲2ml：20mg。

氢氯噻嗪 [基(基).保(甲)]
Hydrochlorothiazide

【商品名或别名】双氢氯噻嗪，双氢克尿塞，双氢氯消，Esidrex，Hydro-diuril，Dretic

【用药指征】

1. 水肿性疾病：排泄体内过多的钠和水，减少细胞外容量，消除水肿。常见的包括充血性心力衰竭、肝硬化腹水、肾病综合征、急慢性肾炎水肿、慢性肾衰竭早期、肾上腺皮质激素和雌激素治疗所致的钠、水潴留。

2. 原发性高血压：为利尿降压药，常与其他降压药合用以增强疗效。对轻、中度高血压，单独应用即可有效，可显著有效地降低卧位与立位高血压。

3. 中枢性或肾性尿崩症。

4. 肾石症：主要用于预防含钙盐成分形成的结石。

【用法与用量】口服：一日 1～2mg/kg 或 30～60mg/m², 分 1～2 次服用。根据效果调整剂量。小于 6 个月的婴儿日剂量可达 3mg/kg。

【用药指导】

1. 对本品及其成分过敏或对其他磺胺衍生物过敏的患儿禁用。严重的肾功能损害（肌酐清除率＜30ml/min）、顽固性低钾血症、高钙血症、严重肝功能损害、胆汁性肝硬化和胆汁郁积者禁用。

2. 肾上腺皮质激素、促肾上腺皮质激素，能降低本类药物的利尿作用，增加发生电解质紊乱的机会，尤其是低钾血症。

3. 两性霉素 B（静脉用药）能降低本类药物的利尿作用，增加发生电解质紊乱的机会，尤其是低钾血症。

4. 考来烯胺（消胆胺）能减少胃肠道对氢氯噻嗪的吸收，故应在口服考来烯胺 1 小时前或 4 小时后服用本类药。

5. 慎用于有黄疸的婴儿，因本类药可使血胆红素升高。

【制剂与规格】 片剂： ▲（1） 6.25mg； ▲（2） 10mg； ▲（3） 25mg；（4） 50mg。

螺内酯 [基(基).保(甲)]
Spironolactone

【商品名或别名】 安体舒通，螺旋内酯固醇，螺旋内酯甾醇，Antisterone，Spirolone

【用药指征】

1. 水肿性疾病：与其他利尿药合用，治疗充血性水肿、肝硬化腹水、肾性水肿等水肿性疾病，其目的在于纠正上述疾病时伴发的继发性醛固酮分泌增多，并对抗其他利尿药的排钾作用。也用于特发性水肿的治疗。

2. 高血压：为治疗高血压的辅助药物。

3. 原发性醛固酮增多症：可用于此病的诊断和治疗。

4. 低钾血症的预防：与噻嗪类利尿药合用，增强利尿效应和预防低钾血症。

【用法与用量】根据 BNFC（2010～2011）推荐：口服。新生儿，一日 1～2mg/kg，分 1～2 次，最大剂量 7mg/kg；1 个月～12 岁，一日 1～3mg/kg，分 1～2 次，最大剂量 9mg/kg；12～18 岁，一日 50～100mg，分 1～2 次，最大剂量为一日 9mg/kg 或 400mg。

【用药指导】

1. 用药期间应注意监测血钾水平，高钾血症患儿禁用。

2. 在用药过程中切不可盲目使用氯化钾，以免引起钾中毒。

3. 服用本品时应注意以下事项：①给药应个体化，从最小有效剂量开始使用，以减少电解质紊乱等不良反应；②如每日给药 1 次，应于早晨给药，以免夜间排尿次数多；③用药前应了解患儿血钾浓度（但在某些情况下血钾浓度并不能真正反映体内钾潴留，如酸中毒时钾从细胞内转移至细胞外而易出现高钾血症，酸中毒纠正后血钾浓度即可下降）；④服药期间如出现高钾血症，应立即停药；⑤应于进食时或餐后服药，以减少胃肠道反应，并可能提高本品的生物利用度。

4. 螺内酯与血管紧张素转化酶抑制剂合用时，发生高钾血症的机会增加。

5. 螺内酯可与氢氯噻嗪利尿药合用，两者取长补短。螺内酯虽然作用慢、弱，但维持时间较长，被后者作用较快、较强的特点所弥补，而后者的排钾作用被前者所抵消。故此两药合用，疗效增加，不良反应减轻。

【制剂与规格】片剂：▲20mg。

胶囊剂：20mg。

氨苯蝶啶 [基(基).保(甲)]
Triamterene

【商品名或别名】三氨蝶呤，Ptrofen，Dyrenium

【用药指征】临床用于治疗各类水肿，如心力衰竭、肝硬化及慢性肾炎引起的水肿或腹水，常与排钾利尿药合用。本品亦用于对氢氯噻嗪或螺内酯无效的病例。

【用法与用量】口服：开始一日 2～4mg/kg 或120mg/m^2，分 2 次服用，每日或隔日疗法。依病情可逐渐增加剂量，但一日最大剂量不宜超过6mg/kg 或300mg/m^2。

【用药指导】

1. 高钾血症，严重肝、肾功能不全者禁用。

2. 长期应用本品可使血糖升高，与降糖药合用时，降糖药剂量应适当加大。

3. 服药后多数患儿出现淡蓝色荧光尿。

4. 螺内酯可致体内潴钾过多而产生危险，应避免合用氨苯蝶啶。

【制剂与规格】片剂：▲50mg。

第二节 脱水药

甘露醇 [基(基).保(甲)]
Mannitol

【商品名或别名】甘露糖醇，六己醇，水蜜醇，Osmitrol

【用药指征】

1. 组织脱水药：用于治疗各种原因引起的脑水肿，降低颅内压，防止脑疝。

2. 降低眼内压：可应用于其他降眼内压药无效时或眼内手术前准备。

3. 渗透性利尿药：应用于预防各种原因引起的急性肾小管、肾小球坏死，并用于鉴别肾前性因素或急性肾衰竭引起的少尿。

4. 作为辅助性利尿措施治疗肾病综合征、肝硬化腹水，尤其是当伴有低蛋白血症时。

5. 对某些药物逾量或药物中毒（如巴比妥类药物、锂、水杨酸盐和溴化物等），本品可促进上述物质的排泄，并防止肾毒性。

6. 作为冲洗剂，应用于经尿道前列腺切除术。

7. 术前肠道准备。

【用法与用量】

1. 利尿：一次 1～2g/kg 或按体表面积 30～60g/m² ，以 15%～20% 溶液 2～6 小时内静脉滴注。

2. 治疗脑水肿、颅内高压和青光眼：一次 1～2g/kg 或按体表面积 30～60g/m²，以 15%～20% 浓度溶液于 30～60 分钟内静脉滴注。患儿衰弱时剂量减至 0.5g/kg。静脉注射治疗脑水肿，首剂 0.5～0.75g/kg 以后一次可用 0.25～0.5g/kg，每 4～6 小时 1 次。

3. 鉴别肾前性少尿和肾性少尿：一次 0.2g/kg 或按体表面积 6g/m²，以 15%～25% 浓度静脉滴注 3～5 分钟，如用药后 2～3 小时尿量无明显增多，可再用 1 次，如仍无反应则不再使用。

4. 治疗药物、毒物中毒：一次 2g/kg 或按体表面积 60g/m² 以 5%～10% 溶液静脉滴注。

【用药指导】

1. 下列情况禁用：

（1）已确诊为急性肾小管坏死的无尿患儿，包括对试用甘露醇无反应者，因甘露醇积聚引起血容量增多，加重心脏负担。

（2）严重失水者。

（3）颅内活动性出血者，因扩容加重出血，但颅内手术时除外。

（4）急性肺水肿或严重肺淤血患儿。

2. 持续大剂量应用甘露醇还可引起高渗性肾病（又称甘露醇性肾病），患儿尿量减少甚至达少尿程度（每日排尿少于400ml），可出现水肿、高渗性昏迷等症状，肾穿刺活组织检查可发现肾小管上皮细胞肿胀，应立即停用，给予葡萄糖注射液或葡萄糖氯化钠注射液，以降低血浆渗透压。其急性肾衰竭的发生与使用大剂量甘露醇有关。使用大剂量甘露醇后，在致密斑部位造成一个异常强烈的传入刺激，导致肾单位滤过率明显下降，从而发生急性肾衰竭。

3. 高敏反应的人注射甘露醇后可发生过敏反应，在滴注药物的3~5分钟后出现喷嚏、流鼻涕、舌肿、呼吸困难、意识丧失等，应立即停药，对症处理。

4. 高渗甘露醇注射时可引起静脉炎，局部出现红肿及疼痛，注射处有渗漏时可引起局部皮肤坏死。

5. 除作肠道准备用，均应静脉给药。

6. 甘露醇遇冷易结晶，故应用前应仔细检查，如有结晶可置热水中或用力振荡待结晶完全溶解后再使用。当甘露醇浓度高于15%时，应使用有过滤器的输液器。

7. 将头孢甲肟溶于20%甘露醇供静脉滴注，有利于头孢甲肟向脑脊液中转运，提高颅脑内药物浓度，预防颅脑外科术后感染。

【制剂与规格】注射剂：▲（1）50ml∶10g；▲（2）250ml∶50g；▲（3）100ml∶20g。

甘油果糖 [基(基).保(甲)]
Glycerol and Fructose

【商品名或别名】甘瑞宁，布瑞得，固利压，Glycerol

【用药指征】主要用于脑血管病变、脑外伤、脑肿瘤、颅内炎症及其他原因引起的急慢性颅内压增高、脑水肿等症。

【用法与用量】静脉滴注：一次 5~10ml/kg，一日 1~2 次，250ml 滴注时间为 1~1.5 小时。连续给药 1~2 周。减小脑容积，30 分钟内滴完；降低眼压和减小眼容积，45~90 分钟内滴完。根据年龄、症状可适当增减，每日总量 1000ml 为宜。

【用药指导】

1. 使用前必须认真检查，如发现容器渗漏，药液浑浊变色切勿使用。

2. 本品含 0.9% 氯化钠，用药时须注意患儿食盐摄入量。

3. 滴注过快可发生溶血、血红蛋白尿。

4. 注射时勿漏出血管。

5. 长期使用应注意防止水、电解质紊乱。

【制剂与规格】注射剂：▲（1）250ml；▲（2）500ml。

第三节　治疗尿崩症用药

去氨加压素[基(基).保(甲)]
Desmopressin

【商品名或别名】依他停，弥凝，Desmospray

【用药指征】

1. 主要用于治疗中枢性尿崩症以及颅外伤或手术所致暂时性尿崩症。

2. 用于尿崩症的诊断和鉴别诊断。

3. 治疗夜间遗尿症（6 岁或 6 岁以上的患儿）。

4. 用于肾脏浓缩功能试验。

【用法与用量】

1. 口服：治疗中枢性尿崩症，一般初始适宜剂量为一次 0.1mg，一日 3 次；后再根据患儿的疗效调整剂量。

治疗夜间遗尿症：6~18 岁，初始适宜剂量为睡前服用 0.2mg，如疗效不显著可增至 0.4mg，连续使用 3 个月后停用此药至少 1 周，以便评估是否需要继续治疗。治疗期间须限制饮水。

2. 鼻腔给药：①治疗中枢性尿崩症：3 个月~12 岁，开始时 5μg，睡前喷鼻，以后根据尿量每晚递增 2.5μg，直至获得良好睡眠。维持用药，一日 2~4μg/kg 或一日 5~30μg 喷鼻（一日总量不超过 30μg），一日 1 次或分 2 次给药。②治疗夜间遗尿症：6~18 岁，开始时睡前每侧一次 10μg，一日总量为 20μg。维持用药则根据患儿反应调整用量，一日总量 10～40μg。③肾脏浓缩功能试验：＞1 岁儿童为 10～20μg。

3. 当鼻腔给药不适合时可使用本品注射液。中枢性尿崩症：静脉注射、肌内或皮下给药，＞1 岁，一日 1～2 次，一次 0.1～1μg；肾尿液浓缩功能试验：肌内或皮下给药，＞1 岁，剂量为 1～2μg；≤1 岁的患儿剂量为 0.4μg。

【用药指导】

1. 建议对儿童首先使用鼻腔给药的制剂。

2. 习惯性或精神性烦渴症患儿禁用。心功能不全或其他疾患需服用利尿剂的患儿及对本品过敏者禁用。

3. 常见的不良反应是头痛、疲劳、胃痛及恶心、鼻出血，儿童中有罕见情绪障碍的病例报道。

4. 使用醋酸去氨加压素时若不限制饮水可能会引起水潴留、低钠血症及其并发症、头痛、恶心、呕吐、血清钠降低和体重增加，更严重者可引起抽搐。

5. 长期使用吸入剂可致鼻黏膜萎缩、萎缩性鼻炎，并影响疗效。

6. 水潴留严重时（痉挛及失去知觉），应加用呋塞米进行治疗。

7. 有颅内压增高危险的患儿慎用。

8. 使用本品前应测定凝血因子和出血时间。

【制剂与规格】鼻喷剂：2.5ml∶250μg（每喷 10μg）。

片剂：▲0.1mg。

注射剂：▲（1）1ml∶4μg；▲（2）1ml∶15μg。

第八章

抗变态反应药

第一节　抗组胺药

氯苯那敏 [基(基).保(甲/乙)]
Chlorphenamine

【商品名或别名】马来酸氯苯吡胺，氯苯吡胺，马来酸氯苯吡胺，扑尔敏

【用药指征】

1. 用于皮肤黏膜的过敏，对荨麻疹、花粉症、过敏性鼻炎、结膜炎有效。

2. 也用于虫咬、药物过敏反应。

3. 也用于预防输血反应。

4. 与解热止痛药配伍治疗感冒。

【用法与用量】

1. 口服：≤6岁，一日0.35mg/kg，分3~4次服用；>6岁，一次4~8mg，一日3~4次，或用缓释片，一次12mg，一日2次。

2. 肌内注射：一日0.35mg/kg，分3~4次给药。

【用药指导】

1. 禁用　①对本品过敏者。②接受单胺氧化酶抑制药治疗的患儿。③癫痫患儿。

2. 本品可与食物或牛奶同服，以减少胃肠刺激。

3. 不宜与氨茶碱混合注射。

4. 不宜与哌替啶、阿托品等药合用。

5. 本品中枢抑制作用较弱，故较多用于过敏反应疾病，对上呼吸道感染、胃肠道过敏反应也常有效。

6. 肝功能不全者不宜长期使用本品。慢性过敏反应患儿不宜长期单独使

用本品，以防产生耐药性。

7. 镇静剂、催眠药与氯苯那敏联用可加深中枢神经系统抑制。

8. 一旦出现过量中毒反应时，应及时催吐、洗胃、导泻以加速药物排出。若出现呼吸循环衰竭，应给予机械辅助呼吸等支持治疗，禁用中枢兴奋药；若出现惊厥，可使用硫喷妥钠予以控制；若出现血压过低，必要时可用去甲肾上腺素静脉滴注以维持血压，但不宜用肾上腺素。另外，抢救中切忌注射组胺作为解毒药。

【制剂与规格】片剂：▲4mg。

缓释片剂：4mg。

注射剂：(1) 1ml：10mg；(2) 2ml：20mg。

苯海拉明 [基(基).保(甲)]
Diphenhydramine

【商品名或别名】二苯甲氧乙胺，盐酸苯海拉明，盐酸二苯安明

【用药指征】

1. 用于皮肤过敏症（如荨麻疹、血管神经性水肿、湿疹、神经性皮炎、日光性皮炎、药物疹或黄疸引起的皮肤瘙痒等）、肛门瘙痒症、食物及药物过敏。对虫咬性皮炎和接触性皮炎也有效。

2. 用于晕动病的防治。本品有较强的镇吐作用，常与东莨菪碱合用预防晕动病，也可用于防治放射病引起的恶心呕吐。

3. 用于镇咳，作为一种非成瘾性止咳药适用于治疗感冒或过敏反应所致的咳嗽。

4. 本品注射液主要用于输血或血浆所致的急性过敏反应、手术后呕吐及药物引起的恶心、呕吐、帕金森病和锥体外系症状，也可用于其他不宜口服给药的过敏反应。

【用法与用量】

1. 口服：一日 2～4mg/kg，分 3 次。

2. 肌内注射或静脉注射：一次 0.5～1mg/kg，一日 3 次。

【用药指导】

1. 禁用：新生儿和早产儿、重症肌无力患儿（本品可影响神经 - 肌肉接头的传导）。

2. 因本品有刺激性，不能皮下注射。

3. 用于防治晕动病时，宜在旅行前 1~2 小时（最少 30 分钟）服用。

4. 用药期间，如果出现皮疹应立即停药或改用其他抗组胺药物。当出现耐药时，宜及早改用其他类抗组胺药。

5. 肾衰竭时，给药的间隔时间应延长。

6. 本品的镇吐作用可给某些疾病的诊断造成困难，如阑尾炎和某些药源性中毒等。

7. 在应用链霉素等具有耳毒性的药物治疗期间，最好不要应用本品，以免耳毒性先兆症状被本品掩盖而致永久性耳损害。

8. 婴儿与儿童用药过量可致激动、幻觉、抽搐甚至死亡。

【制剂与规格】片剂：（1）12.5mg；▲（2）25mg；（3）50mg。

糖浆剂：100ml：250mg。

注射剂：（1）1ml：10mg；▲（2）1ml：20mg。

赛庚啶 [基(基).保(甲)]
Cyproheptadine

【商品名或别名】甲哌啶叉二苯环庚啶，普力阿克丁，盐酸赛庚啶

【用药指征】

1. 主要用于急慢性荨麻疹、血管性水肿、过敏性湿疹、接触性皮炎、食物变态反应、药物变态反应、过敏性鼻炎、花粉症、过敏性结膜炎、昆虫蜇咬过敏及偏头痛等。

2. 对支气管哮喘有一定治疗作用。

3. 尚可用于库欣综合征、肢端肥大症的辅助治疗。

4. 还可作为食欲增强剂，用于神经性畏食。

【用法与用量】口服：2~6 岁，一次 2mg，一日 2~3 次；7~14 岁，一次 4mg，一日 2~3 次；或一日 0.15~0.25mg/kg，分 2~3 次；极量为一次 0.2mg/kg。

【用药指导】

1. 对本品过敏者、青光眼患儿，消化性溃疡、幽门梗阻及尿潴留患儿禁用。

2. 痰液黏稠不易咳出者不宜服用本品。

3. 在多种抗组胺药物中，本品有较强的止痒作用，对皮肤瘙痒症状突出者可考虑选用本品。

4. 用药后应避免长时间暴露于阳光下或日光灯下。

5. 与反苯环丙胺、异卡波肼、帕吉林、苯乙肼等单胺氧化酶（MAO）抑制药及丙卡巴肼、呋喃唑酮等具有单胺氧化酶抑制作用的药物合用时，可导致本品的作用和毒性增强，故不宜合用。

6. 与中枢神经系统抑制药（如巴比妥类、苯二氮䓬类镇静药、肌松药、麻醉药、止痛药及吩噻嗪类镇静药）或三环类抗抑郁药合用时，可增强中枢抑制作用。

【制剂与规格】片剂：▲（1）2mg；（2）4mg。

糖浆剂：10ml∶4mg。

西替利嗪[保(乙)]
Cetirizine

【商品名或别名】二盐酸西替利嗪，盐酸西替利嗪，仙特明，希特瑞，杰捷

【用药指征】

1. 适用于急慢性荨麻疹、寒冷性荨麻疹、皮肤划痕症、血管性水肿、特应性皮炎、婴儿湿疹、接触性皮炎、光敏性皮炎、刺激性皮炎等过敏性皮肤病及过敏性鼻炎、过敏性结膜炎、花粉症、食物变态反应、药物变态反应、昆虫变态反应、过敏性喉水肿、过敏性咳嗽等。另外，对于皮肤瘙痒症也有效。

2. 由于本品有抑制嗜酸粒细胞的活化及趋化作用，有助于控制支气管哮喘的迟发相反应，故可作为支气管哮喘发作期的辅助治疗。

【用法与用量】

1. 口服。12～18 岁，一次 10mg，一日 1 次；6～11 岁，一次 10mg，一日 1 次；2～5 岁，一次 2.5mg，最大剂量可增至 5mg，一日 1 次，或一次 2.5mg，每 12 小时 1 次。

2. 肾功能不全时剂量：肾功能损害时，6～11 岁应减量，6 岁以下不推荐使用。

3. 肝功能不全时剂量：肝功能损害时，6～11 岁应减量，6 岁以下不推荐使用。

【用药指导】

1. 出现过敏反应时应立即停药，改用其他抗组胺药。

2. 用药时间超过 1 个月者应适当换药，以防对本品产生耐药性。

3. 在特异性皮肤试验、各种特异性变应原激发试验或气道反应性试验前24小时内，最好避免服用本品。

4. 本品无特效拮抗药，服药过量时，可表现为激动。一旦用药过量，应采用催吐、洗胃等处理，并加强生命体征监护，绝对禁用组胺作为解救药。

5. 与抑制中枢神经系统的药物（如巴比妥类、苯二氮䓬类、肌松药、麻醉药、止痛药及吩噻嗪类镇静药）或三环类抗抑郁药合用，可引起严重嗜睡。

6. 与茶碱合用，本品清除率下降，血药浓度升高，可增加本品的不良反应。

【制剂与规格】片剂：10mg。

分散片剂：10mg。

胶囊剂：10mg。

滴剂：10ml：100mg。

口服溶液剂：10ml：10mg。

左西替利嗪 [保（乙）]
Levocetirizine

【商品名或别名】迪皿，强溢，优泽，Levocetirizine Hydrochloride，Xyzal

【用药指征】本品适用于急慢性荨麻疹、皮肤划痕症、血管性水肿、特应性皮炎、婴儿湿疹、接触性皮炎、光敏性皮炎、刺激性皮炎等过敏性皮肤病及过敏性鼻炎、过敏性结膜炎、花粉症、食物变态反应、药物变态反应、昆虫变态反应、过敏性喉水肿、过敏性咳嗽等。也可作为支气管哮喘发作期的辅助治疗。

【用法与用量】

1. 口服：6~18岁，一日1次，一次5mg，空腹或餐中或餐后均可服用；2~6岁，一日1次，一次2.5mg。肾功能损害者应减半量。

2. 轻度肾功能损害患儿无须调整剂量，中重度肾功能损害患儿用法用量调整如下：

3. 肌酐清除率为30~49ml/min者，两日1次，5mg；肌酐清除率<30ml/min者，三日1次，5mg，肾病晚期采用透析疗法的患儿（肌酐清除率<10ml/min）禁用。

4. 仅有肝功能损害的患儿，无须调整给药剂量；如伴有肾功能损害的患儿，请参照上述"肾功能损害患儿"的用法用量。

【用药指导】

1. 对本品或对哌嗪类衍生物过敏者、2 周岁以下儿童及肌酐清除率 <10ml/min的肾病晚期患儿禁用。

2. 肝功能不全者慎用，肾功能不全患儿慎用或减量应用。

3. 本品避免与乙醇和镇静剂同服。合并服用乙醇或其他中枢神经系统抑制剂可能导致其警戒性降低和操作能力削弱。

【制剂与规格】片剂：5mg。

氯雷他定 [基(基).保(甲/乙)]
Loratadine

【商品名或别名】开瑞坦，百为坦，诺那他定，Clarityne，Fristamin

【用药指征】适用于各种由 IgE 介导的变态反应疾病。

1. 用于缓解过敏性鼻炎有关症状，如喷嚏、流涕、鼻痒、鼻塞、眼部瘙痒及烧灼感。

2. 亦适用于缓解过敏性皮肤病的症状及体征，包括急慢性荨麻疹、冷性荨麻疹、血管性水肿、特应性皮炎、婴儿湿疹、接触性皮炎、光敏性皮炎、皮肤划痕症。

3. 用于治疗过敏性结膜炎、花粉症、食物变态反应、药物变态反应、昆虫变态反应、过敏性咳嗽等。

4. 对支气管哮喘的延缓反应也有一定的辅助治疗作用。

【用法与用量】

1. 口服：1~2 岁患儿，糖浆 2.5ml（2.5mg），一日 1 次；2~12 岁患儿，体重≤30kg 者，糖浆 5ml（5mg），一日 1 次；体重 >30kg 者，糖浆 10ml（10mg），一日 1 次；12~18 岁，一日 10mg，一日 1 次。

2. 肾功能不全时剂量：肌酐清除率小于 30ml/min 时：2~6 岁，起始剂量为糖浆 5ml（5mg），隔日 1 次；6~18 岁，起始剂量为 10mg，隔日 1 次。

3. 肝功能不全时剂量：肝功能不全时：2~6 岁，起始剂量为 5mg，隔日 1 次；6~18 岁，起始剂量为 10mg，隔日 1 次。

【用药指导】

1. 本品如无特殊情况，不应擅自增加用量。出现耐药时，可暂时中断治疗。

2. 与中枢神经系统抑制药（如巴比妥类、苯二氮䓬类镇静药、吩噻嗪类镇静药、三环类抗抑郁药、肌松药、麻醉药、止痛药）合用，可引起严重嗜睡反应。

3. 服药期间如出现皮疹、皮肤瘙痒、恶心、呕吐等过敏反应，应及时停药，换用其他药物。

4. 本品可防止或减轻药物皮肤试验时患儿皮肤对所用抗原的阳性反应，故在皮肤敏感试验前48小时应停用本品。

5. 过量服用本品（>10mg）可出现锥体外系迹象、心悸等症状。如发生以上症状，可采取催吐、洗胃、活性炭吸附等措施。也可考虑使用盐类泻药（如硫酸钠）以阻止药物在肠道吸收。严禁用组胺类药作为本品过量时的解救药。

【制剂与规格】片剂：▲10mg。

胶囊剂：▲5mg。

糖浆剂：（1）60ml：60mg；（2）100ml：100mg。

地氯雷他定[保(乙)]
Desloratadine

【商品名或别名】芙必叮

【用药指征】用于缓解慢性特发性荨麻疹及常年性过敏性鼻炎的全身及局部症状。

【用法与用量】口服。

1. 1~5岁儿童：每日一次，每次1.25mg。

2. 6~11岁儿童：每日一次，每次2.5mg。

3. 成人和青少年（12岁或12岁以上）：每日一次，每次5mg。

【用药指导】

1. 严重肾功能不全患者慎用。

2. 肝损伤、膀胱颈阻塞、尿道张力过强、前列腺肥大、青光眼患者应遵医嘱用药。

3. 由于抗组胺药能清除或减轻皮肤对所有变应原的阳性反应，因而在进行任何皮肤过敏性试验前48小时，应停止使用本品。

4. 干混悬剂溶于水中，服用前搅拌均匀，地氯雷他定可与食物同时服用。

【制剂与规格】糖浆剂：100ml：50mg（50%）。

干混悬剂：（1）0.5g：2.5mg（以地氯雷他定计）；（2）1g：5mg（以地氯雷他定计）。

第二节 白三烯受体拮抗剂

孟鲁司特钠

见第三章第三节。

第三节 其他抗变态反应药

色甘酸钠

见第三章第三节。

粉尘螨

见第三章第三节。

第九章

免疫系统用药

第一节　免疫抑制药

甲氨蝶呤 [基(基).保(甲)]
Methotrexate

【商品名或别名】氨甲蝶呤，Emthexate，MTX

【用药指征】

1. 适用于各种类型急性白血病，特别是急性淋巴细胞白血病、恶性葡萄胎、绒毛膜上皮癌、乳腺癌、恶性淋巴瘤特别是非霍奇金恶性淋巴瘤和蕈样肉芽肿、头颈部癌、卵巢癌、宫颈癌、睾丸癌、支气管肺癌、多发性骨髓瘤和各种软组织肉瘤。鞘内注射可用于预防和治疗脑膜白血病以及恶性淋巴瘤的神经系统转移。

2. 作为免疫抑制剂主要用于多发性肌炎、皮肌炎、多发性肉芽肿等自身免疫性疾病。

【用法与用量】

1. 抗肿瘤：口服、肌内注射、静脉注射：连续一日 $3.2mg/m^2$，间歇 $15 \sim 20mg/m^2$，一周 2 次。静脉注射治疗白血病时可达 $1 \sim 5g/m^2$，实体瘤 $8 \sim 12g/m^2$，每 3 周 1 次，需用四氢叶酸钙解救。鞘内注射：根据不同年龄一次可用 $8 \sim 15mg$。

2. 自身免疫性疾病：口服，一次 $0.1 \sim 0.15mg/kg$，或一次 $10mg/m^2$，一周 1 次；如疗效不佳，每隔 1 个月后每周增加 $2.5 \sim 5mg$，一般连服 6 个月。

【用药指导】

1. 有肾病史或发现肾功能异常时，禁用大剂量甲氨蝶呤疗法；未准备好解救药亚叶酸钙盐、未充分进行液体补充和碱化尿液时，也不能用大剂量甲氨蝶呤疗法。

2. 滴注时不宜超过 6 小时，太慢易增加肾毒性。

3. 用药后如果出现明显黏膜炎，如严重黏膜溃疡、腹泻次数多、血便及白细胞、血小板明显减少等严重反应应停药并及时对症治疗。

4. 用本品前 24 小时或 10 分钟后用阿糖胞苷，可增加本品的抗癌活性。

5. 本品可增加抗血凝作用，甚至引起肝脏凝血因子的缺少或（和）血小板减少症，因此与其他抗凝药同用时宜谨慎。

6. 与氟尿嘧啶同用，或先用氟尿嘧啶后用本品，均可产生拮抗作用，但如先用本品，4～6 小时后再用氟尿嘧啶则可产生协同作用。

7. 本品与门冬酰胺酶同用可导致减效，如用后者 10 日后或于本品用药后 24 小时内给予门冬酰胺酶，则可增效而减少对胃肠道和骨髓的不良反应。

8. 乙醇和其他对肝脏有损害药物，如与本品同用，可增加对肝脏的毒性。

【制剂与规格】片剂：▲（1）2.5mg；（2）5mg；（3）10mg。

注射剂：▲（1）5mg；（2）10mg；（3）20mg；（4）25mg；（5）50mg；▲（6）100mg。

环磷酰胺 [基（基）.保（甲）]
Cyclophosphamide

【商品名或别名】癌得星，安道生，环磷氮芥，CTX，Cytoxan

【用药指征】本品既是广谱抗肿瘤药，对白血病和实体瘤都有效；又是目前应用的各种免疫抑制剂中作用最强的药物之一，也是烷化剂中作为免疫抑制剂应用最多的药物。

1. 适用于恶性淋巴瘤、多发性骨髓瘤、淋巴细胞白血病、实体瘤如神经母细胞瘤、卵巢癌、乳腺癌、各种肉瘤及肺癌等。

2. 用于各种自身免疫性疾病，对严重类风湿性关节炎及全身性红斑狼疮，大部分病例有效；对儿童肾病综合征，其疗效较硫唑嘌呤为好，可长期缓解。可单独用药，但与皮质激素并用则疗效较佳，且不良反应较少。对多发性肉芽肿亦常用。与皮质激素并用于治疗天疱疮疗效也好。此外，也用于治疗溃疡性结肠炎、特发性血小板减少性紫癜等自身免疫性疾病。

3. 也适用于器官移植时抗排异反应，通常是与泼尼松、抗淋巴细胞球蛋白并用，其效果与硫唑嘌呤－泼尼松－抗淋巴细胞球蛋白的效果无明显差异，因此，环磷酰胺可以代替后一组药物中的硫唑嘌呤，以避免硫唑嘌呤对肝脏可能产生的不良影响。

【用法与用量】

1. 用于所有造血干细胞移植的预处理中。静脉滴注常规总剂量：120 ~ 200mg/kg，通常分 2 ~ 4 日完成。将原液稀释于 50 ~ 100ml 氯化钠注射液内在 30 ~ 60 分钟内滴完。

2. 美国《儿童风湿病学》(2010 年版) 推荐如下。①静脉注射：一次 10 ~ 15mg/kg，一周 1 次，连用 2 天，休息 1 ~ 2 周重复。活动性系统性红斑狼疮、狼疮肾炎：其剂量为 0.5 ~ 1g/m²，最大量为一次 1g，1 个月 1 次，连用 6 ~ 8 次，首剂 0.5g/m²，如无不良反应，第 2 个月可增至 0.8 ~ 1g/m²，最大量为 1g。第 8 次后改为每 3 个月 1 次，维持 1 ~ 3 年。②口服：一日 1 ~ 3mg/kg，连用 10 ~ 14 日，休息 1 ~ 2 周重复。

3. 抗肿瘤：①诱导治疗。静脉给药，一次 10 ~ 20mg/kg，或一日 100 ~ 300mg/m²，加生理盐水 100ml 稀释后缓慢注射，连用 1 ~ 5 日，21 ~ 28 天重复。②实体瘤。250 ~ 1800mg/m²，一日 1 次，连用 1 ~ 4 日，21 ~ 28 天重复。

【用药指导】

1. 肝、肾功能损害时，环磷酰胺的剂量应减少至治疗量的 1/2 ~ 1/3。

2. 白血病、淋巴瘤患儿出现尿酸性肾病时，可采用以下方法预防：大量补液、碱化尿液及（或）给予别嘌醇。

3. 当由于肿瘤细胞浸润或以往的化疗或放射治疗引起骨髓抑制，环磷酰胺的剂量应减少至治疗量的 1/2 ~ 1/3。

4. 如有明显的白细胞减少（特别是粒细胞减少）或血小板减少，应停用环磷酰胺，直至白细胞及血小板恢复至正常水平。

5. 口服环磷酰胺一般空腹给予。如发生胃部不适，可分次或与食物一起给予。

6. 由于环磷酰胺需在肝内活化成活性化合物，因此腔内给药无直接作用。

7. 本品的代谢产物对尿路有刺激性，应用时应大量饮水，大剂量应用时应水化、利尿，同时给予尿路保护剂美司钠。

8. 与大剂量巴比妥或皮质激素同用，可增加急性毒性。

9. 与阿霉素同用时，可增加心脏毒性。

【制剂与规格】片剂：▲50mg。

注射剂：▲(1) 100mg；▲(2) 200mg。

巯嘌呤 [基(基).保(甲)]

Mercaptopurine

【商品名或别名】6-巯基嘌呤，巯唑嘌呤，乐疾宁

【用药指征】

1. 主要用于急性白血病的维持治疗，也曾用于治疗绒毛膜癌、恶性葡萄胎、恶性淋巴瘤。

2. 国外也试用于克罗恩病（CD）、溃疡性结肠炎（UC）等免疫性疾病。

【用法与用量】

1. 急性白血病维持治疗：口服，一日 1.5～2.5mg/kg（或 50～100mg/m²），一日 1 次或分次服用。

2. 适用于 UC 和 CD 重度和顽固性病例：口服，2～18 岁，一日 1～1.5mg/kg，最大不超过 50mg。

【用药指导】

1. 本药的有效剂量和耐受性个体差异较大，用量应个体化。

2. 使用本药时，应适当增加患儿液体摄入量、碱化尿液，必要时合用别嘌醇以防止血尿酸增高及尿酸性肾病的发生。如合用别嘌醇，本药剂量应减至常规剂量的 1/4～1/3。

3. 肝、肾功能不全时，本药的代谢及清除均减慢，应调整给药剂量。对缺乏巯嘌呤甲基转移酶（TPMT）的患儿，本药剂量应减少 10%。如患儿同时进行放疗，本药也应减量。

4. 由于本药作用有延迟性，故在治疗过疗程中如出现白细胞减少、血小板减少、贫血、出血或黄疸等征象时，应立即停药。如停药后 2～3 日细胞计数保持平稳或有所上升，则恢复用药（用量为原剂量的 1/2）。

5. 别嘌醇、甲氨蝶呤可抑制黄嘌呤氧化酶，抑制本药的代谢，从而明显增加本药的毒性。

6. 美沙拉秦、奥沙拉秦、柳氮磺吡啶可抑制 TPMT，使本药不能转化为 6-甲基巯嘌呤而进一步代谢，从而增加本药的毒性。

7. 本品与对肝细胞有毒性的药物同时服用时，有增加对肝细胞毒性的危险。

8. 用药时接种活疫苗（如轮状病毒疫苗），将增加活疫苗感染的风险。接受免疫抑制化疗的患儿不能接种活疫苗。缓解期白血病患儿，至少要停止化疗 3 个月，才允许接种活疫苗。

9. 本品与其他对骨髓有抑制的抗肿瘤药物或放射治疗合并应用时，会增强硫嘌呤效应，因而必须考虑调整本品剂量与疗程。

【制剂与规格】片剂：▲50mg。

硫唑嘌呤 [基(基).保(甲)]

Azathioprine

【商品名或别名】硫唑嘌呤钠，咪唑硫嘌呤，硫唑呤

【用药指征】

1. 与其他药物联用，主要用于器官移植患儿以抗排斥反应，如心、肝、肾移植。

2. 在单用皮质激素不能控制疾病时，与皮质激素合用于类风湿关节炎、风湿性血管炎、韦氏肉芽肿病、多发性肌炎、皮肌炎、多发性结节性动脉炎、系统性红斑狼疮、自身免疫性溶血性贫血、特发性血小板减少性紫癜、慢性活动性肝炎、溃疡性结肠炎、重症肌无力、硬皮病、多发性神经根炎、克罗恩病、甲状腺功能亢进、原发性胆汁性肝硬化及增殖性肾炎等疾病。

3. 也可用于急、慢性白血病。对慢性粒细胞白血病近期疗效较好，作用快，但缓解期短。

【用法与用量】

1. 器官移植：口服。移植前 2 ~ 5 日，一日 2 ~ 5mg/kg，移植日 6mg/kg，分 2 ~ 3 次，以后按临床需要、患儿个体反应以及血液系统耐受性调整至维持量一日 1 ~ 2mg/kg。

2. 自身免疫性疾病：美国风湿病学推荐，口服。常用量一次 1 ~ 3mg/kg，一日 1 次，最大剂量一日 150mg。

3. 溃疡性结肠炎（UC）和克罗恩病（CD）重度或顽固性病例：口服，2 ~ 18 岁，一日 1.5 ~ 3mg/kg，一日 1 次。

【用药指导】

1. 肝、肾功能不全者禁用。

2. 曾使用烷化剂（如环磷酰胺、苯丁酸氮芥、美法仑）者禁用。

3. 发生挫伤、感染及未明原因流血患儿慎用。

4. 大剂量及用药过久时可有严重骨髓抑制，甚至出现再生障碍性贫血，一般在用药 6 ~ 10 日后出现。

5. 用药前后及用药时应当检查或监测，用药的前 2 个月，至少每周应检

查血常规 1 次。

6. 本药由于不良反应较多且严重，故不作自身免疫性疾病的首选药物，通常是在单用皮质激素而疾病不能控制时才使用。

7. 若用药过量，可使用透析法排除本药。

8. 与门冬酰胺酶合用，可提高疗效，因而应考虑减少两者的用量。

9. 硒可促使过多的脂质过氧化物分解，从而保护生物膜免受过氧化物损伤，降低肝组织中自由基损伤，对本药引起的肝损伤具有保护作用。

10. 多柔比星可增强本药的肝毒性，在两药合用期间应注意监测肝功能。合用亦可导致多柔比星排泄延迟，从而造成严重骨髓抑制。

11. 与复方磺胺甲噁唑合用，可增加肾移植患儿血液学毒性，也可增强本药的骨髓抑制作用。长期（超过 3 周）合用，血小板及中性粒细胞减少的发生率明显增加。若必须合用时，以不超过 10 日为宜。

12. 与环孢素合用时，可能由于减少环孢素的吸收而降低其血药浓度。

13. 用药期间接种活疫苗，会增加被活疫苗感染的风险。化疗结束后应至少间隔 3 个月才能接种活疫苗。

【制剂与规格】片剂：▲（1）50mg；▲（2）100mg。

环孢素 [基（基）.保（甲）]
Ciclosporin

【商品名或别名】环孢多肽 A，环孢菌素，环孢菌素 A，环孢素 A，环胞多肽 A，环胞灵

【用药指征】

1. 主要用于预防同种异体肾、肝、心、骨髓等组织或器官移植时所发生的排斥反应，也用于预防及治疗移植物抗宿主反应（GVHD）。

2. 用于活动性和难治性类风湿关节炎，可以改善关节炎的临床症状。对系统性红斑狼疮合并大量蛋白尿的狼疮性肾炎，难治性肾病综合征等自身免疫性疾病，若其他免疫抑制药不能控制者可选用本品。

3. 近年来有报道本品可试用于治疗眼色素层炎、重型再生障碍性贫血及难治性自身免疫性血小板减少性紫癜、银屑病。

【用法与用量】

1.《美国风湿病学》（2010 年版）推荐：用于治疗幼年皮肌炎的剂量为一日 2.5～7mg/kg，分 2 次服用，国内常用小剂量口服治疗（一日 2～3mg/kg，分

2 次服用）。

2. 根据 2010 年版《儿童风湿病诊断及治疗专家共识》常用剂量为一日 2～8mg/kg，急性期以静脉用药为佳，一旦病情控制即改为口服。

3. 用于慢性难治性特发性血小板减少性紫癜：口服，常用量为一日2.5～5mg/kg，分 2 次服用，至少用药 3 个月。

4. 器官移植：采用三联免疫抑制方案时，口服，起始剂量为一日 6～11mg/kg，并根据血药浓度调整剂量，根据血药浓度，每 2 周减量 0.5～1mg/kg，维持剂量一日 2～6mg/kg，分 2 次口服。对准备做移植手术的患儿，在移植前4～12 小时给药。

5. 骨髓移植：①预防 GVHD：移植前一日起先用环孢素注射液，一日 2.5mg/kg，分 2 次静脉滴注，待胃肠反应消失后（0.5～1 个月），改用口服制剂，起始剂量为一日 6mg/kg，分 2 次口服，1 个月后缓慢减量，总疗程半年左右。②治疗 GVHD：单独或在原用肾上腺皮质激素基础上加用本品，一日 2～3mg/kg，分 2 次口服，待病情稳定后缓慢减量，总疗程半年以上。

6. 狼疮肾炎、难治性肾病综合征：初始剂量为一日 4～5mg/kg，分 2～3 次口服，出现明显疗效后缓慢减量至一日 2～3mg/kg，疗程 3～6 个月以上。

【用药指导】

1. 若本品已引起肾功能不全或存在持续负氮平衡，应立即减量或停药。

2. 用药期间若发生感染，应立即使用抗生素治疗，同时应减量或停用本品。

3. 在预防和治疗器官或组织移植排斥反应及治疗自身免疫性疾病时，本品剂量常因所治疗的疾病、个体差异、使用本品后血药浓度不相同而不完全一致。小儿对本品的清除率较快，故用药剂量可适当加大。

4. 各种不良反应的发生大多与用药剂量过大有关，应经常监测本品的血药浓度，使血药浓度维持在临床上能有免疫抑制作用而又不致产生严重不良反应的剂量范围内。有观点认为，如在下次服药前测得本品的全血谷浓度为 100～200ng/ml，则可达上述效应。如发生不良反应，应立即给予相应的治疗，减少剂量或停用本品。

5. 本品在治疗自身免疫病时，若一日最大量达到 5mg/kg，且已使用 3 个月而疗效仍不明显时，则应停止应用。

6. 因本品注射液含聚乙二醇乙基化蓖麻油赋形剂，故对该赋形剂不能耐受者，禁止使用。

【制剂与规格】口服溶液剂：▲(1) 5ml：5g；▲(2) 50ml：5g。

注射剂：(1) 5ml：250mg；(2) 10ml：500mg。

胶囊剂：▲（1）25mg；▲（2）50mg。

吗替麦考酚酯 ^[基（基）.保（乙）]
Mycophenolate　Mofetil

【商品名或别名】骁悉，霉酚酸酯，莫啡特，Cellcept

【用药指征】与其他免疫抑制药联合应用，治疗和预防肾移植排斥反应。亦可用于全身性系统性红斑狼疮、幼年皮肌炎、硬皮病等自身免疫性疾病。

【用法与用量】《美国风湿病学》（2010 年版）推荐：口服，一日 10 ~ 30mg/kg，分 2 次。

【用药指导】

1. 本品与其他免疫抑制剂合用可防治器官移植排异反应，但有增加淋巴瘤、皮肤癌发生的危险。

2. 本品与阿昔洛韦合用，两者的血药浓度均升高。

3. 本品与含镁或铝的抗酸剂联用，会减少本品的吸收。

4. 不良反应主要有胃肠道反应、白细胞减少、败血症、某些类型的感染发生率增加、尿频、高血钾、肌痛或嗜睡等。

5. 服用本品患儿应定期检查白细胞，如中性粒细胞计数 $< 1.3 \times 10^9/L$，应停药或减量。

6. 对肾功能不良的患儿应密切观察。

7. 不能与硫唑嘌呤同时使用。

【制剂与规格】分散片：▲（1）0.25g；▲（2）0.5g。

胶囊剂：▲0.25g。

干混悬剂：0.5g。

他克莫司 ^[保（乙）]

【商品名或别名】普乐可复，Prograf，FK - 506

【用药指征】

1. 主要用于防治器官移植的排异反应。

2. 试用于一些难治性自身免疫性疾病和免疫介导性疾病。

【用法与用量】

1. 首次免疫抑制剂量：儿童肝脏、肾脏移植，一日 0.3mg/kg，分 2 次口服。如果不能口服给药时，应该给予连续 24 小时的静脉输注；对肝脏移植的儿童为一日 0.05mg/kg，而对肾脏移植的儿童为一日 0.1mg/kg。当患儿的状况允许时，应尽快将静脉注射疗法改为口服疗法。静脉注射疗法不应该连续超过 7 日。静脉用药治疗不宜超过一周。

2. 维持治疗：需要口服本药来达到连续免疫抑制作用以维持移植物的生存。根据患儿排异反应、血药浓度及耐受性不同调整用量。

【用药指导】

1. 对本品过敏者禁用。

2. 本品应在严密监督下应用，尤其在术后 1 个月内。用药全程定期监测项目有血压、心电图、视觉、血糖、血钾及其他电解质、血肌酐、尿素氮、血液学参数、血凝值、肝功能及肾功能（术后第 1 日应测排尿量）。

3. 由于免疫功能降低，应预防发生肿瘤的危险，并防止日晒而引起皮肤病变。

4. 他克莫司的血浓度应维持在 20ng/ml 以下，即可抑制多数患儿的免疫排异。临床上，移植后最初 12 小时，本品的全血谷浓度常为 5～12ng/ml。

5. 不可与环孢素并用。本品可使环孢素消除减慢。当用过环孢素换用本品时应注意。

6. 聚氯乙烯可吸附本品，所用输液用具应用聚乙烯制品。与强碱性药液配伍，本品可被分解。

7. 本品和两性霉素 B、氨基糖苷类抗生素、万古霉素、阿昔洛韦、环丙沙星以及布洛芬联用，毒性可能增强。苯巴比妥、苯妥英、卡马西平、利福平、安乃近、异烟肼等可能使本品血浓度减低。

【制剂与规格】胶囊剂：（1）0.5mg；（2）1mg。

注射剂：5mg。

巴利昔单抗 [保（乙）]
Basiliximab

【商品名或别名】舒莱

【用药指征】预防首次肾移植术后的急性器官排斥。

【用法与用量】

1. 用法：经配制后的巴利昔单抗，既可在 20～30 分钟内作静脉滴注，亦可一次性静脉推注。

2. 用量：体重 <35kg 者，推荐总剂量为 20mg，分 2 次给予，一次 10mg；

体重≥35kg者，推荐标准总剂量为40mg，分2次给予，一次20mg。首次20mg应于移植术前2小时内给予，第2次20mg应于移植术后4天给予。如果发生术后并发症，如移植物失功能等，则应停止第2次给药。

【用药指导】

1. 对本品以及处方中其他任何成分过敏者均禁用。

2. 本品既不会增加因器官移植患者的基本疾病所导致的不良事件，也不会增加因同时服用免疫抑制剂或其他药物所发生的不良事件。

【制剂与规格】注射剂：（1）10mg；（2）20mg。

第二节　免疫调节药

转移因子
Transfer Factor

【商品名或别名】悦康佳，谱安尼，TF

【用药指征】

1. 适用于细胞免疫功能减退或缺陷所引起的疾病，可作为其并发的难治性感染（如结核性分枝杆菌、真菌及病毒等引起的严重感染）。

2. 也可用于自身免疫性疾病（如类风湿关节炎等）及恶性肿瘤（包括白血病）的支持治疗。

【用法与用量】

1. 皮下注射：急性病毒或真菌感染，一次1U，每周1次或2次；慢性乙型病毒性肝炎、自身免疫性疾病、恶性肿瘤，一次1U，每1~2周1次。

常用的给药方法为皮内、皮下或肌内注射，最佳应为上臂内侧腋窝处及股内侧邻近淋巴结处皮下注射。无固定疗程及剂量，一般倡导一周1~2次注射，一次1~2U，连用3个月至2年不等。可根据免疫反应指标而调整剂量。

2. 口服：胶囊剂，推荐一次3~6mg，一日2~3次；口服液，一次10ml，一日2~3次。

【用药指导】

1. 腋窝部注射即使进入静脉也无明显不良反应，因本品也可直接静脉注射。

2. 由于本品没有抗原性，所以不存在输注免疫活性细胞的配型和相互排异问题。

3. 注射淋巴细胞血清、应用抗癌药物或糖皮质激素，均可减低或抑制本品的作用。

4. 注射局部胀痛，个别出现皮肤瘙痒和短暂发热等反应。

【制剂与规格】注射剂：（1）1U；（2）2U；（3）3U；（4）4U。

胶囊剂：3mg。

口服溶液剂：10ml：15mg（多肽）。

匹多莫德

见第三章第四节。

静脉注射用人免疫球蛋白[保（乙）]
Human Immunoglobulin for Intravenous Injection

【商品名或别名】博欣，伽玛莱士，免疫血清球蛋白，华兰静丙

【用药指征】

1. 主要用于预防麻疹或减轻症状。

2. 用于传染性肝炎、麻疹、水痘、腮腺炎、带状疱疹等病毒性感染的防治。

3. 用于哮喘、过敏性鼻炎、湿疹等内源性过敏性疾病。

4. 用于提高机体的免疫功能：①原发性免疫球蛋白缺乏症，如 X 联锁低免疫球蛋白血症，常见变异免疫缺陷病，免疫球蛋白 G 亚型缺陷病等。②继发性免疫球蛋白缺陷病，如重症感染，新生儿败血症等。③自身免疫性疾病，如原发性血小板减少性紫癜，川崎病。

【用法与用量】静脉滴注。

1. 川崎病：发病 10 日内应用，一次输注 2g/kg。

2. 原发性免疫性球蛋白缺乏或低下症：首剂量 400mg/kg，维持剂量 200～400mg/kg，给药间隔时间视患儿血清 IgG 水平和病情而定，一般一周 1 次。

3. 原发性血小板减少性紫癜：一日 400mg/kg，连续 5 日，维持剂量一次 400mg/kg，给药间隔时间视血小板计数和病情而定，一般一周 1 次。

4. 重症感染：一日 200～300mg/kg，连续 2～3 个月。

【用药指导】

1. 对本药过敏者或有其他严重过敏史者及有抗 IgA 抗体的选择性 IgA 缺

乏者禁用。

2. 冻干静脉注射剂（pH 4）专供静脉输注用。

3. 重溶后的药液呈现混浊、沉淀、异物或瓶子有裂纹、过期失效，不得使用。

4. 本品开启后，应一次输注完毕，不得分次或给第二人输用。

5. 有严重酸碱代谢紊乱的患儿应慎用。

6. 本品应单独输注，不得与其他药物混合输用。

7. 冻干制剂采用严格的无菌操作，按规定量加入灭菌注射用水，轻轻振摇（避免出现大量泡沫）使完全溶解，以 5% 葡萄糖溶液稀释作静脉滴注，开始滴注速度为每分钟 1.0ml 持续 15 分钟后若无不良反应，可逐渐加快速度，最大滴注速度不得超过每分钟 3.0ml。

【制剂与规格】注射剂（pH 4）：（1）1g；（2）1.25g；（3）2.5g。

人免疫球蛋白[保(乙)]
Human Immunoglobulin

【商品名或别名】丙种球蛋白，华兰肌丙

【用药指征】

1. 主要用于预防麻疹或减轻症状。

2. 用于传染性肝炎、麻疹、水痘、腮腺炎、带状疱疹等病毒性感染的防治。

【用法与用量】

1. 预防麻疹：在与麻疹患儿接触后 7 日内，肌内注射 5~15mg/kg，或 5 岁以下儿童注射 150~300mg，6 岁以上儿童最大剂量不超过 600mg。一次注射后预防作用通常维持 2~4 周。

2. 预防传染性肝炎：按 5~10mg/kg 肌内注射或一次肌内注射 150~300mg，一次注射后预防作用通常维持 1 个月左右。

【用药指导】

1. 注射剂仅限肌内注射，不得用于静脉输注。

2. 一般肌内注射 1 次，可预防效果 1 个月。

3. 开瓶后应一次注射完毕，不得分次使用。

4. 肌内注射可有轻微的局部反应，偶有低热，可以自行缓解。

【制剂与规格】注射剂：（1）1.5ml：150mg；（2）3ml：300mg。

香菇多糖
Lentinan

【商品名或别名】瘤停能，能治难，香菇菌多糖，香菇糖，天地欣

【用药指征】

1. 抗肿瘤作用：与放疗、化疗、手术配合，主要用于不宜手术或复发的胃肠道肿瘤。本品加放疗、化疗治疗小细胞肺癌、乳癌、恶性淋巴瘤等。也可用于癌性腹水的治疗。

2. 抗病毒作用：可用于乙型病毒性肝炎及艾滋病等。

3. 抗感染作用：应用于具有抗药性的肺结核。

【用法与用量】

1. 慢性肝炎：口服，一次 $5 \sim 7.5mg$，一日 2 次。

2. 肿瘤：静脉注射或静脉滴注，一次 1mg，一周 1 次，用 2ml 注射用水振摇溶解，加入 250ml 生理盐水或 5% 葡萄糖注射液中静脉滴注，或用 5% 葡萄糖注射液 $5 \sim 10ml$ 完全溶解后静脉注射，一般 3 个月为一疗程。

【用药指导】

1. 对本药过敏者禁用，冠状动脉病及高血压患儿慎用，小儿慎用。

2. 本品用生理盐水或 5% 葡萄糖注射液溶解后，立即使用，不宜久存。当溶解液超过 2ml 时，用生理盐水或 5% 葡萄糖液调节药液渗透压。

3. 用药过量可能会引起血黏度升高。

4. 若出现口内异常感、畏寒、心律失常、血压下降、呼吸困难等表现时，应立即停药并给予适当处理。出现皮疹、发红应停药。出现胸部压迫感、咽喉狭窄感应密切观察，并减慢给药速度，可改为静脉推注或减慢滴注速度。

5. 本品避免与维生素 A 制剂混用，以免出现混浊。

【制剂与规格】片剂：2.5mg。

注射剂：（1）1mg；（2）2mg。

脾氨肽
SpleenAminopeptide

【商品名或别名】复可托

【用药指征】用于治疗细胞免疫功能低下、免疫缺陷和自身免疫功能紊乱性疾病（反复呼吸道感染、支气管炎、肺炎、哮喘、重症带状疱疹及牛皮癣

等）；用于恶性肿瘤病人放、化疗及术后生活质量，降低各种原因引起的感冒、发烧或其他感染发生率。

【用法与用量】口服，一次 2～4mg，隔日或每日一次。儿童，一次 2mg；或遵医嘱。

【用药指导】

1. 偶尔出现皮疹，停药后皮疹可消退。

2. 用 10ml 凉开水溶解后服用，温度过高的水可导致药物失活。

3. 用药过程中，需在 2～8℃冷藏保存，高温下可导致药物失活。

【制剂与规格】冻干粉：（1）2mg；（2）4mg。

第十章

维生素类和营养药

第一节　维生素类

维生素 A^[保(乙)]
Vitamin A

【商品名或别名】视黄醇醋酸酯

【用药指征】维生素 A 缺乏病，角膜软化症，干眼症，夜盲症

【用法与用量】维生素 A 缺乏：口服，一日 5000U/kg，伴有眼干燥症及消化道不良时，肌内注射：一日 2.5 万 ~ 5 万 U 至症状体征好转。

WHO 推荐用量：口服。①对营养不良等症：6 个月 ~ 1 岁，10 万 U（单剂量）；1 ~ 18 岁，20 万 U（单剂量）。②眼干燥症：6 个月 ~ 1 岁，首日 10 万 U，第 2 日及 4 周后各服 10 万 U；1 ~ 18 岁，首日 20 万 U，次日及 4 周后各服 20 万 U。

【用药指导】

1. 长期大剂量应用可引起维生素 A 过多症，甚至发生急性或慢性中毒。

2. 婴幼儿对大量或超量维生素 A 较敏感，应谨慎使用。

3. 与维生素 E 合用时，可促进维生素 A 吸收，增加肝内储存量，加速利用和降低毒性，但大量维生素 E 服用可耗尽维生素 A 在体内的贮存。

4. 脂肪吸收不良或胆酸缺乏时，起初阶段可用肠外途径给药。

5. 水溶性维生素 A 注射剂不得用于静脉注射，误用有发生过敏性休克的危险，严重时可致死。

【制剂与规格】胶丸剂：（1）5000U；（2）2500U。

注射剂：1ml：2.5 万 U。

水溶性维生素 A：1ml：50000U。

维生素 D₂ [基(基).保(甲)]

Vitamin D₂

【商品名或别名】骨化醇，麦角骨化醇

【用药指征】用于预防和治疗维生素 D 缺乏症，如佝偻病、骨软化症、婴幼儿手足抽搐症、甲状旁腺功能低下等。

【用法与用量】

1. 口服：预防用量，一日 500 ~ 1000U，分 2 ~ 3 次；治疗用量，一日 0.5 万 ~ 1 万 U，分 2 ~ 3 次。

2. 肌内注射：一次 20 万 ~ 40 万 U，每 2 ~ 4 周 1 次，连用 2 或 3 次。

【用药指导】

1. 高钙血症、维生素 D 增多症、高磷血症伴肾性佝偻病者禁用。

2. 久置空气中遇光或热后，即被分解破坏。

3. 用药期间监测血钙、血磷浓度。

4. 患儿肠道吸收不良时，应从肠道外给药。

5. 本品 1mg = 4 万 U。

【制剂与规格】软胶囊剂：▲（1）0.125mg（5000U）；▲（2）0.25mg（1 万 U）。

注射剂：▲（1）1ml：5mg（20 万 U）；▲（2）1ml：10mg（40 万 U）；（3）1ml：7.5mg（30 万 U）；（4）1ml：15mg（60 万 U）。

维生素 AD [保(乙)]

Vitamin A and D Capsules

【商品名或别名】伊可新，贝特令，鱼肝油丸

【用药指征】用于预防和治疗维生素 A 及维生素 D 的缺乏症，如佝偻病、夜盲症及小儿手足抽搐症。

【用法与用量】口服。将胶囊尖端剪开或刺破，将液体滴入儿童口中或直接嚼服胶丸。1 岁以下：一次 1 粒（维生素 A 1500IU，维生素 D 500IU），一日 1 次；1 ~ 18 岁：一次 1 粒（维生素 A 2000IU，维生素 D 700IU），一日 1 次。

【用药指导】

1. 慢性肾衰竭、高钙血症、高磷血症伴肾性佝偻病者禁用。

2. 抗酸药可影响本品中维生素 A 的吸收，故不应同服。

3. 必须按推荐剂量服用，不可超量服用。

4. 婴儿对维生素 D 敏感性个体差异大，有些婴儿对小剂量维生素 D 很敏感。

【制剂与规格】胶囊型滴剂：（1）维生素 A 1500IU，维生素 D 500IU；（2）维生素 A 2000IU，维生素 D 700IU。

维生素 B$_1$ [基(基).保(甲/乙)]
Vitamin B$_1$

【商品名或别名】盐酸硫胺，硫胺素

【用药指征】用于脚气病、神经炎、心肌炎及一些疾病的辅助治疗（如糖尿病、甲状腺功能亢进、感染性疾病等）。

【用法与用量】

1. 口服：①预防维生素 B$_1$ 缺乏：< 1 岁，一日 0.3 ~ 0.5mg，1 ~ 18 岁，一日 0.5 ~ 1mg。均分 2 ~ 3 次。②治疗维生素 B$_1$ 缺乏：一日 10 ~ 50mg，分 2 ~ 3 次，连服 2 周，然后一日 5 ~ 10mg，持续 1 个月。

2. 肌内注射：用于重度脚气病时，一日 10 ~ 25mg，症状改善后口服。

【用药指导】

1. 体内不储存，增大口服量，吸收量不相应增加。

2. 一般不用注射给药。

3. 本品遇碱性药物如碳酸氢钠，枸橼酸钠等可发生变质。

4. 本品不宜与含鞣质的中药和食物合用。

【制剂与规格】片剂：（1）5mg；（2）10mg。

注射剂：▲（1）2ml：50mg；▲（2）2ml：100mg。

维生素 B$_2$ [基(基).保(甲/乙)]
Vitamin B$_2$

【商品名或别名】核黄素

【用药指征】用于口角炎、舌炎、结膜炎、阴囊炎、脂溢性皮炎等疾病的防治。

【用法与用量】

1. 预防维生素 B$_2$ 缺乏：口服，一日 1 ~ 2mg。

2. 治疗维生素 B$_2$ 缺乏：①口服。≤ 12 岁，一日 3 ~ 10mg，分 2 ~ 3 次服；

12~18岁，一次5~10mg，一日3次。②肌内注射：一次2.5~5mg，一日1次。

【用药指导】

1. 在正常肾功能状态下几乎不产生毒性。

2. 本药应在进餐时或餐后即服。

3. 应用吩噻嗪、三环类抗抑郁药、丙磺舒等药时，维生素 B_2 需要增加用量。

4. 不宜与甲氧氯普胺合服。

5. 勿与碱性药同服。

【制剂与规格】片剂：▲(1) 5mg；▲(2) 10mg。

注射剂：(1) 2ml：1mg；(2) 2ml：5mg。

烟酰胺 [保(乙)]
Nicotinamide

【商品名或别名】维生素 PP，维生素 B_3

【用药指征】用于防治糙皮病等烟酸缺乏症，也用于防治心脏传导阻滞。

【用法与用量】

1. 糙皮病：①口服，预防用量，一日15mg，分3次；治疗用量，一次25~50mg/kg，一日3次。②静脉滴注：一次25~100mg/kg，一日1次，加入适量5%~10%葡萄糖注射液中滴入。

2. 防治心脏传导阻滞：静脉滴注，一日50~80mg/kg，一日1次，用10%葡萄糖注射液稀释后滴入。

【用药指导】

1. 烟酰胺与异烟肼有拮抗作用，长期服用异烟肼时应适当补充烟酰胺。

2. 肌内注射可引起局部疼痛。

3. 个别有头晕、恶心、食欲不振等，可自行消失。

【制剂与规格】片剂：(1) 50mg；(2) 100mg。

注射剂：(1) 1ml：50mg；(2) 1ml：100mg。

维生素 B_6 [基(基).保(甲)]
Vitamin B_6

【商品名或别名】吡多醇，吡多辛，羟基吡啶，维他命 B_6

【用药指征】

1. 用于因代谢异常导致的维生素 B_6 缺乏症。

2. 可用于放射治疗及抗癌药所致的呕吐。

3. 预防治疗异烟肼中毒。

4. 用于新生儿遗传性维生素 B_6 依赖综合征。

5. 用于治疗婴儿惊厥。

6. 治疗铁粒幼细胞贫血。

【用法与用量】

1. 维生素 B_6 代谢异常或铁粒幼细胞贫血：口服，新生儿，一次 50 ~ 100mg，一日 1 ~ 2 次；1 个月 ~ 18 岁，一次 50 ~ 250mg，一日 1 ~ 2 次。

2. 治疗异烟肼中毒：口服，新生儿，一日 5 ~ 10mg，1 个月 ~ 18 岁，一次 10 ~ 20mg，一日 2 ~ 3 次；预防异烟肼中毒：口服，新生儿，一日 5mg，1 个月 ~ 18 岁，一日 5 ~ 10mg。

3. 维生素 B_6 依赖性抽搐：肌内注射，一次 100mg；以后肌内注射 2 ~ 10mg，或口服一日 10 ~ 100mg。

【用药指导】

1. 治疗维生素 B_6 缺乏症，首剂宜肌内注射。

2. 不宜大剂量（>30mg/d）长期用于无本品治疗指征的疾病。

3. 本品能增加左旋多巴的外周脱羧作用，降低左旋多巴的疗效。

4. 本品可与青霉素形成络合物而排泄增加。

5. 长期用药可抑制抗凝系统。

6. 严重肝、肾功能障碍者及癫痫发作的新生儿慎用。

【制剂与规格】片剂：▲10mg。

注射剂：▲（1）1ml：50mg；▲（2）2ml：100mg。

复合维生素 B ^[保（乙）]
Compound Vitamin B

【商品名或别名】复方维生素 B

【用药指征】预防和治疗 B 族维生素缺乏所致的营养不良，厌食，脚气病，糙皮病等。

【用法与用量】口服。片剂：一次 1 ~ 2 片，一日 3 次。溶液剂：<10 岁，一次 1 毫升/岁，一日 3 次；10 ~ 18 岁，一次 10ml，一日 3 次。

【用药指导】

1. 大剂量服用可出现烦躁、疲倦、食欲减退等。

2. 偶见皮肤潮红，瘙痒；尿液可能呈黄色。

【制剂与规格】片剂：每片含量维生素 B_1 3mg、维生素 B_2 1.5mg、维生素 B_6 0.2mg、烟酰胺 10mg、泛酸钙 1mg。

溶液剂：60ml；100ml。每毫升含维生素 B_1 0.8mg、维生素 B_2 0.13mg、维生素 B_6 0.16mg、烟酰胺 0.48mg、维生素 D 微量、牛磺酸 2mg。

维生素 C [基(基).保(甲/乙)]
Vitamin C

【商品名或别名】抗坏血酸，维生素丙

【用药指征】

1. 防治维生素 C 缺乏病。

2. 防治感染性疾病。

3. 治疗克山病急性发作。

4. 治疗肝脏病。

5. 其他：用于贫血、过敏性皮肤病、促进伤口愈合、某些癌症、高血压症等。

【用法与用量】

1. 治疗维生素 C 缺乏：①口服，一日 100～300mg，分 2～3 次服。②肌内注射，100～300mg，分次注射，至少 2 周。

2. 预防维生素 C 缺乏：口服，一日 25～75mg。

3. 克山病心源性休克：静脉注射，首剂 5～10g，加入 25% 葡萄糖液中缓慢静脉注射。

【用药指导】

1. 大量长期服用突然停药，可能出现维生素 C 缺乏病症状，故宜逐渐减量停药。

2. 制剂色泽变黄不可应用。

3. 本品不能同维生素 K_3 配伍，可发生氧化还原反应，两者疗效减弱或消失。

4. 本品不宜与碱性药物、核黄素、三氯叔丁醇、铜、铁离子溶液配伍。

5. 本品能影响氨苄西林的稳定性，故不宜配伍使用。

6. 过多应用维生素 C 咀嚼片可致牙釉质损坏。

【制剂与规格】片剂：（1）50mg；（2）100mg。

泡腾片剂：（1）0.5g；（2）1g。

注射剂：▲（1）2ml：0.5g；▲（2）5ml：1g。

维生素 E
Vitamin E

【商品名或别名】来益，抗不育维生素

【用药指征】

1. 用于未进食强化奶粉或有严重脂肪吸收不良母亲所生的新生儿、早产儿、低出生体重儿。

2. 脂肪吸收异常等引起的维生素 E 缺乏症。

3. 进行性肌营养不良的辅助治疗及需要增加维生素 E 的情况。

【用法与用量】

1. 口服：①维生素 E 缺乏，一日 1mg/kg，早产儿，一日 15～20mg。②慢性胆汁淤积，一日服用水溶性制剂 15～25mg。

2. 肌内注射：一次 5mg，一日 1 次。

【用药指导】

1. 严禁婴儿静脉给药。

2. 由于维生素 K 缺乏而引起低凝血因子 II 血症患儿及缺铁性贫血患儿慎用。

3. 维生素 E 不良反应较少见，但大剂量长期应用，易引起血小板聚集和血栓形成。

4. 缺铁性贫血患儿补铁时对维生素 E 的需要量增加。

5. 中毒所致的出血可用维生素 K 治疗。

【制剂与规格】注射剂：（1）1ml：5mg；（2）1ml：50mg。

胶丸剂：（1）5mg；（2）10mg；（3）50mg；（4）100mg。

小儿维生素咀嚼片
Children's Chewable Vitamin Tablets

【商品名或别名】小施尔康

【用药指征】用于儿童生长期维生素的补充。

【用法与用量】3～12 岁，一日 1 片，咀嚼后咽下。

【用药指导】

1. 严格按规定的剂量服用，需要大量服用时，请咨询医师或药师。

2. 对本品过敏者禁用，过敏体质者慎用。

3. 本品性状发生改变时禁止使用。

4. 服用后必须拧紧瓶盖以防止药品潮湿。

【制剂与规格】咀嚼片剂：每片含维生素 A 5000U、维生素 B_1 1.5mg、维生素 B_2 1.7mg、维生素 B_6 2mg、维生素 B_{12} 6mg、维生素 C 60mg 、维生素 D 400U、维生素 E 30U、叶酸 0.4mg、烟酰胺 20mg。

第二节　无机物类

葡萄糖酸钙 [基(基).保(甲)]
Calciun Gluconate

【商品名或别名】弘泰，Calglucon，D – Calcium Gluconate Hydrate，Gluconate Calcium

【用药指征】

1. 用于治疗钙缺乏：①急性钙缺乏，如新生儿低钙搐搦症、碱中毒及甲状旁腺功能低下所致的手足搐搦症、甲状旁腺功能亢进症手术后的"骨饥饿综合征"（骨的再矿化）、维生素 D 缺乏病等。②用于儿童、青春发育期青少年的钙盐补充。③也可用于大量输血所致的低钙血症。④口服给药还可用于其他一些慢性低钙血症，如慢性甲状旁腺功能低下、假性甲状旁腺功能低下、骨软化症、慢性肾衰竭和应用抗惊厥药后继发的低钙血症。

2. 用于治疗过敏性疾病，如虫咬性皮炎、瘙痒性皮炎、荨麻疹、渗出性水肿、药物过敏等。

3. 用于镁中毒及氟中毒时的解救。

4. 作为强心剂，用于心脏复苏，如高血钾、低血钙或钙拮抗及心脏手术等原因引起的心功能异常的解救。

【用法与用量】

1. 口服：钙缺乏，一日 0.5 ~ 0.7g/kg，分次服用。

2. 静脉注射或静脉滴注：①低钙血症，静脉注射，新生儿，一日 200 ~ 800mg/kg，1 个月 ~ 18 岁，一日 200 ~ 500mg/kg，连续静脉滴注或分 4 次静脉注射。②低钙性手足搐搦，静脉注射，新生儿至 18 岁，一日 100 ~ 200mg/kg，在 5～10 分钟内静脉推注，6 小时后可重复或继续静脉滴注，最大剂量不超过一日 500mg/kg。

【用药指导】

1. 本品与氧化剂、枸橼酸盐、可溶性碳酸盐、磷酸盐、硫酸盐等存在配伍禁忌。

2. 本品口服制剂宜餐后服用。

3. 使用强心苷者或洋地黄中毒时禁用本品注射液。

4. 本品刺激性较大，不宜皮下或肌内注射，应缓慢静脉注射或静脉滴注。

5. 若注射时药液漏出血管外，应立即停用，并用 0.9% 氯化钠注射液作局部冲洗，局部给予氢化可的松、1% 利多卡因或玻璃酸，热敷并抬高肢体。

6. 当患儿静脉注射出现不适或有明显心电图异常时，应立即停用，待心电图异常消失后再缓慢注射。

7. 脱水或低钾血症等电解质紊乱时应先纠正低钾，再纠正低钙，以免增加心肌应激性。

8. 钙剂过量的处理：轻度高钙血症只需停用钙剂和其他含钙药物，减少饮食中钙含量。

9. 强心苷与钙剂联用增加不良反应；在血钙较低时口服缓慢补钙，有利于提高强心苷作用，但应慎用。

10. 钙剂可拮抗镁盐的神经 - 肌肉麻痹作用。

11. 盐酸山莨菪碱可治疗葡萄糖酸钙所致过敏性休克。

12. 不能与头孢曲松同用，尤其不能同时或先后静脉注射。

13. 高钙血症及高钙尿症患儿、患有含钙肾结石或有肾结石病史者及结节病患儿（可加重高钙血症）禁用。

【制剂与规格】片剂：（1）0.1g；▲（2）0.5g。

颗粒剂：3.5g：1g（以葡萄糖酸钙计，相当于钙离子 89.38mg）。

口服溶液剂：10ml：1g。

注射剂：▲10ml：1g。

乳酸钙
Calcium Lactate

【商品名或别名】钙中钙，新盖中盖，Calcii，Lactas

【用药指征】

1. 主要用于预防和治疗钙缺乏症（如手足搐搦症、骨骼发育不全、佝偻病）以及小儿的钙盐补充。也用于慢性肾衰竭患儿的低钙血症。

2. 可用于过敏性疾病及结核病的辅助治疗。

【用法与用量】

1. 口服：可根据人体需要及膳食钙的供给情况酌情补充。

2. 一般一日 45 ~ 65mg/kg，分 2 ~ 3 次。

【用药指导】

1. 禁用：

（1）高钙血症及高钙尿症患儿。

（2）患有含钙肾结石或有肾结石病史者。

（3）结节病患儿（可加重高钙血症）。

（4）正在服用洋地黄类药物者。

2. 本品口服溶液如低温时析出结晶，可温热溶化后服用。

3. 儿童口服本品时，可同时服用维生素 D。

【制剂与规格】片剂：（1）250mg；（2）300mg；（3）500mg。

咀嚼片剂：300mg。

口服溶液剂：10ml∶130mg（以钙计）。

碳酸钙/维生素D₃ [保(乙)]
Calcium Carbonate/Vitamin D₃

【商品名或别名】迪巧，钙尔奇 D，钙加维生素 D，凯思立 D，逸得乐，CaltrateD，Ldeox，D – cal

【用药指征】用于儿童钙缺乏引起的低钙血症，佝偻病等。

【用法与用量】

1. 咀嚼片：咀嚼后咽下，一次 1 片，一日 1 次。

2. 泡腾颗粒：根据年龄不同，一次 1 ~ 2 袋，一日 1 ~ 2 次。温开水冲服。

【用药指导】

1. 本品宜在餐后服用，因空腹服用可能引起胃部不适。

2. 药物过量可引起高钙血症、高钙尿症及肾功能受损，故用量不应超过每日推荐量。

3. 因本品需在胃酸作用下转化为可溶性钙盐而吸收，故胃酸缺乏者用本品可能无效。

【制剂与规格】咀嚼片剂：（1）碳酸钙1500mg（元素钙600mg）、维生素 D_3 125U；（2）750mg（元素钙300mg）、维生素 D_3 100U；（3）750mg（元素钙300mg）、维生素 D_3 60U；（4）碳酸钙0.375g（元素钙150mg）、维生素 D_3 31.25U。

泡腾颗粒：750mg（元素钙300mg）、维生素 D_3 100U。

葡萄糖酸锌
Zinc Gluconate

【商品名或别名】维多欣，辛葡康

【用药指征】用于预防及治疗锌缺乏。

【用法与用量】口服：以锌计，<2岁，一日0.5~1mg/kg；2~3岁，一日10mg；3~4岁，一日12.5mg；4~6岁，一日15mg；6~18岁，一日20mg；均分2或3次，餐后服用。

【用药指导】

1. 中国营养学会（1981）制定锌元素需要量为：1~6个月婴儿一日元素锌3mg，7~12个月婴儿一日元素锌5mg；1~10岁儿童一日元素锌10mg；>11岁儿童一日元素锌15mg。

2. 餐后服用，以减少胃肠刺激。

3. 本品与铝、钙、锶盐、硼砂、碳酸盐和碱、蛋白银和鞣酸配伍禁忌。

【制剂与规格】颗粒剂：每袋含本品70mg（相当于元素锌10mg）。

片剂：（1）35mg；（2）70mg（相当于元素锌10mg）。

甘草锌
Licorzinc

【用药指征】由于锌缺乏症引起的儿童厌食，异食癖，生长发育不良及寻常型痤疮等。

【用法与用量】口服：一日0.5~1.5mg/kg元素锌计算，分3次服用。也可按下列方法使用：1~5岁，一次0.75g，一日2~3次；6~10岁，一次1.5g，一日2~3次；11~15岁，一次2.5g，一日2~3次，开水冲服。

【用药指导】

1. 口服可引起胃肠道反应，过量可致硒缺乏、维生素E缺乏。

2. 服药期间应每月检查血常规 1 次，必要时查血清铁。

【制剂与规格】颗粒剂：1.5g。

胶囊剂：0.25g（锌含量 12.5mg）。

多种微量元素 [保（乙）]
Multi - Trace Elements

【商品名或别名】安达美

【用药指征】本品为肠外营养的添加剂。以满足人体对微量元素的需要。

【用法与用量】静脉输注。在配伍得到保证的前提下，用本品 10ml 加入 500～1000ml 复方氨基酸注射液或葡萄糖注射液，输注速率不宜过快。体重 > 15kg 的患儿，一日 0.1ml/kg；12～18 岁剂量为一日 10ml。稀释后静脉输注。

【用药指导】

1. 不耐果糖患儿禁用。

2. 在配伍得到保证的前提下可用复方氨基酸注射液或葡萄糖注射液稀释本品。使用时不可直接添加其他药物，以避免可能发生的沉淀。

3. 在无菌条件下，配制好的输液必须在 24 小时内输注完毕，以免被污染。

【制剂与规格】注射剂：每 10ml 含有氯化铬（$CrCl_3 \cdot 6H_2O$）53.3μg、氯化铜（$CuCl_2 \cdot 2H_2O$）3.4mg、氯化铁（$FeCl_3 \cdot 6H_2O$）5.4mg、氯化锰（$MnCl_2 \cdot 4H_2O$）0.99mg、钼酸钠（$Na_2MoO_4 \cdot 2H_2O$）48.5μg、亚硒酸钠（$Na_2SeO_3 \cdot 5H_2O$）105μg、氯化锌（$ZnCl_2$）13.6mg、碘化钾（KI）166μg、氟化钠（NaF）2.1mg。

第三节　营养药

小儿复方氨基酸（18AA - I）[基（基）·保（甲）]
Compound Amino Acid Injection（18AA - I）

【商品名或别名】爱咪特

【用药指征】适用于小儿、早产儿、低体重儿的肠外营养。

1. 用于改善消化道摄取、吸收不足或消化功能障碍引起的蛋白质营养不良。

2. 围手术禁食期营养支持。

3. 分解代谢旺盛疾病的营养支持。如大面积烧伤、严重创伤、危重感染等。

4. 经口可以进食，但又必须限制食物通过消化道、减少肠道负荷，有利于病情缓解，如炎性肠病、消化道大出血等。

【用法与用量】输注量以小儿的年龄、体重、病情等不同而定。一般用量，开始时一日 15ml/kg 体重（相当于氨基酸约 1g/kg），1 周内逐渐增加剂量，最大量为一日 30ml/kg（相当于氨基酸约 2g/kg），疗程结束时应注意逐渐减量，防止产生低血糖症。

【用药指导】

1. 禁用：肝昏迷、无条件透析的尿毒症、对氨基酸有代谢障碍的患儿以及对本品过敏者。

2. 遇冷析出结晶，可置 50～60℃ 水浴中使其溶解并冷至 37℃ 澄明再用。

3. 开瓶后一次未使用完的药液应予丢弃，不得再次使用。

【制剂与规格】注射剂：（1）100ml：6.74g（总氨基酸）；▲（2）20ml：1.348g（总氨基酸）。

复方氨基酸注射液（9AA）[保(乙)]
Compound Amino Acid Injection（9AA）

【商品名或别名】肾必氨

【用药指征】用于急性和慢性肾功能不全患儿的肠道外支持，大手术、外伤或脓毒血症引起的严重肾衰竭以及急慢性肾衰竭，尤其适用于低蛋白饮食治疗不能纠正的慢性肾衰患儿。

【用法与用量】静脉滴注：一日 0.2g/kg（按氨基酸量计），于 4 小时内滴入，21 日为 1 疗程。缓慢滴注，滴速不超过每分钟 15 滴。

【用药指导】

1. 本品除与葡萄糖注射液混合滴注外，不宜与其他药物混合。

2. 氨基酸代谢紊乱、严重肝功能损害、心功能不全、水肿、低血钾、低钠血症患儿禁用。

3. 静脉滴注速度过快可引起恶心、呕吐、心悸、寒战等反应。

4. 凡使用本品者，均应低蛋白、高热量饮食。热量摄入应为每日 2000kcal 以上，如饮食摄入量不足，应给予葡萄糖等补充，否则本品进入体内转变成热量，而不能合成蛋白。

5. 使用过程中应检测血糖、血清蛋白、肾功能、肝功能、电解质、二氧化碳结合力、血钙、血磷等，必要时检查血镁和血氨。如出现异常应注意纠正。

6. 尿毒症患儿宜在补充葡萄糖同时给予少量胰岛素，糖尿病患儿应给予适量胰岛素，以防出现高血糖。维生素 B_6、苯丙酸诺龙等也可适当应用，以增强蛋白合成作用。

7. 为防止高氯血症及纠正酸中毒，可常规应用碳酸氢钠（3~6g/d），但需注意钠水潴留。

8. 使用本品前应详细检查药液有无浑浊，密封完好才可使用。若遇冷析出结晶，可置于 50℃ 温水中溶解后，凉至 37℃ 左右再使用。药液一经使用后，剩余药液切勿保存再用。

【制剂与规格】注射剂：250ml：13.98g。

赖氨肌醇维 B_{12} 口服液
Lysine，Inosite and Vitamin B_{12} Oral Solution

【用药指征】用于赖氨酸缺乏引起的食欲不振及生长发育不良等。

【用法与用量】口服：<1 岁，一次 2.5ml，一日 2~3 次；>1 岁，一次 5ml；一日 2~3 次。也可用开水或牛奶稀释后服用。

【用药指导】

1. 按推荐剂量服用，少有不良反应。

2. 抗惊厥药如苯巴比妥、苯妥英、扑米酮等可减少维生素 B_{12} 的吸收。

3. 如与其他药物同时使用可能会发生药物相互作用，详情请咨询医师或药师。

【制剂与规格】口服溶液剂：100ml（每 5ml 内含盐酸赖氨酸 300mg，维生素 B_{12} 15mg，肌醇 50mg）。

中长链脂肪乳[保(乙)]
Medium and Long Chain Fat Emulsion

【商品名或别名】力保脂宁，力能，Lipofundin

【用药指征】肠外营养药，能量补充剂。用于胃肠外营养，满足能量和必需氨基酸的要求。

【用法与用量】通过外周静脉或者中心静脉输入。

1. 静脉滴注：按脂肪量计算，以三酰甘油一日 <2g/kg 为宜。

2. 新生儿和婴儿，使用剂量为三酰甘油一日 0.5～3g/kg，静脉滴注速度每小时 <0.17g/kg。对早产儿和低体重新生儿，应 24 小时连续输注，开始剂量为一日 0.5～1g/kg，以后逐渐增加至一日 3g/kg。应征求儿科医师的意见。

【用药指导】

1. 脂肪代谢异常的患儿脂性肾病，严重肝损伤或急性胰腺炎伴高脂血症，则禁用本品。如患儿有酮症酸中毒或缺氧，栓塞或休克则更应禁用本品。

2. 输入过程中应掌握患儿血液循环中脂肪的廓清情况，血清甘油三酸酯浓度不应超过 3mmol/L。

3. 治疗过程中出现脂肪过量，应停止输注本品。

4. 太快输入脂肪乳会引起液体或脂肪负荷过重，从而导致血浆中电解质浓度稀释，体内水潴留，肺水肿。

5. 本品避免冻结。

6. 蛋、豆类过敏者，可能对脂肪乳过敏。

【制剂与规格】注射剂：（1）10%，250ml：大豆油 12.5g，中链三酰甘油 12.5g，卵磷脂 1.5g；（2）20%，250ml：大豆油 25g，中链三酰甘油 25g，卵磷脂 3g；（3）10%，500ml：大豆油 25g，中链三酰甘油 25g，卵磷脂 3g；（4）20%，500ml：大豆油 50g，中链三酰甘油 50g，卵磷脂 6g。

第十一章

抗 肿 瘤 药

第一节　烷化剂类

环磷酰胺

见第九章第一节。

第二节　抗代谢药

甲氨蝶呤

见第九章第一节。

巯嘌呤

见第九章第一节。

阿糖胞苷^[基(基).保(甲)]
Cytarabine

【商品名或别名】阿糖胞嘧啶，爱立生，赛得威，Ara‑C，Cytosar

【用药指征】

1. 主要用于急性淋巴细胞及非淋巴细胞白血病的诱导缓解期及维持巩固期的治疗。

2. 也用于慢性粒细胞白血病的急变期、急性白血病及消化道癌、恶性淋巴瘤等。对多数实体肿瘤无效。

3. 用于病毒性眼病，如树枝状角膜炎、角膜虹膜炎、眼部带状疱疹、单纯疱疹性结膜炎、流行性角膜结膜炎等。

【用法与用量】

1. 诱导治疗：静脉注射，一日 2mg/kg，连用 10 日，如无明显不良反应，剂量可增大至一日 4mg/kg；静脉滴注，一日 0.5~1mg/kg，持续 1~24 小时，连用 10 日，如无明显不良反应，剂量可增至一日 2mg/kg。

2. 维持治疗：完全缓解后改用维持治疗量，剂量为按体重 1mg/kg，一日皮下注射 1~2 次。

3. 难治性或复发性急性白血病，或急性白血病的缓解后以延长其缓解期。常用中或大剂量阿糖胞苷：中剂量是指阿糖胞苷的剂量为按体表面积一次 0.5~1.0g/m² 的给药方案，一般需静脉滴注 1~3 小时，每 12 小时静脉滴注 1 次，2~6 日为一疗程；大剂量指阿糖胞苷的剂量为按体表面积为 1~3g/m² 的给药方案，静脉滴注及疗程同中剂量方案。由于阿糖胞苷的不良反应随剂量增大而加重，大剂量反而影响了其疗效，故现多偏向用中剂量方案。由于不良反应较多，故疗程中必须由有丰富经验的医生指导，并要有充分及时的支持疗法保证。

4. 皮下注射：骨髓增生异常综合征、低增生性急性白血病等，以小剂量阿糖胞苷方案，剂量为一次按体表面积 10mg/m² 给药，皮下注射，每 12 小时注射 1 次，14~21 日为一疗程，如不缓解而患儿情况允许，可予 2~3 周后重复一疗程。

5. 鞘内注射：阿糖胞苷为鞘内注射防治脑膜白血病的二线药物，剂量为一次 10~25mg，加地塞米松 5mg 鞘内注射，每周 2 次共注射 5 次，如为预防性治疗则每 4~8 周注射 1 次，中枢神经系统已有病变者，则应加用放射治疗。

【用药指导】

1. 使用本品时，应适当增加患儿的液体摄入量，使尿液保持碱性，必要时可合用别嘌醇以防止血清尿酸增高及尿酸性肾病的产生。

2. 快速静脉注射引起的恶心、呕吐反应虽较严重，但对骨髓的抑制较轻。但一般患儿骨髓能耐受较大剂量的阿糖胞苷。

3. 静脉输注阿糖胞苷应稀释到 0.5mg/ml。

4. 如出现各种严重的不良反应，应立即停药，并立即采取各种有效措施治疗。对部分患儿给肾上腺皮质激素后可能减轻中剂量或大剂量阿糖胞苷的不良反应。

5. 与活疫苗（如轮状病毒疫苗）合用：活疫苗将增加感染的风险。接受免疫抑制化疗的患儿不能接种活疫苗。缓解期白血病患儿，至少要停止化疗三个月，才允许接种活疫苗。

【制剂与规格】注射剂：▲（1）50mg；▲（2）100mg。

放线菌素 D [保（乙）]
Dactinomycin

【商品名或别名】放线菌素，更生霉素，新福菌素，ACTD

【用药指征】

1. 实体瘤：与长春新碱、多柔比星合用，治疗肾母细胞瘤（Wilms 瘤）；与氟尿嘧啶合用，治疗绒毛膜上皮癌及恶性葡萄胎；与环磷酰胺、长春碱、博来霉素、顺铂合用，治疗睾丸肿瘤；与多柔比星、环磷酰胺、长春新碱合用，治疗软组织肉瘤、尤文瘤（Ewing 瘤）；也可用于治疗恶性淋巴瘤的联合化疗方案中。本品对横纹肌肉瘤、神经母细胞瘤及霍奇金病也有效。

2. 与放射治疗合用可提高肿瘤对放射治疗的敏感性。

【用法与用量】静脉注射：一日 15μg/kg，连用 5 日，3~6 周为 1 个疗程。

【用药指导】

1. 本品可提高放射敏感性，与放射治疗同时应用，可能加重放射治疗的降低白细胞作用和局部组织损害作用。

2. 与氯霉素、磺胺药、氨基比林合用，将加重患儿的骨髓抑制。

3. 与活疫苗（如轮状病毒疫苗）合用：由于化疗而免疫抑制的患儿，若接种活疫苗将引起疫苗所致的严重和致命的感染。故接受免疫抑制化疗的患儿不能接种活疫苗。缓解期的白血病患儿被允许停止化疗与接种活疫苗之间至少间隔 3 个月。

4. 本品也可削弱维生素 K 的作用。

5. 水痘及带状疱疹患儿禁用。

6. 注射时如漏至血管外，应立即停止注射，以氯化钠注射液稀释，或以 1% 普鲁卡因注射液局部封闭，或用 50~100mg 氢化可的松局部注射及温湿敷或冷敷。若发生皮肤破溃，按溃疡处理。

7. 用药前或用药期间的放疗照射野皮肤可见发红，甚至发生胶皮样变，但若先用本品再放疗则无此现象。

8. 用药期间应加强口腔护理，以减轻口腔黏膜反应。

9. 能与葡萄糖溶液、氯化钠溶液、无菌注射液配伍；也能与别嘌呤醇等药物配伍。

10. 与含苯甲基乙醇的注射用抑菌液或含对苯基的注射用抑菌液会生成沉淀，故忌配伍。

11. 溶液配制时，将放线菌素 D 加入 1.1ml 无菌注射用水（不含防腐剂）中形成浓度为 500μg/ml 的溶液。这种溶液应为透明而呈金黄色。

【制剂与规格】注射剂：（1）0.1mg；（2）0.2mg；（3）0.5mg。

多柔比星 [基(基).保(甲)]

Doxorubicin

【商品名或别名】阿霉素，14-羟基柔红霉素，14-羟基正定霉素，ADM

【用药指征】本品抗瘤谱较广，适用于急性白血病（淋巴细胞性和粒细胞性）、霍奇金及恶性淋巴瘤、乳腺癌、支气管肺癌（未分化小细胞性和非小细胞性）、卵巢癌、软组织肉瘤、成骨肉瘤、横纹肌肉瘤、尤文肉瘤、肾母细胞瘤、神经母细胞瘤、膀胱癌、甲状腺癌、前列腺癌、头颈部鳞癌、睾丸癌、胃癌、肝癌等。

【用法与用量】静脉注射或静脉滴注：临用前加氯化钠注射液溶解，浓度一般为 2mg/ml。缓慢注射，一次 50～60mg/m^2，每 3～4 周 1 次或每周 20～30mg/m^2，连用 3 周，停用 2～3 周后重复。每周分次用药，则心肌毒性、骨髓抑制和胃肠道反应（包括口腔溃疡）较每 3 周用药 1 次为轻。

【用药指导】

1. 与大剂量的环磷酰胺合用时，本品的一次用药剂量和用药总量均应酌减。

2. 本品可用于浆膜腔内给药和膀胱灌注，但不能用于鞘内注射。

3. 本品有蓄积毒性，累积总量不宜超过 450mg/m^2，以免发生严重问题。

4. 药物注射时勿漏出血管外。

5. 此药很少引起肝脏或肾脏的毒性反应，但在用药后尿可能呈现红色。

6. 任何可能导致肝脏损害的药物如与本品同用，可增加本品的肝毒性；与阿糖胞苷同用可导致坏死性结肠炎；与肝素、头孢菌素等混合应用易产生沉淀。

7. 明显黄疸或肝功能损害者、心肺功能失代偿患儿及水痘或带状疱疹患儿禁用。

8. 用药期间慎用活病毒疫苗接种，2 岁以下幼儿和原有心脏病患儿要特别慎用。

【制剂与规格】注射剂：▲（1）10mg；（2）50mg。

表柔比星^[保(乙)]
Epirubicin

【商品名或别名】表阿霉素，法玛新，表比星，Pharmorubicin，EPI

【用药指征】主要用于治疗各种急性白血病和恶性淋巴瘤、支气管肺癌、卵巢癌、肾母细胞瘤、软组织肉瘤、膀胱癌、睾丸癌、前列腺癌、胃癌、肝癌（包括原发性肝细胞癌和转移性癌）以及甲状腺髓样癌等多种实体瘤。

【用法与用量】静脉注射或静脉滴注，急性白血病，一次 20~30mg/m²，一日 1 次，连用 3 天，用药总量不超过 300~360mg/m²；淋巴瘤一次 50~75mg/m²，每 3~4 周 1 次。

【用药指导】

1. 本品在保存和用药时应避光。

2. 本品可经由动、静脉推注或滴注，也可浆膜腔内或膀胱内给药，但不能用作鞘内注射。口服无效。

3. 药液最好在输液后由侧管中冲入，避免药物外渗或漏至皮下引起严重的组织损伤和坏死。

4. 用药期间应多饮水，用药后可给予甲氧氯普胺口服或肌内注射，以预防胃肠道反应。

5. 不能与肝素溶液混合，否则可形成沉淀。也不能长期与碱性溶液接触。

6. 不宜与地塞米松或氢化可的松琥珀酸钠同时滴注。

7. 氨茶碱与本品接触可使溶液变成紫蓝色。

8. 与头孢菌素类药物置于同一容器中可致沉淀。

9. 禁忌证参见"多柔比星"。

【制剂与规格】注射剂：（1）10mg；（2）50mg。

长春新碱^[基(基).保(甲)]
Vincristine

【商品名或别名】醛基长春碱，安可平，新长春碱，Oncovin，VCR

【用药指征】本品适用于急性白血病，急性淋巴细胞白血病，慢性淋巴细胞白血病，恶性淋巴瘤，生殖细胞肿瘤，小细胞肺癌，尤文肉瘤，肾母细胞瘤，神经母细胞瘤，乳腺癌，消化道癌，黑色素瘤，多发性骨髓瘤。

【用法与用量】静脉注射或冲入：一次 $2mg/m^2$ 或一次 $75\mu g/kg$，一周 1 次。联合化疗，连续 2 周为一周期。

【用药指导】

1. 本药不能作肌内、皮下注射。本药不可做鞘内注射，因可致死。

2. 该药保存及输液时应避免日光直接照射。主要不良反应是神经毒性作用，以周围神经病变为多见。

3. 本药与叶酸合用，应先用本药，以减少毒性反应。

4. 本药可阻止甲氨蝶呤从细胞内渗出，提高后者的细胞内浓度，故合用时常先注射本药后再用甲氨蝶呤。

5. 长春新碱与 L-天冬酰胺酶合用，可能增强神经系统及血液系统的障碍。为将毒性控制到最小，可将硫酸 VCR 在 L-天冬酰胺酶给药前 12 ~ 24 小时以前使用。

6. 本品是一种起疱剂。在静脉给药过程中，长春新碱漏入周围组织会造成很大的刺激，故药物注射勿漏出血管外，宜采取静脉冲入法注入。一旦药液外漏应停止输液，并予相应处理。防止药液溅入眼内，一旦发生立即用大量氯化钠注射液冲洗，之后应用地塞米松眼膏保护。

7 对本药或其他长春花生物碱过敏者禁用。

8. 2 岁以下儿童的周围神经的髓鞘形成尚不健全，慎用。

【制剂与规格】注射剂：▲1mg。

顺铂 [基(基).保(甲)]

Cisplatin

【商品名或别名】顺氨氯铂，锡铂，方坦，Platinol，DDP

【用药指征】

1. 本品对膀胱癌、卵巢癌、睾丸癌有较好的疗效，是治疗睾丸肿瘤最有效的药物之一。本品与博来霉素、长春新碱合用治疗播散性非精原细胞睾丸癌，可使 70% 患儿长期生存。本品与阿霉素或柔红霉素、烷化剂（如环磷酰胺）的联合治疗方案可用于治疗转移性卵巢癌。

2. 对乳腺癌、宫颈癌、子宫内膜癌、肾上腺皮质癌、胃癌、肺癌、前列腺癌、头颈部鳞癌以及儿童的神经母细胞瘤、骨肉瘤、卵巢生殖细胞瘤、黑色素瘤均有一定的疗效。

【用法与用量】

1. 静脉滴注：一般一次 20～30mg/m²，连用 3～5 日为 1 个疗程（总量 150mg），间隔 3 周，可重复 3～4 次；高剂量为 80～120mg/m²，同时配合水化和利尿，每 3～4 周 1 次，可重复 3～4 次。

2. 胸、腹腔注射，一次 30～60mg，一次 7～10 日。

【用药指导】

1. 禁用：①对本品或其他铂制剂过敏者。②肾功能不全者。③听力受损者。④因本药引起的外周神经病变者。⑤水痘及带状疱疹者，近期有感染者。⑥痛风或有高尿酸血症者。⑦严重骨髓抑制者。⑧脱水患儿。

2. 在用本品前，尤其是大剂量时，应先检查肾脏功能及听力，并注意多饮水或输液强迫利尿。

3. 为了防止肾脏毒性，在用药前后，目前广泛采用大量输液的水化疗法，以降低顺铂的血药浓度，增加其肾脏清除率；并可加用甘露醇和呋塞米，以加速肾脏的排泄功能，减少药物在肾小管中的积聚。与妥布霉素合用，可能引起肾衰竭，尽量不合用，若必须合用，应密切监测患儿的肾功能和听力。

4. 与活疫苗（如轮状病毒疫苗）合用，将增加感染的危险性。接受免疫抑制化疗的患儿禁止注射活性疫苗。处于缓解期的肿瘤患儿，化疗结束后间隔至少三个月才能注射活性疫苗。

【制剂与规格】注射剂：▲（1）10mg；▲（2）20mg；（3）50mg。

第十二章

内分泌系统用药

第一节　肾上腺皮质激素

可的松 [基(基).保(甲)]
Cortisone

【商品名或别名】考的松，皮质素，Adreson，Cortal，Cortelan

【用药指征】主要应用于肾上腺皮质功能减退症及垂体功能减退症的替代治疗，亦可用于过敏性和炎症性疾病。

【用法与用量】

1. 滴眼液：滴眼，一次 1 滴，一日 3 ~ 4 次。

2. 眼膏：涂于结膜囊内，一次适量，一日 1 次，睡前使用。

3. 口服：一日 2.5 ~ 10mg/kg，分 3 ~ 4 次。

4. 肌内注射：一日 5 ~ 10mg/kg，分 2 次。

【用药指导】

1. 以下情况不宜用糖皮质激素：严重的精神病史，活动性胃、十二指肠溃疡，新近胃肠吻合术后，较重的骨质疏松，明显的糖尿病，严重的高血压，未能用抗感染药物控制的病毒、细菌、真菌感染。

2. 肾上腺皮质功能亢进，高血压病，动脉粥样硬化，心力衰竭，糖尿病，精神病，癫痫，术后，胃、十二指肠及角膜溃疡，肠道疾病，慢性营养不良均应避免使用。

3. 小儿如长期使用肾上腺皮质激素，需十分慎重，因激素可抑制患儿的生长和发育，如确有必要长期使用，应采用短效（如可的松）或中效制剂（如泼尼松），避免使用长效制剂（如地塞米松）。

4. 与制酸药合用，可减少泼尼松或地塞米松的吸收，导致疗效降低。

5. 其余参阅"氢化可的松"。

【制剂与规格】滴眼剂：▲3ml：15mg。

眼膏剂：▲（1）1g：2.5mg；▲（2）1g：5mg。

片剂：5mg。

注射剂：125mg/5ml。

氢化可的松[基(基).保(甲)]
Hydrocortisone

【商品名或别名】可的索，皮质醇，氢化皮质素，氢可的松，Cortisol

【用药指征】

1. 用于肾上腺功能不全所引起的疾病、类风湿性关节炎、风湿性发热、痛风、支气管哮喘等。

2. 用于过敏性皮炎、脂溢性皮炎、瘙痒症等。

3. 用于虹膜睫状体炎、角膜炎、巩膜炎、结膜炎等。

4. 用于神经性皮炎。

5. 用于结核性脑膜炎、胸膜炎、关节炎、腱鞘炎、急慢性扭伤、腱鞘劳损等。

【用法与用量】

1. 根据 BNFC（2010~2011）推荐：严重急性哮喘、血管性水肿及超敏反应，肌内注射或静脉注射。1 个月~1 岁，初始剂量为一次 25mg，一日 3 次，酌情调整。1~6 岁，初始剂量为一次 50mg，一日 3 次，酌情调整。6~12 岁，初始剂量为一次 100mg，一日 3 次，酌情调整。12~18 岁，初始剂量为一次 100~500mg，一日 3 次，酌情调整。

2. 用于抗炎抗免疫：①口服，一日 2.5~10mg/kg，分 3~4 次给药。②1% 软膏：涂于患处，一日 1~2 次。

【用药指导】

1. 对本品过敏者、患有癫痫或有癫痫病史者禁用；活动性消化性溃疡、较重的骨质疏松，骨折和创伤修护期，血栓性静脉炎、患有严重精神病或有此类病史者、新近胃肠吻合术后、明显的糖尿病，严重的高血压、未能用抗菌药物控制的病毒、细菌、真菌感染不宜使用。

2. 长期用药可引起以下副作用：医源性库欣综合征面容和体态、体重增加、下肢水肿、皮肤紫纹、易出血倾向、创口愈合不良、痤疮、月经紊乱、肱和股骨头缺血性坏死、骨质疏松和骨折（包括脊椎压缩性骨折、长骨病理性骨折）、肌无力、肌萎缩、低血钾综合征、胃肠道刺激（恶心、呕吐）、胰腺炎、消化性溃疡和肠穿孔，儿童生长受到抑制、青光眼、白内障、良性颅内压升高综合征、糖耐量减退和糖尿病加重。

3. 为避免发生肾上腺皮质功能减退及原有疾病症状复燃，在长期应用糖皮质激素治疗后应逐渐缓慢减量，并由原来的每日用药数次，改为每日上午用药 1 次，或隔日上午用药 1 次。

4. 本品注射液（醇型）中含 50% 乙醇，故必须充分稀释至 0.2mg/ml 后供静脉滴注用，需大剂量用药时，应改为氢化可的松琥珀酸钠。

5. 长期服用糖皮质激素可发生失钾、缺钙、负氮平衡和垂体肾上腺皮质轴功能的抑制，应补充钾和钙、高蛋白饮食，必要时配合蛋白同化激素等，并限制糖的摄入，同时及早采取保护肾上腺皮质功能的措施，如隔日疗法和定期 ACTH 兴奋等。

6. 维生素 A 可消除本品所致创面愈合延迟，但也影响本品的抗炎作用。本品还可拮抗维生素 A 中毒时的全身反应。

7. 维生素 C 可防治本品引起的皮下出血反应，维生素 E、维生素 K 可增强本品的抗炎效应，减轻撤药后的反跳现象。

8. 本品与降糖药如胰岛素合用时，因可使糖尿病患儿血糖升高，应适当调整降糖药剂量。

9. 本品使疫苗抗体形成减少，降低免疫效价，故接种疫苗前后 2 周内禁用本品。

【制剂与规格】片剂：（1）40mg；▲（2）10mg。

注射剂：▲（1）2ml：10mg；▲（2）5ml：25mg；▲（3）20ml：100mg。

注射用琥珀酸钠盐：▲（1）67.5mg（相当于氢化可的松 50mg）；▲（2）135mg（相当于氢化可的松 100mg）。

乳膏剂：（1）10g：100mg；（2）10g：50mg。

泼尼松 [基(基).保(甲)]
Prednisone

【商品名或别名】强的松，去氢可的松，Meticorten，Deltacortone，PED

【用药指征】临床上可用于各种急性严重细菌感染、严重的过敏性疾病、结缔组织疾病（红斑狼疮、结节性动脉周围炎等）、风湿病、肾病综合征、严重的支气管哮喘、血小板减少性紫癜、粒细胞减少症、急性淋巴性白血病、各种肾上腺皮质功能不足症、剥脱性皮炎、天疱疮、神经性皮炎、湿疹等。

【用法与用量】

1. 口服：用于系统性红斑狼疮，溃疡性结肠炎、肾病综合征、自身免疫性贫血等，一日 1～2mg/kg 最大量 60mg；用于药物皮炎，支气管哮喘、荨麻疹等过敏性疾病，一日 20～40mg，症状减轻逐渐减量，每隔一日减少 5mg；用于急性淋巴性白血病及恶性淋巴瘤，一日 1～2mg/kg。

2. 滴眼：一次 1～2 滴，一日 2～4 次。

【用药指导】

1. 对肾上腺皮质激素过敏者、真菌和病毒感染患儿禁用。

2. 下列疾病患儿不宜使用：高血压、血栓症、胃与十二指肠溃疡、精神病、骨质疏松症、电解质异常、青光眼等。

3. 酮康唑可增加本品血药浓度，使疗效及不良反应增加。

4. 氢氧化铝和（或）氢氧化镁可吸附泼尼松，降低口服泼尼松的生物利用度，使泼尼松的作用减弱。

5. 与卡马西平同时应用，可加速本品的代谢，从而使疗效降低。

6. 对于肝功能不全的患儿，前体药物泼尼松可加重肝脏的损伤，应避免使用，可改用泼尼松龙减少肝脏的负担。

【制剂与规格】片剂：▲5mg。

眼膏剂（0.5%）：3g∶15mg。

滴眼剂（0.5%）：（1）5ml；（2）10ml。

泼尼松龙 [保(乙)]
Prednisolone

【商品名或别名】氢化泼尼松，强的松龙，百利特，去氧 11－羟基皮质酮，风湿宁，Deltacortef，Hydroprednisone，Meticortelon

【用药指征】主要用于严重的细菌感染和严重的过敏性疾病、血小板减少性紫癜、粒细胞减少症、严重皮肤病、器官移植的免疫排斥反应、肿瘤的治疗及对糖皮质激素敏感的眼部炎症等。

【用法与用量】

1. 口服：一日 1～2mg/kg，分 2～3 次。

2. 静脉注射或静脉滴注：用于过敏性、自身免疫性及炎症性疾病，泼尼松龙磷酸酯钠一次 10～20mg。

3. 肌内或关节腔内注射：一次 5～25mg，用量依关节大小和用药部位而定，应在无菌条件下操作，以防引起感染。

4. 滴眼：一次 1 滴，每 1～2 小时 1 次。

【用药指导】

1. 关节腔或软组织内注射应在无菌条件下操作，以防引起感染。

2. 本品可直接发挥效应，无须经肝脏转化，可用于肝功能不全患儿。

3. 由于本品盐皮质激素活性很弱，故不适用于肾上腺皮质功能不全症。

4. 与抗生素并用于细菌感染性疾病时，应在抗生素使用后用，停药应在停用抗生素之前，以免掩盖症状，延误治疗，尤其对结核病活动期者慎用。

5. 泼尼松龙磷酸钠水溶性强，作用快速，可供肌内注射、静脉注射和静脉滴注；醋酸泼尼松龙为混悬液吸收缓慢，可供肌内和关节腔内注射。

6. 使用滴眼液时当炎症控制时减少用药频次。不宜中途停止治疗，应当逐步减量停药。

7. 其余参阅"氢化可的松"。

【制剂与规格】片剂：5mg。

注射剂（磷酸酯钠盐）：5ml：125mg。

注射剂（醋酸盐）：（1）1ml：25mg；（2）5ml：125mg。

滴眼剂（1%）：5ml：50mg。

甲泼尼龙 [基(基).保(甲/乙)]
Meprednisone

【商品名或别名】醋酸甲基强的松龙，醋酸甲泼尼龙，琥钠甲强龙，琥珀甲强龙

【用药指征】其作用特点与泼尼松龙相似，主要用于危重疾病的急救、胶原病、过敏反应、白血病、休克、脑水肿、多发性神经炎、脊髓炎、器官移植等。

【用法与用量】

1. 口服：初始一次 14～24mg/kg，一日 1～2 次，维持量为一次 4～8mg，一日 2 次。

2. 肌内注射、静脉注射或静脉滴注

（1）用于危重疾病的急救用药，推荐剂量一次 30mg/kg，静脉给药时间

不得少于 30 分钟。此剂量可在 48 小时内，每 4~6 小时重复给药 1 次。

（2）用于风湿性疾病、系统性红斑狼疮、多发性硬化，根据 BNFC（2010~2011）推荐，1 月龄至 18 岁，10~30mg/kg（最大量 1g）静脉给药 3 日。

（3）用于肾盂肾炎、肾炎性狼疮等，30mg/kg，隔日静脉给药 1 次，连续 4 日。

（4）用于防止癌症化疗引起的恶心呕吐：对轻中度呕吐，化疗前 1 小时、化疗初始之际及患儿出院时，各以 5 分钟以上时间，静脉给予 250mg；对严重性呕吐，于化疗前 1 小时，给予 250mg 本品及适当剂量的甲氧氯普胺，然后于化疗期间及出院时，再各静脉注射 250mg 本品。

（5）用于脏器移植，一日 40~80mg，一日 1 次或数次。肾移植可在 24~48 小时给药 0.5~2g，并继续治疗直至病情稳定，一般不超过 48~72 小时。

（6）用于其他适应证，剂量为 10~500mg，依病情决定。

【用药指导】

1. 甲泼尼龙醋酸酯分解缓慢，作用较持久，可用于肌内注射达到较持久的全身效应，也可用于关节腔内注射。甲泼尼龙琥珀酸钠为水溶性，可供肌内注射，或溶于葡萄糖注射液中静脉滴注。

2. 注射液在紫外线和荧光下易分解破坏，故使用和储藏时应避光。

3. 由于本品潴钠作用较弱，故一般不用作肾上腺皮质功能减退的替代治疗。

4. 本品部分制剂中可能含有苯甲醇。据报道苯甲醇与致命的早产儿"喘息综合征"（以持续喘息为特征的呼吸紊乱）有关。

5. 甲泼尼龙琥珀酸钠应避免在三角肌处注射。

6. 注射给药时，建议本品与其他药物分开给药。

7. 若经过长期治疗后需停药时，建议逐量递减，不能突然停药。

8. 其余参阅"氢化可的松"。

【制剂与规格】片剂：（1）2mg；▲（2）4mg。

注射剂（琥珀酸钠）：▲（1）40mg；▲（2）500mg。

地塞米松 [基(基).保(甲)]
Dexamethason

【商品名或别名】醋酸地塞米松，醋酸氟美松，德萨美松

【用药指征】本品作用特点与泼尼松龙相似，还可用于预防新生儿呼吸窘迫综合征，降低颅内高压、诊断库欣综合征（包括病因鉴别诊断）等。

【用法与用量】

1. 口服：①一般用量。一日 0.03 ~ 0.15mg/kg（或 1 ~ 5mg/m²），分为每 6 ~ 12 小时 1 次。②类固醇 21 - 羟化酶缺乏症。开始剂量为 0.25 ~ 0.28mg/m²，清晨顿服，治疗有效后根据情况调整维持剂量。

2. 肌内注射：①治疗脑水肿。负荷剂量为 1.5mg/kg，随后以一日 1.5mg/kg 维持（分为每 4 ~ 6 小时 1 次），共 5 日。在第 2 个 5 日内减量并停用。②急性哮喘发作。6 ~ 12 个月患儿，单次给予 16mg；13 ~ 35 个月患儿，单次给予 24mg；>36 个月患儿，单次给予 36mg。

3. 静脉注射：治疗脑水肿，剂量同肌内注射。

【用药指导】

1. 静脉给药常用于危重疾病（如严重休克等）的治疗。哮喘持续状态不能使用吸入给药，痰培养白色念珠菌阳性者禁用本品吸入给药。

2. 口服制酸药可降低本品的胃肠道吸收。

3. 由于本品潴钠作用较弱，故一般不用作原发性肾上腺皮质功能减退的替代治疗。

4. 地塞米松磷酸钠渗透性高，作用时间长，易溶于水，能制成水溶性制剂，故扩大了给药途径和应用范围。

5. 其余参阅"氢化可的松"。

【制剂与规格】片剂：▲0.75mg。

地塞米松磷酸钠注射剂：（1）1ml：1mg；▲（2）1ml：2mg；（3）1ml：4mg；▲（4）1ml：5mg；（5）5ml：10mg。

倍他米松[保（乙）]
Betamethasone

【商品名或别名】倍他美松，倍松，百点零，Betamethasone，Acibutate

【用药指征】主要用于过敏性与自身免疫性炎症性疾病。现多用于活动性风湿病、类风湿性关节炎、红斑狼疮、严重支气管哮喘、严重皮炎、急性白血病等，也用于某些感染的综合治疗。

【用法与用量】

1. 口服：一日 0.05 ~ 0.15mg/kg，分 3 ~ 4 次服。

2. 肌内注射、静脉注射：一次 0.5mg/kg，一日 1~2 次。

【用药指导】

1. 诱发感染：在激素作用下，原来已被控制的感染可活动起来，最常见者为结核感染复发。在某些感染时应用激素可减轻组织的破坏、减少渗出、减轻感染中毒症状，但必须同时用有效的抗生素治疗、密切观察病情变化，在短期用药后，即应迅速减量、停药。

2. 对诊断的干扰

（1）糖皮质激素可使血糖、血胆固醇和血脂肪酸、血钠水平升高、使血钙、血钾下降。

（2）对外周血象的影响为淋巴细胞、真核细胞及嗜酸、嗜碱细胞数下降，多核白细胞和血小板增加，后者也可下降。

（3）长期大剂量服用糖皮质激素可使皮肤试验结果呈假阴性，如结核菌素试验、组织胞浆菌素试验和过敏反应皮肤敏感试验等。

（4）还可使甲状腺[131]I 摄取率下降，减弱促甲状腺激素（TSH）对 TSH 释放素（TRH）刺激的反应，使 TRH 兴奋实验结果呈假阳性。干扰促黄体素释放素（LHRH）兴奋试验的结果。

3. 随访检查：长期应用糖皮质激素者，应定期检查以下项目。

（1）血糖、尿糖或糖耐量试验，尤其是糖尿病或糖尿病倾向者。

（2）儿童应定期检测生长和发育情况。

（3）眼科检查，注意白内障、青光眼或眼部感染的发生。

（4）血清电解质和大便隐血。

【制剂与规格】片剂：（1）0.25mg；（2）0.5mg。

注射剂：4mg。

曲安奈德 [保(乙)]
Triamcinolone Acetonide

【商品名或别名】曲安缩松，立妥，珍德，毕诺，星瑞克

【用药指征】

1. 适用于各种皮肤病（如神经性皮炎、湿疹、银屑病等）、关节痛、支气管哮喘、肩周围炎、腱鞘炎、急性扭伤、慢性腰腿痛及眼科炎症、常年性过敏性鼻炎或季节性过敏性鼻炎等。

2. 中至重度支气管哮喘的治疗。

【用法与用量】

1. 肌内注射：1~2mg/kg，每1~4周1次。

2. 关节或局部注射：①用于各种骨关节病。一次2.5~20mg，溶于0.25%利多卡因10~20ml中，1周2~3次或隔日1次，症状好转后1周1~2次，4~5次为1个疗程；②用于皮肤病。直接注入皮损部位，通常每部位用0.2~0.3mg，每处一次不超过0.5mg，必要时每隔1~2周重复使用。

3. 外用：涂敷患处，一日1~4次。

4. 滴眼：一次1~2滴，一日1~4次。

5. 喷鼻：6~12岁，一次每侧鼻孔0.055mg（1揿），一日1次，一日最大剂量为一次每侧鼻孔0.11mg（2揿），一日1次；12~18岁，一次各鼻孔0.11mg（2揿），一日1次。

【用药指导】

1. 本品不宜长期使用，并避免全身大面积使用。

2. 用药1周后症状未缓解，应及时向医师咨询。

3. 涂布部位如有灼烧感、瘙痒、红肿等，应停止用药，洗净。

4. 肌内注射前应充分振摇药液，使混悬液均匀。

5. 肌内注射时不宜过浅，以免局部肌肉萎缩。

6. 应用本品前应尽可能排除所有体内感染性疾病，特别是对细菌感染、病毒感染等。

7. 6岁以下儿童禁用。长期使用皮质类固醇的患儿必须仔细监测其生长发育情况。

【制剂与规格】注射剂：（1）1ml：40mg；（2）2ml：80mg。

乳膏剂：（1）0.025%，10g；（2）0.05%，10g。

滴眼剂：1ml：40mg。

鼻喷雾剂：6ml：6.6mg（每揿0.055mg）。

第二节　促性激素及性激素类

甲睾酮
Methyltestosterone

【商品名或别名】甲基睾丸素，甲基睾酮，甲基睾丸酮，灰阳，Android，Testovirin

【用药指征】

1. 用于治疗原发性或继发性男性性功能低减、无睾症及隐睾症。

2. 儿童再生障碍性贫血等。

【用法与用量】口服或舌下含服。①再生障碍性贫血：一日 1～2mg/kg，分 1～2 次服。②垂体侏儒症：＞10 岁，一日 5～10mg，分 1～2 次。

【用药指导】

1. 长期应用，可严重影响生长发育。

2. 有过敏反应者应停药。口服后能被肝脏破坏，故以舌下含服为宜。

3. 药品含服期间不要嚼口香糖、喝水。

4. 糖尿病患儿应用本品，能够降低血糖，因此应减少胰岛素的剂量。

5. 女性患儿使用本品时，每月总量不超过 300mg，以免出现男性化征象。

6. 本品与巴比妥类药合用，可增加其肝内代谢，使作用减弱。

7. 本品与环孢素合用可增加后者的不良反应。

【制剂与规格】片剂：（1）5mg；（2）10mg。

苯丙酸诺龙
Nandrolone Phenylpropionate

【商品名或别名】苯丙酸南诺龙，苯丙酸去甲睾酮，多乐宝灵，正男性酮，Durabolin

【用药指征】用于伴有蛋白分解的慢性消耗性疾病（如严重烧伤、慢性腹泻、大手术后）、不易愈合的骨折、骨质疏松、早产儿、儿童发育不良、侏儒症等。

【用法与用量】肌内注射：＜1 岁，一次 5mg，每 1～3 周 1 次；1～18 岁，一次 10mg，每 1～3 周 1 次或视病情而定。

【用药指导】

1. 长期应用可严重影响生长，导致早熟，应慎用。

2. 女性使用后可有轻微男性化（如痤疮、多毛症、声音变粗、阴蒂肥大、闭经或月经紊乱等）。

3. 本品与肾上腺皮质激素（尤其是盐皮质激素）合用时，可使水肿和痤疮的发生率增加。

4. 本品与肝毒性药物合用，可加重对肝脏的损害。

【制剂与规格】注射剂（油溶液）：（1）1ml：10mg；（2）1ml：25mg。

第三节 胰岛素及降血糖药

胰岛素 [基(基).保(甲)]
Insulin

【商品名或别名】普通胰岛素，正规胰岛素，Regular Insulin

【用药指征】主要用于糖尿病，特别是胰岛素依赖性糖尿病。

【用法与用量】

1. 皮下注射：根据国际儿童青少年糖尿病协会（ISPAD）推荐：对于大多数青春期前的儿童，胰岛素的最初剂量为一日 0.5~1U/kg。其后根据血糖调节，感染、应激或外伤时胰岛素需要量增加。对于青春期可能加量至一日 0.5~2U/kg。对于运动量过大、肝肾损伤或一些内分泌疾病，如艾迪生病、垂体功能低下的患儿，胰岛素用量应减少。

2. 静脉给药：根据 BNFC（2010~2011）推荐：新生儿，每小时 0.01~0.1U/kg；1 个月~18 岁，每小时 0.025~0.1U/kg 初始治疗，其后根据血糖水平调节用量，使血糖水平维持在 5~12mmol/L 为宜。

【用药指导】

1. 只有可溶性短效胰岛素才可以静脉给药。

2. 注射部位可有皮肤发红、皮下结节和皮下脂肪萎缩等局部反应，故需经常更换注射部位。

3. 动物胰岛素皮下注射 0.5~1 小时起效，2~4 小时达峰，作用时间维持大约 6~8 小时。

4. 为保证胰岛素的疗效，建议在应用抗生素和胰岛素时应分开使用，胰岛素可皮下注射或另组静脉给药。

5. 胰岛素为生物制品，对液体环境 pH 和温度有严格的要求，而中药制剂内有效成分非常复杂，加上配伍后药物的相互作用，可能产生新的成分，使胰岛素与中药制剂配伍后极易引起不良反应。所以在应用胰岛素和中药注射剂时，不宜同瓶滴注。

6. 未开瓶的胰岛素贮存温度为 2~10℃，已开瓶使用的胰岛素注射液可在室温（最高 25℃）保存 4~6 周。冷冻后的胰岛素不可再用。

7. 伴发疾病，尤其是感染，通常患儿的胰岛素需要量会增加。

8. 低血糖、肝硬化、溶血性黄疸、胰腺炎、肾炎等患儿禁用。

9. 用药期间应定期检查尿糖、尿常规、尿蛋白、血糖、肾功能、视力、眼底视网膜血管、血压及心电图等，以了解病情及糖尿病并发症情况。

10. 氯化钾可减少玻璃瓶对本品的吸附，与本品和葡萄糖配成极化液可增加细胞钾离子，稳定膜电位。

11. 非甾体抗炎药可增强胰岛素的降糖作用，联用时应注意调整胰岛素的用量。

12. 口服降糖药与胰岛素有协同降血糖作用。

13. 胰岛素所致低血钾可诱发强心苷中毒，联用时需谨慎。

14. 维生素C在体内脱氧形成可逆性氧化还原系统，可致胰岛素失活，疗效降低，应避免联用。

15. 氨茶碱呈碱性，若与胰岛素混合，可使胰岛素降效。其他碱性药物（碳酸氢钠等）也有此作用。

16. 低血糖是胰岛素治疗期间的常见不良反应。该反应可突然发生，其症状包括出冷汗、皮肤苍白、皮温降低、疲乏、神经紧张或震颤、焦虑、不同寻常的疲倦或衰弱、情绪紊乱、注意力不集中、嗜睡、过度饥饿、视觉异常、头痛、恶心和心悸。严重的低血糖反应可导致意识丧失、惊厥和暂时性或永久性脑功能损害甚至死亡。

【制剂与规格】注射剂：▲400U。

笔芯胰岛素：▲3ml：300U。

低精蛋白锌胰岛素[保(甲)]
Isophane Insulin

【商品名或别名】诺和灵N，优泌林N，甘舒霖N（人），中效优泌林，中性精蛋白锌胰岛素，中性低精蛋白锌人胰岛素，低精蛋白胰岛素，精锌胰岛素，Insulin NPH

【用药指征】需要胰岛素治疗的糖尿病。

【用法与用量】皮下注射：早餐前30分钟给药。具体剂量视病情而定，一般从一个预定小剂量开始，有时需要晚餐前再注射1次，平均需要胰岛素量为一日 0.7~1U/kg。

【用药指导】

1. 本品为中效胰岛素，不可静脉注射。皮下注射 1~4 小时起效，4~12 小时达峰，作用时间维持大约 18~24 小时。

2. 偶见过敏反应和脂肪萎缩。

3. 精神紧张、感染或其他疾病时，需增加胰岛素用量。

4. 注意将药物混匀，但不可用力摇动，以免产生气泡；如需与普通胰岛素混合使用，应在注射前先抽取普通胰岛素，后抽取低精蛋白胰岛素。

5. 其余参阅"胰岛素"。

【制剂与规格】注射剂：10ml：400U。笔芯注射剂：3ml：300U。

精蛋白锌胰岛素[保(甲)]
Protamine Zine Isophane Insulin

【商品名或别名】长效胰岛素

【用药指征】需要胰岛素治疗的糖尿病。主要提供基础水平胰岛素，按病情需要有时需于短效胰岛素合用，有利于减少每日胰岛素注射次数，控制夜间高血糖。

【用法与用量】早餐前0.5~1小时皮下注射，起始治疗，一日1次，一般先从一个预订小剂量开始（例如4~8U），按血糖、尿糖变化调整维持剂量。

【用药指导】

1. 本品作用缓慢，不能用于抢救糖尿病酮症酸中毒及高渗性昏迷患儿。皮下注射后3~4小时起效，12~20小时达峰，作用时间维持24~36小时。

2. 本品不能用于静脉注射。

3. 使用时应先滚动药瓶或放在两手掌中来回轻搓，使药物混匀，但不可用量摇动，以免产生气泡。

4. 与正规胰岛素合用：开始时正规胰岛素与本品混合用的剂量比例为2~3：1，剂量根据病情而调整。本品与正规胰岛素混合将有部分正规胰岛素转为长效胰岛素，使用时应先抽取正规胰岛素，后抽取本品。

【制剂与规格】注射剂：10ml：400U。

门冬胰岛素[保(乙)]
Insulin Aspart

【商品名或别名】诺和锐，NovoRapid

【用药指征】用于治疗2岁以上儿童和青少年糖尿病。

【用法与用量】本品比可溶性人胰岛素起效更快，持续作用时间更短，由于快速起效，所以一般须紧邻餐前注射，或于餐后立即给药。

皮下或静脉注射：用量因人而异，应由医生根据患儿的病情来决定。一般应与中效或长效胰岛素合并使用，至少每日 1 次。

胰岛素需求量通常一日 0.5～1.0 U/kg。其中 2/3 用量是餐时胰岛素，另 1/3 用量是基础胰岛素。

【用药指导】

1. 胰岛素注射剂量不足或治疗中断时，会引起高血糖和糖尿病酮症酸中毒（特别是在 1 型糖尿病患儿中易发生）。通常在大约几小时到几天内，高血糖症的首发症状逐渐出现。症状包括口渴、尿频、恶心、呕吐、嗜睡、皮肤干燥、口干、食欲不振和呼吸出现丙酮气味。出现高血糖若不予以治疗有可能导致死亡。

2. 本品的注射时间应与进餐时间紧密相连，即紧邻餐前。本品起效迅速，所以必须同时考虑患儿的合并症及合并用药是否延迟食物的吸收。皮下注射后 15 分钟起效，1～3 小时达峰，作用时间维持 3～5 小时。

3. 患儿换用不同品牌或类型的胰岛素制剂的过程，必须在严密的医疗监控下进行。以下方面的变化均可能导致剂量改变：胰岛素规格、品牌、类型、种类（动物、人胰岛素或胰岛素类似物）和（或）生产工艺。患儿从其他胰岛素转用本品后，可能需要增加每日注射次数或调整剂量。如果需要调整剂量，则应在首次给药时，或者在开始治疗的几周或几个月内进行调整。

4. 如果发生低血糖症状，因胰岛素类似物起效迅速的药效学特征，注射本品后发生低血糖症状的时间会比可溶性人胰岛素早。

5. 如果本品不再呈透明或无色，请勿使用。

6. 为防止交叉感染，本品仅供个人使用。每次注射后拔下针头，否则，当环境温度变化时液体会通过针头漏出。

7. 请勿根据胰岛素余量刻度来估算胰岛素实际注射剂量。

8. 不要把本品重新灌装使用。

9. 只有在与可溶性胰岛素相比快速起效更有利的情况下使用本品。如注射时间与进餐时间相关时。

10. 其余参阅"胰岛素"。

【制剂与规格】特充注射剂：3ml：300U。

笔芯注射剂：3ml：300U。

甘精胰岛素 [基(基).保(乙)]
Insulin Glargine

【商品名或别名】长秀霖，Basalin

【用药指征】需要用胰岛素治疗的糖尿病。

【用法与用量】

1. 用法：甘精胰岛素具有长效作用，一日定时皮下注射一次即可。

2. 用量：甘精胰岛素的使用剂量，应考虑患儿的病情需要以及患儿的饮食、运动及伴随疾病等许多因素的影响，所以用药剂量应个体化，须在医生的指导下用药。

【用药指导】

1. 甘精胰岛素应皮下注射给药，注射前请恢复至室温。使用胰岛素笔注射时请遵循以下步骤：

（1）每次使用前特别是使用新胰岛素笔芯前，应仔细观察笔芯中液体的外观，正常应为无色澄清溶液。如果外观呈云雾状，变稠或有轻微的颜色改变或可见固体颗粒时，请不要继续使用。

（2）在使用新开封的笔芯前，请按照所用胰岛素笔的使用说明，小心将笔芯装入笔中。

（3）注射前用消毒棉球擦拭笔芯金属盖末端暴露在外的橡皮部分，并将针头装到笔上。

（4）注射前药液中如有气泡，请将笔尖朝上，轻敲笔的侧面使之浮到顶部。调节 2U 并向前推注射按钮，将气泡排出笔芯，如有必要则重复上述过程直至有液滴出现于针头的末端，然后按所需甘精胰岛素的剂量调整笔的刻度。

（5）消毒注射部位的皮肤。注射部位一般应选择皮肤较松的部位，如腹壁、大腿外侧、上臂三角肌和臀肌区域，注射部位应轮换使用。

（6）用手指捏起注射部位的皮肤，将针头刺入，按下注射按钮，并在皮下停留数秒，保证注射剂量的准确，然后拔出针头，用消毒棉球轻压注射部位数秒，但不要按摩注射部位，避免损伤皮下组织或造成甘精胰岛素渗出。

（7）注射后立即取下针头，不要重复使用针头；勿与他人合用同一支胰岛素、笔和针头。

（8）当胰岛素笔的推杆前缘已超过最后一个刻度时不要继续使用该笔芯，请更换一只新笔芯避免注射剂量不足。

2. 甘精胰岛素注射液不能同其他胰岛素或稀释液混合。

3. 糖尿病酮症酸中毒的治疗，不能选用甘精胰岛素，推荐静脉注射短效胰岛素或速效胰岛素类似物。

4. 其余参阅"胰岛素"。

【制剂与规格】▲重组甘精胰岛素注射剂：3ml：300U。

地特胰岛素[保(乙)]

【商品名或别名】诺和平

【用药指征】用药治疗 1 型和 2 型糖尿病。本品不宜用于治疗糖尿病酮症酸中毒或高渗性昏迷等急性并发症。

【用法与用量】本品与口服降糖药联合应用时,推荐初始治疗方案为一日 1 次给药,起始剂量约为 10U 或 0.1~0.2U/kg。根据空腹血糖变化调整剂量,通常每三天调整 1 次,一次 2U 直至空腹血糖达标。当作为基础餐中胰岛素治疗方案一部分时,应根据患儿的病情,一日注射 1 次或 2 次。一日 2 次注射时,晚间注射时间可为晚餐时、睡前或早上注射 12 小时后进行。

【用药指导】

1. 本品作用缓慢,皮下注射后 2 小时起效,6~8 小时达峰,作用时间维持 24 小时。

2. 本品不能用于静脉注射。

3. 由于本品作用时间长,发生低血糖时可能会延缓低血糖的恢复,应严密观察。

4. 其余参阅"胰岛素"。

【制剂与规格】特充注射剂:3ml:300U。

笔芯注射剂:3ml:300U。

二甲双胍[基(基).保(甲/乙)]
Metformin

【商品名或别名】甲福明,降糖片,格华止,君力达,君士达,Glucophage,Obin,Mellitin

【用药指征】用于单纯饮食控制不满意的 2 型糖尿病患儿,尤其是肥胖和伴高胰岛素血症者,用本品不但有降血糖作用,还有减轻体重和高胰岛素血症的效果。对某些使用磺酰脲类疗效差的患儿可奏效,如与磺酰脲类降血糖药、α-葡萄糖苷酶抑制剂或噻唑烷二酮类降糖药合用,较分别单用的效果更好。亦可用于胰岛素治疗的患儿,以减少胰岛素的用量。

【用法与用量】根据 BNFC(2010~2011)推荐:口服给药。8~10 岁,初始可 200mg,一日 1 次,按治疗反应至少 1 周后再调整剂量。10~16 岁,初始可 500mg，一日 1 次，1 周后再调整剂量，但一日最高剂量为 2g，分 2 ~ 3 次给予。

【用药指导】

1. 2 型糖尿病伴有酮症酸中毒、肝肾功能不全（血清肌酐超过 1.5mg/dl）、肺功能不全、心力衰竭、呼吸功能衰竭、急性心肌梗死、严重感染和外伤、重大手术以及临床有低血压和缺氧情况、脱水、痢疾、营养不良者，对本品和双胍类药物过敏者禁用。

2. 用药期间定期空腹检查血糖、尿糖、尿酮体，定期测血肌酐、血乳酸浓度。

3. 进行肾脏造影者应于前 3 天停用本品。

4. 盐酸二甲双胍肠溶片口服在小肠崩解，溶出药物由小肠吸收。给药后血药浓度上升缓慢，应在餐前服用。

5. 本品可减少肠道吸收维生素 B_{12}，使血红蛋白减少，产生巨红细胞贫血。

6. 儿童 2 型糖尿病严格控制饮食无效时，二甲双胍是首选药。

7. 糖尿病合并肝脏功能障碍者，乳酸清除减少，容易发生乳酸性酸中毒。因此，肝功能障碍者不可使用双胍类降糖药。

8. 二甲双胍在体内不经代谢以原形经肾脏排出，在肾功能不全情况下，二甲双胍可在血中蓄积，引起乳酸性酸中毒。所以，糖尿病肾病肾功能不全者禁用二甲双胍。

9. 严重的组织缺氧性疾病因二甲双胍可加重缺氧造成的乳酸生成增多，而导致乳酸性酸中毒。

10. 双胍类降糖药有抑制肝糖原输出，抑制糖、维生素、无机盐的吸收和减肥的作用，主要适用于肥胖的 2 型糖尿病患儿，消瘦的 2 型糖尿病患儿不宜用双胍类降糖药。

11. 本品与乙醇同时服用会增强本品对乳酸代谢的影响，易导致乳酸性酸中毒的发生，因此，服用本品时应尽量避免饮酒。

【制剂与规格】片剂：▲(1) 0.25g；▲(2) 0.5g。

肠溶片剂：▲0.25g。

格列本脲 [基(基).保(甲)]
Glibenclamide

【商品名或别名】优降糖，达安宁，达安辽，Daonil，Gilemal，Euglucon

【用药指征】适用于单用饮食控制疗效不满意、患儿胰岛 β 细胞尚有一定的分泌胰岛素功能，并且无严重的并发症的轻、中度 2 型糖尿病患儿。

【用法与用量】口服：起始量为 2.5mg，早餐时服用或一日 2 次，早餐及午餐时各 1 次；轻症者每次 1.25mg，一日 3 次，7 日后递增（一周增加 2.5mg）。多数患儿用量为一日 5～10mg，最大用量一日不超过 15mg。12～18 岁，一日 2.5mg，餐时服用，酌情调量，最大量为一日 15mg。

【用药指导】

1. 餐后高血糖的 2 型糖尿病患儿不宜应用格列本脲降血糖。

2. 乙醇本身具有致低血糖作用，可延缓本品的代谢，与乙醇合用，可以引起腹部绞痛、恶心、呕吐、头痛、面部潮红和低血糖。

3. 糖尿病合并冠心病患儿不宜应用格列本脲降血糖。

4. 糖尿病肾病、肾功能不全患儿不宜应用格列本脲降血糖。

5. 贝特类降脂药促使磺脲类药物与血浆白蛋白解离，合用时应注意调整本品用量，避免低血糖反应。

6. 1 型糖尿病、2 型糖尿病患儿伴有酮症酸中毒、昏迷、严重烧伤、感染、外伤和重大手术等应激情况以及肝肾功能不全者、对磺胺药过敏者、白细胞减少者禁用。

7. 与非甾体抗炎药合用，可抑制胰岛细胞内前列腺素 E 的合成，从而使胰岛素的分泌增加，增加低血糖的发生率。

【制剂与规格】片剂：▲2.5mg。

第四节　甲状腺激素及抗甲状腺药

甲状腺片 [基(基).保(甲)]
Thyroid Tablet

【商品名或别名】干甲状腺，甲状腺粉，Powdered Thyroid

【用药指征】用于黏液性水肿、呆小症（克汀症）及其他甲状腺功能减退症。

【用法与用量】口服：<1 岁，一日 8～15mg；1～2 岁，一日 20～45mg；2～7 岁，一日 45～60mg；>7 岁，一日 60～120mg，分 3 次服。

【用药指导】

1. 正患有心肌梗死或甲状腺毒症的患儿以及对猪肉、牛肉过敏者禁用。

2. 临床医生应仔细观察病情，正确掌握剂量，用量应高度个体化。

3. 告诫患儿或家属，每日按时服药，不可自行决定用量。

4. 生长激素可降低甲状腺功能，影响本品疗效。

5. 本品是一种胰岛素拮抗剂，可降低胰岛素的降糖效果。与胰岛素联用时，特别是在本品初始治疗阶段，需定期监测血糖，调整胰岛素剂量。

【制剂与规格】片剂：(1) 10mg；▲(2) 40mg。

左甲状腺素钠 [基(基).保(甲)]
Levothyroxine Sodium

【商品名或别名】优甲乐，左旋甲状腺素，四碘甲状腺原氨酸，特洛新，雷替新，Thyroxine，Letroxo，Euthyrox，T_4

【用药指征】

1. 治疗非毒性的甲状腺肿（甲状腺功能正常状况）。

2. 甲状腺肿切除术后预防甲状腺肿复发。

3. 甲状腺功能减退的补充治疗。

4. 抗甲状腺功能亢进的辅助治疗。

5. 甲状腺癌术后的抑制治疗。

6. 甲状腺抑制实验。

【用法与用量】根据国内经验和 BNFC（2010~2011）推荐如下。

1. 口服：新生儿，初始剂量 10~15μg/kg，一日 1 次，每 2 周加量 5μg/kg，常用量为一日 20~50μg；1 个月~2 岁，初始剂量 5~10μg/kg，一日 1 次，每2~4周加量 25μg/kg，常用量为一日 25~100μg；2~12 岁，初始剂量 5μg/kg，一日 1 次，每 2~4 周加量 25μg/kg 直至代谢正常，常用量为一日 75~100μg；12~18 岁，最初一日 50~100μg，每 3~4 周加量 25~50μg 直至代谢正常，常用量为一日 100~200μg。心脏疾病宜减量 50% 或缓慢加量。

2. 静脉注射：适用于黏液性水肿昏迷患儿，首次剂量宜较大，为 200~400μg，以后一日 50~100μg，直至患儿清醒改为口服。

【用药指导】

1. 对本品及其辅料高度过敏者禁用。

2. 患有非甲状腺功能低下性心力衰竭，快速型心律失常和近期出现心肌梗死者禁用。

3. 长期或过量使用可引起甲状腺功能亢进的表现，如心悸、手颤、多汗、怕热、兴奋、易怒、失眠；头痛、呕吐、体重减轻和经期紊乱。

4. 左甲状腺素由于半衰期长，口服后 1～2 周才能达到最高疗效，停药后作用可持续 1～3 周，每日只需服药 1 次，由于吸收不规则，最好在空腹时服用。

5. 用药过量会出现甲状腺功能亢进症状。

6. 垂体前叶功能减退者应先用皮质激素，待肾上腺皮质功能恢复后再用本品。

7. 本品是一种胰岛素拮抗剂，可降低胰岛素的降糖效果。与胰岛素联用时，特别是在本品初始治疗阶段，需定期监测血糖，调整胰岛素剂量。

【制剂与规格】片剂：（1）25μg；▲（2）50μg；（3）100μg。

注射剂：（1）100μg；（2）200μg；（3）500μg。

甲巯咪唑 [基(基).保(甲)]
Thiamazole

【商品名或别名】他巴唑，赛治，Methimazole，Tapazole，Thyrozol

【用药指征】适用于各种类型的甲状腺功能亢进。

【用法与用量】

1. 口服：初始剂量为一日 0.4～1.0mg/kg，最大剂量为 30mg，分次口服。维持量减半，按病情个体化调节。

2. 局部给药：一次挤出 0.1g（含本品 5mg），均匀涂敷。

【用药指导】

1. 服药期间宜定期检查血常规。

2. 一日剂量应分次口服（最小时也可顿服），间隔时间尽可能平均。

3. 肾功能不全者，用药间隔时间需延长到 12～24 小时。

4. 避免用高碘食物及含碘药物，含碘食物如海带、海苔、紫菜等，可加重甲状腺功能亢进症状，应减少食用。

5. 避免使用含碘盐。

6. 糖尿病伴甲状腺功能亢进患儿不宜应用吡格列酮降血糖。

7. 本品可增强抗凝血药的抗凝作用，增加出血的风险。

8. 本品软膏不可以用于皮肤破损处，不可与其他外用制剂同时使用，为减少局部不良反应，应注意保持颈部清爽，用药局部尽可能不用肥皂清洗，涂敷软膏时用力要轻。

【制剂与规格】片剂：▲(1) 5mg；(2) 10mg。

乳膏剂：10g：0.5g。

丙硫氧嘧啶^[基(基).保(甲)]

^[基(基).保(甲)]

Propylthiouracil

【商品名或别名】丙基硫氧嘧啶，丙赛优，普洛德，Tiotil，Propycil，PTU

【用药指征】

1. 用于各种类型的甲状腺功能亢进症。

2. 用于甲状腺危象的辅助治疗。

【用法与用量】口服：新生儿，初始剂量为 2.5～5mg/kg，一日 2 次；1 个月～1 岁，初始剂量为 2.5mg/kg，一日 3 次；1～5 岁，初始剂量为 25mg，一日 3 次；5～12 岁，初始剂量为 50mg，一日 3 次；12～18 岁，初始剂量为 100mg，一日 3 次。直至甲状腺功能正常。并根据病情调节用量，甲状腺功能亢进症状控制后应逐步减至维持量。

【用药指导】

1. 禁用：对本品或其他硫脲类药物过敏者；严重肝功能损害者；白细胞严重缺乏者；结节性甲状腺肿伴甲状腺功能亢进者；甲状腺癌患儿。

2. 用药前后及用药时应当检查或监测：在治疗过程中，应定期检查血常规及肝功能。出现肝功能损害时，应停药，并予以支持治疗。白细胞计数低于 $4 \times 10^9/L$（或中性粒细胞低于 $1.5 \times 10^9/L$）时，应停药或调整用量。

3. 出现皮疹或皮肤瘙痒时需根据情况停药或减量，并加用抗过敏药物，待过敏反应消失后换另一种制剂，或再重新由小剂量开始用药。如出现严重皮疹或颈淋巴结肿大等严重不良反应时应停药观察，改用¹³¹I 治疗，或用碘剂准备后及时手术治疗。

4. 应用本品 2～3 周后，应加用甲状腺片一日 20～40mg，以调整垂体－甲状腺系统的反馈作用。

5. 减少含碘食物如海带、海苔、紫菜等的摄取，可加重甲状腺功能亢进症状，应减少食用。避免使用含碘盐或改用无碘盐。

6. 6 岁以下儿童国内用药经验很少。

【制剂与规格】片剂：▲(1) 50mg；▲(2) 100mg。

第五节　下丘脑垂体激素与相关物质

亮丙瑞林 [保(乙)]
Leuprorelin

【商品名或别名】亮脯瑞林，利普安，抑那通，Enantone

【用药指征】用于中枢性的青春期早熟。

【用法与用量】皮下注射：中枢性性早熟，治疗剂量为首剂 80～100μg/kg，以后每 4 周 1 次维持量，60～80μg/kg，剂量宜个体化，以控制症状为宜。最大剂量 3.75mg。

【用药指导】

1. 禁忌证

（1）对制剂的成分、合成的 LH-RH 或 LH-RH 衍生物有过敏史者。

（2）有性质不明的、异常的阴道出血患儿。

（3）对明胶过敏者禁用本品。

2. 每次更换注射部位，不要在同一部位反复注射。

3. 长期用药或再次给药时应尽可能检查骨密度，以避免引起骨质丢失。

4. 在首次给药的初期，由于兴奋垂体-性腺系统，使血清中睾酮升高，同时可一过性加重骨痛，可见尿潴留或脊髓压迫症状，应对症处理。

【制剂与规格】注射剂：3.75mg。醋酸亮丙瑞林微球：1.88mg。

曲普瑞林 [保(乙)]
Triptorelin

【商品名或别名】达必佳，达菲林，Decapeptyl

【用药指征】曲普瑞林是目前治疗中枢性性早熟最理想的药物，能迅速有效地抑制第二性征的成熟和身体呈直线生长的速度，停药后，青春期发育的自然过程不受影响。

【用法与用量】2010 年原卫生部颁布《儿童性早熟诊疗指南》推荐治疗剂量：儿童性早熟，首剂 80～100μg/kg，以后每 4 周一次维持量 60～80μg/kg，肌内注射，剂量宜个体化，以控制症状为宜。最大剂量 3.75mg。

【用药指导】

1. 联合使用促性腺激素时，可能引起腹腔和（或）盆腔的疼痛。

2. 女性患儿在应用曲普瑞林期间不得同时使用含雌激素的药物。在用药期间若出现闭经、月经继续来潮，应进一步检查原因。

3. 女孩可出现阴道分泌物和阴道出血，也可有抑郁、肝酶水平增高、感觉异常及视觉障碍等。

4. 多数患儿有胃肠道反应　恶心、腹痛、胃部不适等。注射局部可出现疼痛和瘙痒。少见的可有男子乳房发育。曾有患儿用药后出现肺栓塞。

【制剂与规格】注射剂：3.75mg。

促皮质素 [保(甲)]
Cortitrophn

【商品名或别名】促肾上腺皮质激素，促肾上腺皮质素，ACTH，Corticotropin

【用药指征】用于活动性风湿病、类风湿性关节炎、红斑性狼疮等胶原性疾患；亦用于严重的支气管哮喘、严重皮炎等过敏性疾病及急性白血病、霍奇金病等。

【用法与用量】

1. 肌内注射：一次 12.5～25U，一日 2 次。长效促皮质素仅供肌注，一次 20～60U，一日 1 次。

2. 静脉滴注：以 12.5～25U 溶于 5%～10% 葡萄糖液 500ml 内于 6～8 小时内滴完，一日 1 次。促皮质素试验，将 25 单位溶于 5% 葡萄糖液中静脉滴注，维持 8 小时，连续 2 日，留 24 小时尿检查 17-酮类固醇及 17-羟皮质类固醇。

【用药指导】

1. 本品粉针剂使用时不可用氯化钠注射液溶解，也不宜加入氯化钠中静脉滴注。静脉滴注时遇碱性溶液配伍可发生混浊、失效。

2. 制剂已冻结时不能使用。

3. 本品突然撤除可引起垂体功能减退，因而应逐渐减量后停药。

4. 本品可降低人体对活疫苗的免疫应答，增加致活疫苗感染的危险。

5. 本品可引起免疫抑制，降低机体对结核菌素的反应。

6. 长期应用本品可使皮肤色素沉着。

7. 长期使用时，本品与水杨酸类药物、吲哚美辛等合用可发生或加重消化道溃疡。

8. 本品可增加机体的凝血功能，若必须与抗凝药合用，应酌情增加后者的用量。

9. 糖尿病患儿使用时因本药的致高血糖作用需调整降血糖药用量。

10. 在疑有肾上腺皮质功能减退者中作诊断性兴奋试验时，应注意过敏或低血压反应的发生。

【制剂与规格】注射剂：（1）25U；（2）50U。

第十三章

调节水、电解质和酸碱平衡药

第一节 电解质平衡调节药

氯化钠[基(基).保(甲)]
Sodium Chloride

【商品名或别名】盐水

【用药指征】各种原因所致的失水，包括低渗性、等渗性和高渗性失水；高渗性非酮症糖尿病昏迷，应用等渗或低渗氯化钠可纠正失水和高渗状态；低氯性代谢性碱中毒；外用生理盐水冲洗眼部、洗涤伤口等；还用于产科的水囊引产。

【用法与用量】

1. 高渗性失水：在 24~48 小时内补入，控制补液速率为每小时 3~5ml/kg，同时需注意：在开始治疗的 48 小时内，血 Na^+ 浓度下降速率 ≤ 每小时 0.5mmol/L，同时需要根据心、肺、肾功能随时调整补液量和速率，并注意维持血渗透压在 280~320mOsm/L。

2. 等渗性失水：应注意防止高氯血症出现，可以考虑使用 0.9 氯化钠溶液和 5% 碳酸氢钠溶液按 2:1 比例进行补充，但要以血气分析中剩余碱量来决定使用碳酸氢钠的剂量。

3. 低渗性失水：当血钠低于 120mmol/L 时或出现中枢神经系统症状时，可给予 3%~5% 氯化钠注射液缓解滴注。一般要求在 6 小时内将血钠浓度提高至 120mmol/L 以上。补钠量（mmol/L）= [142 - 实际血钠浓度（mmol/L）] × 体重（kg）× 0.2。待血钠回升至 120~125mmol/L 以上，可改用等渗溶液或等渗溶液中酌情加入高渗葡萄糖注射液或 10% 氯化钠注射液。

4. 低氯性碱中毒：给予 0.9% 氯化钠注射液或复方氯化钠注射液（林格

液）一次，10～20ml/kg，按照每小时 3～5ml/kg 的速率补充，以后根据碱中毒情况决定用量。

5. 外用，用 0.9% 氯化钠溶液洗涤伤口、冲洗眼部。

【用药指导】

1. 如所应用氯化钠注射液是高渗的，用前须稀释至 0.9% 浓度。

2. 应用前宜详细检查药液、包装的瓶身、瓶口有否松动、破裂或浑浊。

3. 与乳糖酸红霉素、培氟沙星、磷霉素钠、多黏菌素 B、多黏菌素 E、两性霉素 B、地西泮、利血平、甘露醇、苯巴比妥钠、促皮质素、能量合剂、安吖啶等配伍可出现浑浊、沉淀、变色和活性降低。

【制剂与规格】0.9% 氯化钠注射液：▲（1）50ml；▲（2）100ml；（3）150ml；▲（4）250ml；▲（5）500ml。▲10% 浓氯化钠注射液：10ml。

氯化钾 [基(基).保(甲)]
Potassium Chloride

【商品名或别名】补达秀，施乐凯，舒立达，Camcopot

【用药指征】

1. 预防低钾血症。当患儿存在失钾情况，尤其是发生低钾血症对患儿危害较大（如使用洋地黄类药物的患儿）时，或有进食不足、严重或慢性腹泻、长期服用肾上腺皮质激素、失钾性肾病、Bartter 综合征时，需预防性补充钾盐。

2. 治疗各种原因引起的低钾血症，如进食不足、呕吐、严重腹泻、使用排钾利尿药、低钾性家族性周期性瘫痪、长期应用糖皮质激素和使用高渗葡萄糖等。

3. 治疗洋地黄类药物中毒引起的频发、多源性期前收缩或快速性心律失常。

【用法与用量】

1. 口服：一次 50～100mg/kg，一日 3 次，餐后服；缓释片，一次 0.25～1g，早、晚各 1 次。

2. 静脉滴注：低钾血症，一日 0.15～0.3g/kg。用量和滴速应视年龄、体重和病情需要而定。静脉滴注时需先用 5% 或 10% 葡萄糖注射液稀释至 0.2%～0.3%，滴注速度宜缓慢。

【用药指导】

1. 为减少本品口服液及非糖衣片对胃肠道的刺激，可将口服液稀释于温开水或饮料中服用，或餐后服用；片剂应整片吞服，不得嚼碎。

2. 静脉滴注适用于严重低钾血症或不能口服者。轻型低钾血症梗阻、慢性胃炎、溃疡病、食管狭窄、憩室、肠张力缺乏、溃疡性肠炎者等不宜口服补钾（因此时钾对胃肠道的刺激增加，可加重病情）。

3. 静脉补钾时滴注钠盐和高浓度葡萄糖可降低钾的作用，故需迅速纠正低钾血症时，应以5%葡萄糖溶液稀释本品。

4. 合用含钾药物和保钾利尿药时，发生高钾血症的机会增多，尤其是有肾功能不全者。同时滴注库存血（血液库存10日以下含钾为30mmol/L，库存10日以上含钾可达65mmol/L）时，发生高钾血症的机会也增多，应予注意。

5. 静脉补钾浓度一般不超过40mmol/L（0.3%），速度不超过0.75g/h（10mmol/h），否则不仅可引起局部疼痛，且有导致心脏停搏的危险。在使用高浓度钾治疗体内缺钾引起的严重快速性室性心律失常时，应在心电图监护下给药。

6. 在低血钾浓度未得到纠正前，尤其是应用洋地黄类药物治疗时，不应突然停止补钾。

7. 无尿或血钾过高时禁用。

【制剂与规格】片剂：（1）0.25g；（2）0.5g。

缓释片剂：▲0.5g。

胶囊剂：（1）0.6g；（2）0.75g。

口服溶液剂：100ml：10g。

颗粒剂：▲1.6g（相当于钾0.524g）。

注射剂：（1）10ml：1g；▲（2）10ml：1.5g。

葡萄糖酸钙

见第十章第二节。

小儿电解质补给注射液
Pediatric Electrolyte Supplements Injection

【用药指征】补充热能和体液。

【用法与用量】小儿输液速度为每小时50~100ml。可根据患儿的年龄、症状和体重酌情调节。

【用药指导】

1. 糖尿病及酮症酸中毒未控制患儿及高血糖症高渗状态禁用。

2. 定期检查：①血清钠、钾、氯浓度；②血液酸碱平衡指标；③肾功能；④血压和心肺功能。

3. 对于新生儿、早产儿急速静脉滴注（每小时超过100ml），有致水潴留的可能发生。

4. 糖尿病酮症酸中毒患儿在治疗中由于输入葡萄糖盐水过多，有发生医源性高渗性非酮症性昏迷的可能。

【制剂与规格】注射剂：100ml：3.75g（葡萄糖）：0.225g（盐水）。

口服补液盐 [基(基).保(甲)]
Oral Rehydration Salts Powder

【商品名或别名】ORS

【用药指征】治疗和预防急、慢性腹泻造成的轻度脱水。

【用法与用量】临用时，将本品溶于250ml或500ml温开水中，随时口服。

【用药指导】

1. 下列情况禁用：少尿或无尿、严重腹泻或呕吐、葡萄糖吸收障碍、肠梗阻、肠麻痹及肠穿孔。

2. 胃肠道不良反应可见恶心、刺激感，多因未按规定溶解本品，由于浓度过高而引起。

3. 腹泻停止后应立即停用。

4. 婴幼儿应用本品时需少量多次给予。

【制剂与规格】▲口服补液盐Ⅰ：14.75g（葡萄糖11g，氯化钠1.75g，氯化钾0.75g，碳酸氢钠1.25g）。▲口服补液盐Ⅱ：13.95g（无水葡萄糖10g，氯化钠1.75g，氯化钾0.75g，枸橼酸钠1.45g）。▲口服补液盐Ⅲ：5.125g（无水葡萄糖3.375g，氯化钠0.65g，氯化钾0.375g，枸橼酸钠0.725g）。

第二节　酸碱平衡调节药

碳酸氢钠 [基(基).保(甲)]

见第四章第二节。

第三节 葡萄糖及其他

葡 萄 糖 [基(基).保(甲)]
Glucose

【商品名或别名】右旋糖

【用药指征】

1. 补充热能和体液，用于各种原因引起的进食不足或大量体液丢失（如呕吐、腹泻等），全静脉内营养，饥饿性酮症。

2. 低血糖症。

3. 高钾血症。

4. 高渗溶液用作组织脱水剂。

5. 配制腹膜透析液。

【用法与用量】口服：营养补充，视病情需要而定；静脉注射或静脉滴注，视病情而定；静脉滴注，低血糖，0.5g/kg；高钾血症，0.5g/kg，加胰岛素 0.1U/kg，静脉滴注 2 小时。

【用药指导】

1. 下列情况禁用：

（1）糖尿病酮症酸中毒未控制者。

（2）高血糖非酮症性高渗状态。

（3）葡萄糖－半乳糖吸收不良症（避免口服）。

2. 输注葡萄糖液时不宜与血液混合，否则易发生红细胞凝聚和溶血。

3. 葡萄糖有吸湿性，并易发霉，特别是夏天细菌易于繁殖，故在配制注射液时要注意无菌操作和消毒。

4. 冬季在注射前应将液体加热至与体温相近的温度，再徐徐注入静脉，可避免血管痉挛和减少输液不良反应。

5. 高渗溶液应缓慢静脉注射，避免渗漏至血管外。

6. 水肿、严重心肾功能不全及肝硬化腹水者，易致水潴留，应控制输液量，心功能不全者尤应控制滴速。

【制剂与规格】注射剂：▲（1）50%：20ml；（2）5%：50ml、▲100ml、150ml、▲250ml、▲500ml；（3）10%：50ml、▲100ml、150ml、▲250ml、▲500ml。

葡萄糖粉剂：（1）250g；（2）500g。

腹膜透析液 [基（基）.保（甲）]
Peritoneal Dialysis Solution

【商品名或别名】Dianeal，Capd

【用药指征】

1. 急性肾衰竭。

2. 慢性肾衰竭。

3. 急性药物或毒物中毒。

4. 顽固性心力衰竭。

5. 顽固性水肿。

6. 电解质紊乱及酸碱平衡失调。

【用法与用量】腹膜透析：一次 40ml/kg。用量、透析次数及间隔时间依患儿年龄、病情、体重和分解代谢等而定。

【用药指导】

1. 严重肠胀气、高度脱水、周围循环衰竭、腹壁皮肤感染、腹腔内脏创伤或炎症、肠粘连、腹部术后、恶病质、肺部病变等禁用。

2. 严防使用过程中污染。

3. 注意腹膜透析的并发症，如腹痛、腹膜炎、脱水、电解质紊乱、蛋白质及其他营养丢失、腹膜粘连、出血、透析管阻塞、透析管周围渗漏、失衡综合征等。

【制剂与规格】注射剂（乳酸盐）：▲（1）1000ml；▲（2）2000ml。

第十四章

酶类及生物制品

第一节　酶类药物

溶菌酶
Lysozyme

【商品名或别名】胞壁质酶，球蛋白 G，Muramidase，Globulin G

【用药指征】主要用于革兰阳性菌引起的慢性鼻炎、副鼻窦炎、急慢性咽喉炎、口腔溃疡等，亦可用于带状疱疹、水痘和扁平疣等。

【用法与用量】见表 14 - 1。

表 14 - 1　溶菌酶常用方法和计量

规格	计算方式（每次 mg/kg）	用法		各年龄组剂量（每次毫克数）							
		途径	次/日	新生儿	1个月	3个月	6个月	1~2岁	3~4岁	5~8岁	9~12岁
肠溶片 10mg	1.25 ~ 2.5	口服	3	4	6	7.5	10	10~15			10~20
口含片 20mg		含口内	4~6								20
肠溶片（治水痘时）10mg	2.5	口服	3~4	10	20	20~25	30~40	20~50	20~60		

【用药指导】

1. 对鸡蛋清过敏者禁用。

2. 与青霉素、氯霉素、呋喃妥因等合用，可增加后者对细菌的渗透作用，提高抗菌活性。

3. 肠溶片不可分割服。

【制剂与规格】肠溶片剂：10mg。

含片：20mg。

泛癸利酮

见第五章第五节。

三磷酸腺苷[保(乙)]
Adenosine Triphosphate

【商品名或别名】三磷腺苷，ATP

【用药指征】主要用于冠状及周围血管痉挛、心绞痛、心力衰竭、偏头痛、肌营养不良、肝炎及各种急救患儿的辅助治疗；快速注射可用于终止阵发性心动过速转复为窦性心律。

【用法与用量】肌内注射或静脉注射：< 5 岁，一次 10mg；> 5 岁，一次 20mg；均一日 1 或 2 次。

【用药指导】

1. 脑出血初期、二度或三度房室传导阻滞、急性心肌梗死、支气管炎和肺气肿及哮喘等阻塞性肺病患儿禁用。

2. 窦性心动过缓患儿慎用。

3. 不宜与氯丙嗪、异丙嗪、万古霉素、毒毛花苷、ACTH、硫喷妥钠和氨茶碱等合用。

4. 静脉注射可用5%或10%葡萄糖注射液稀释后缓慢注射。

【制剂与规格】注射剂：（1）10mg；（2）20mg。

第二节　生物制品

破伤风抗毒素[基(基).保(甲)]
Tetanus Antitoxin

【商品名或别名】抗破伤风免疫血清，TAT

【用药指征】用于预防和治疗破伤风。已出现破伤风或其可疑症状时，应在进行外科处理及其他疗法的同时，及时使用抗毒素治疗。开放性外伤（特别是创口深、污染严重者）有感染破伤风的危险时，应及时进行预防。凡已接受过破伤风类毒素免疫注射者，应在受伤后再注射 1 针类毒素加强免疫，不必注射抗毒素；未接受过类毒素免疫或免疫史不清者，须注射抗毒素预防，但也应同时开始类毒素预防注射，以获得持久免疫。

【用法与用量】

1. 用法：皮下注射应在上臂三角肌附着处。同时注射类毒素时，注射部位须分开。肌内注射应在上臂三角肌中部或臀大肌外上部。只有经过皮下或肌内注射未发生反应者方可作静脉注射。静脉注射应缓慢，开始每分钟不超过 1ml，以后每分钟不宜超过 4ml。每次静脉注射不应超过 0.8ml/kg，亦可将抗毒素加入葡萄糖注射液、氯化钠注射液等输液中静脉滴注。静脉注射前将安瓿在温水中加热至接近体温，注射中发生异常反应，应立即停止。

2. 用量

（1）预防用量　一次皮下或肌内注射 1500～3000IU，伤势严重者可增加用量1～2 倍。经 5～6 日，如破伤风感染危险未消除，应重复注射。

（2）治疗用量　第 1 次肌内或静脉注射 5 万～20 万 IU，以后视病情决定注射剂量与间隔时间，同时还可以将适量的抗毒素注射于伤口周围的组织中。初生儿破伤风，24 小时内分次肌内或静脉注射 2 万～10 万 IU。

【用药指导】

1. 本品为液体制品。制品混浊、有摇不散的沉淀、异物或安瓿有裂纹、标签不清，过期失效者均不能使用。安瓿打开后应一次用完。

2. 注射用具及注射部位应严格消毒。注射器宜专用，如不能专用，用后应彻底洗净处理，最好干烤或高压蒸汽灭菌。同时注射类毒素时，注射器须分开。

3. 使用抗毒素须特别注意防止过敏反应。注射前必须先做过敏试验并详细询问既往过敏史。凡患儿及其直系亲属曾有支气管哮喘、花粉症、湿疹或血管神经性水肿等病史，或对某种物质过敏，或患儿过去曾注射马血清制剂者，均须特别提防过敏反应的发生。

4. 一次注射须保存详细记录，包括姓名、性别、年龄、住址、注射次数、上次注射后的反应情况、本次过敏试验结果及注射后反应情况、所用抗毒素的生产单位名称及批号等。

（1）过敏试验　用氯化钠注射液将抗毒素稀释 10 倍（0.1ml 抗毒素加 0.9ml 氯化钠注射液），在前掌侧皮内注射 0.05ml，观察 30 分钟。注射部位无明显反应者，即为阴性，可在严密观察下直接注射抗毒素。如注射部位出现皮丘增大、红肿、浸润，特别是形似伪足或有痒感者，为阳性反应，必须用脱敏法进行注射。如注射局部反应特别严重或伴有全身症状，如荨麻疹、鼻咽刺痒、喷嚏等，则为强阳性反应，应避免使用抗毒素。如必须使用时，则应采用脱敏注射，并做好抢救准备，一旦发生过敏休克，立即抢救。无过敏史者或过敏反应阴性者，也并非没有发生过敏休克的可能。为慎重起见，可先注射小量于皮下进行试验，观察 30 分钟，无异常反应，再将全量注射于皮下或肌内。

（2）脱敏注射法　在一般情况下，可用氯化钠注射液将抗毒素稀释 10 倍，分小量数次作皮下注射，一次注射后观察 30 分钟。第 1 次可注射 10 倍稀释的抗毒素 0.2ml，观察无发绀、气喘或显著呼吸短促、脉搏加速时，即可注射第 2 次 0.4ml，如仍无反应则可注射第 3 次 0.8ml，如仍无反应即可将安瓿中未稀释的抗毒素全量作皮下或肌内注射。有过敏史或过敏试验强阳性者，应将第 1 次注射量和以后的递增量适当减少，分多次注射，以免发生剧烈反应。

5. 门诊患儿注射抗毒素后，须观察 30 分钟始可离开。

6. 应用本品可能引起血清病，主要症状为荨麻疹、发热、淋巴结肿大、局部水肿，偶有蛋白尿、呕吐、关节痛，注射部位可出现红斑、瘙痒及水肿。一般系在注射后 7 ~ 14 天发病，称为延缓型。亦有在注射后 2 ~ 4 天发病，称为加速型。对血清病应对症疗法，可使用钙剂或抗组织胺药物，一般数日至十数日即可痊愈。

【制剂与规格】注射剂：▲（1）0.75ml：1500IU；▲（2）2.5ml：10000IU。

破伤风人免疫球蛋白 [基(基).保(乙)]
Human Tetanus Immunoglobulin

【商品名或别名】人抗破伤风免疫球蛋白，抗破伤风人免疫球蛋白

【用药指征】用于破伤风的被动免疫。

【用法与用量】肌内注射：预防用量，一次 250U，严重者一次 500U（同时在另一部位注射破伤风类毒素），保护作用可维持 4 周；治疗用量，3000 ~ 6000U。

【用药指导】

1. 对人免疫球蛋白类制品有过敏史患儿禁用。

2. 仅供臀部肌内注射，不需做皮肤敏感试验，不得用作静脉注射。

3. 注射处可发生疼痛和红斑。

4. 本品为澄清或带乳光的液体，可能出现微量沉淀，但一经摇动应立即消散。如有摇不散的沉淀或异物时，或安瓿有裂纹，则不可用。

5. 应用本品做被动免疫的同时，可使用吸附破伤风疫苗进行主动免疫，但不得使用同一注射器和在同一部位注射。

6. 本品开瓶后，应一次注射完毕，不得分次使用。

7. 本品宜单独使用。

【制剂与规格】▲注射剂：250IU。

人血白蛋白

见第六章第五节。

人免疫球蛋白

见第九章第二节。

第十五章

解 毒 药

第一节 有机磷中毒解毒药

碘解磷定 [基(基).保(甲)]
Pralidoxime Iodide

【商品名或别名】解磷定，碘磷定，派姆

【用药指征】用于有机磷中毒的解毒，但其作用有一定选择性，如对 1605、1059、特普、碘依可酯的疗效较好；而对敌敌畏、乐果、美曲磷酯的效果较差或无效；对二嗪农、甲氟磷、丙胺氟磷及八甲磷中毒则无效。

【用法与用量】静脉注射或静脉滴注：轻度中毒，一次 15mg/kg，必要时 2~4 小时重复 1 次；中度中毒，一次 20~30mg/kg，每 2 小时重复 1 次；重度中度，一次 30mg/kg，如无效可每 1 小时重复 1 次，以葡萄糖液或生理盐水稀释后静脉滴注或缓缓静脉注射。

【用药指导】

1. 对碘过敏者禁用。

2. 本类解毒药仅对形成不久的磷酰化胆碱酯酶有作用，但如经过数小时，磷酰化胆碱酯酶已"老化"，酶活性即难以恢复，故应用此类药物治疗有机磷中毒时，中毒早期用药效果较好，治疗慢性中毒则无效。

3. 本类解毒药对轻度有机磷中毒，可单独应用本品或阿托品以控制症状；中度、重度中毒时则必须合并应用阿托品，对体内已蓄积的乙酰胆碱几乎无作用。

4. 在体内迅速分解，维持时间较短，应视病情反复给药。

5. 在碱性溶液中易水解为氰化物，忌与碱性药物配伍。

6. 粉针较难溶，可加温至 40~50℃或振摇。

【制剂与规格】注射剂：▲20ml：0.5g。

阿托品

见第四章第三节。

第二节 氰化物中毒解毒药

亚甲蓝 [基(基).保(甲)]
Methylthioninium Chloride

【商品名或别名】次甲蓝，美蓝

【用药指征】大剂量（5～10mg/kg）用于氰化物中毒的治疗，但疗效不及亚硝酸盐；小剂量（1～2mg/kg）以治疗亚硝酸盐、氯酸盐、醌类、醌亚胺类、苯胺及硝基苯等引起的高铁血红蛋白血症。

【用法与用量】静脉注射：①亚硝酸盐或苯胺类中毒，一次1～2mg/kg，如1～2小时或以后症状不减轻或重现，可重复1次；②氰化物中毒，一次5～10mg/kg，用25%～50%葡萄糖液稀释成1%溶液，于10～15分钟缓慢静脉注射，每30～60分钟1次，再给硫代硫酸钠静脉注射交替使用。

【用药指导】

1. 本品不可用于皮下或肌内注射，否则引起组织坏死；也不能鞘内注射，以免导致瘫痪。

2. 应用本品治疗高铁血红蛋白血症，一日用量大约120mg即可，重症者可用2～3日；不需大量反复应用，因为本品的完全排泄需要3～5日，大量反复应用可导致体内蓄积而出现不良反应。

3. 用药后尿液可呈蓝色，于排尿时可有尿道口刺痛感。

【制剂与规格】注射剂：▲（1）2ml：20mg；▲（2）5ml：50mg；▲（3）10ml：100mg。

硫代硫酸钠 [基(基).保(甲)]
Sodium Thiosulfate

【商品名或别名】次亚硫酸钠，大苏打，海波

【用药指征】主要用于氰化物中毒，亦用于砷、汞、铅、铋、碘等中毒。

【用法与用量】

1. 治疗氰化物中毒：静脉注射，一次 0.25~0.5g/kg，一日 1 次，缓缓注射，必要时 30~60 分钟或以后可重复半量或全量；

2. 治疗砷、汞、铅、铋、碘等中毒：肌内注射，一次 10~20mg/kg，一日 1 次，1 个疗程 10~14 天。

【用药指导】

1. 由于本品解毒作用较慢，须先使用作用迅速的亚硝酸钠、亚硝酸异戊酯或亚甲蓝抢救。

2. 静脉注射不宜过快，以免引起血压下降。

3. 不可与亚硝酸钠混合使用。

4. 口服氰化物中毒可用本品 5%~10% 溶液洗胃。

【制剂与规格】注射剂：▲（1）10ml：0.5g；▲（2）20ml：1.0g；▲（3）20ml：10g。

第三节　有机氟中毒及其他解毒药

乙酰胺 [基(基).保(甲)]
Acetamide

【商品名或别名】解氟灵

【用药指征】氟乙酰胺（有机氟杀虫农药）中毒的解毒药，具有延长中毒潜伏期，减轻发病症状或制止发病的作用。

【用法与用量】肌内注射：一日 0.1~0.3g/kg，分 2~4 次，连用 5~7 日。

【用药指导】

1. 所有氟乙酰胺中毒患儿，包括可疑中毒者，不管发病与否，都应及时给予本品，尤其在早期，应给予足量。

2. 肌内注射可引起局部疼痛，需加普鲁卡因以减轻疼痛。

3. 若出现血尿应予停药。应用糖皮质激素可减轻血尿。

【制剂与规格】注射剂：▲5ml：2.5g。

纳洛酮 [基(基).保(甲)]
Naloxone

【商品名或别名】烯丙羟吗啡酮，Narcan

【用药指征】用于阿片类及其他镇痛药的急性中毒；亦可用于乙醇、地西泮等非阿片类药物的中毒及各种原因所致休克。

【用法与用量】皮下、肌内注射或静脉注射：用吗啡基础麻醉后促进自主呼吸恢复一次 1.3～3μg/kg；阿片类药物中毒一次 5～10μg/kg，必要时 2～3 分钟根据病情可重复给药 1 次。

【用药指导】

1. 对本品过敏、新生儿禁用。

2. 本品作用时间短，一旦其作用消失可使患儿陷入昏睡和呼吸抑制，用药应注意维持药效。

3. 因本品可引起心率改变、血压升高，对血压过高或过低者慎用，同时密切注意患儿的呼吸、血压、心率、心律，宜及时采取相应的措施。

4. 对阿片类药有依赖性者可诱发戒断症状。阿片类及其他麻醉性镇痛药成瘾者，注射本品后立即出现戒断症状，因此要注意掌握剂量。药液稀释后宜在 24 小时内用毕。

【制剂与规格】注射剂：▲(1) 0.4mg；▲(2) 1.0mg；▲ (3) 2.0mg。

氟马西尼 [基(基).保(甲)]
Flumazenil

【商品名或别名】氟马尼，安易醒，来醒

【用药指征】

1. 终止苯二氮䓬类药诱导、维持的全身麻醉。

2. 苯二氮䓬类药中毒的诊断与解毒。

3. 暂时性改善肝性脑病的精神状态。

【用法与用量】静脉注射：常用量为 0.01mg/kg，若注射 45 秒后未达预期效果，可间隔 60 秒重复给药，每次给药时间应 >15 秒，最大剂量 0.05mg/kg 或较低剂量 1mg。

【用药指导】

1. 较长时间应用苯二氮䓬类药控制癫痫发作的癫痫患儿及麻醉后肌松药作用尚未消失的患儿禁用。

2. 肝损伤患儿需逐渐调整剂量。

3. 在用本品解救苯二氮䓬类过量中毒时，应同时注意呼吸和心血管功能，必要时进行人工呼吸，维持血容量及心脏功能，并采取措施促进药物经尿排泄。

【制剂与规格】注射剂：▲(1) 5ml：0.5mg；▲(2) 10ml：1mg。

第十六章

诊 断 用 药

硫酸钡 [基(基).保(甲/乙)]
Barium Sulfate

【商品名或别名】钡餐

【用药指征】用于食管、胃肠道造影。

【用法与用量】

1. 普通钡剂：食管造影，300g 本品加水 100ml 口服；胃肠造影，75g 本品加水 100ml 口服；灌肠 200~250g 本品加水 800~1000ml。

2. 干混悬剂食管或胃肠造影，配成 160%~200% 浓度口服；灌肠造影，配成 60%~120% 浓度。

【用药指导】

1. 硫酸钡干混悬剂为精制的硫酸钡细粉，临用前加入温水成微温的不同浓度的混悬液，具有高浓度、低稠度特点，能清晰显示微小的病变。

2. 疑有胃肠道穿孔、食管气管瘘、腐蚀性食管炎、小肠完全性梗阻、急性胃肠炎、消化道大量出血期及肠坏死者禁用。

3. 检查 3 天前禁用铋剂、钙剂等，1 天前禁用泻药、阿托品。

4. 检查前 1 天晚餐后开始禁食到检查结束。

5. 幽门梗阻患儿应先洗胃，抽净胃内潴留液后再进行检查。

6. 为防止排便困难，检查后应充分饮水，必要时使用缓泻药或开塞露。

【制剂与规格】粉剂：500g。

干混悬剂：▲(1) 100g；▲(2) 200g。

泛影葡胺 [基(基).保(甲)]
Meglucamine Diatrizoate

【商品名或别名】双醋碘苯甲酸葡胺，Urografin

【用药指征】适用于泌尿系造影，心脏血管造影，脑血管造影，其他脏器和周围血管造影，CT 增强扫描和其他各种腔道、瘘管造影，也可用于冠状动脉造影。但不能用于脑及脊髓造影。

【用法与用量】

1. 心血管造影或主动脉造影：经导管注入心腔，常用量 1.0～1.5ml/kg（76%），重复注射总量不能超过 4ml/kg。婴幼儿不超过 3ml/kg。

2. 静脉肾盂造影：常用量 0.5～1ml/kg，婴幼儿不超过 3ml/kg。

3. 排泄性尿路造影：76% 注射液一次 10～20ml，稀释至 30% 经尿道插管缓慢逆行注入。

【用药指导】

1. 本品注入冠状动脉易诱发心室颤动，不可用做选择性冠状动脉造影。

2. 应用本品前需用 0.3% 本品 1ml 试验针剂做静脉注射预试，注射后观察 15 分钟，无过敏反应再注射。

3. 肝肾功能减退、活动性肺结核、多发性骨髓瘤及甲状腺功能亢进患儿禁用。

4 应缓慢注射。

5. 不可用于脑室造影或脊髓造影。

【制剂与规格】注射剂：▲（1）1ml：0.3g（共试验用）；▲（2）20ml：12g；（3）20ml：15.2g。

碘海醇 [基（基）.保（甲）]
Iohexol

【商品名或别名】碘苯六醇，欧乃派克，Omnipaque

【用药指征】用于椎管、尿路、血管和体腔等造影。

【用法与用量】

1. 鞘内，椎管造影：<2 岁，2～6ml（180mg/ml）；2～6 岁，4～8ml（180mg/ml）；6～18 岁，6～12ml（180mg/ml）。

2. 静脉注射：静脉尿路造影，体重 <7kg，3ml/kg（300mg/ml），体重 >7kg，2ml/kg（300mg/ml），最大剂量 40ml。

3. 动脉注射：心血管造影，1～2ml（300mg/ml）。

【用药指导】

1. 使用造影剂可能会导致短暂性肾功能不全，这可使服用降糖药（二甲双胍）的糖尿病患儿发生乳酸性中毒。作为预防，在使用造影剂前 48 小时应停服双胍类降糖药，只有在肾功能稳定后再恢复用药。

2. 2 周内用白介素－2 治疗的患儿其延迟反应的危险性会增加（感冒样症状和皮肤反应）。

3. 所有含碘质造影剂均可能妨碍甲状腺功能的检查。甲状腺组织的碘结合能力可能会受造影剂影响而降低，并且需要数日甚至 2 周才能完全恢复。

4. 血清和尿中高浓度的造影剂会影响胆红素、蛋白或无机物（如铁、铜、钙和磷）的实验室测定结果。在使用造影剂的当天不应做这些检查。

5. 虽然没有明确的配伍禁忌，碘海醇仍不应与其他药物直接混合使用，应使用单独的注射器。

6. 造影前 2 小时应禁食。

【制剂与规格】注射剂：（1）10ml：3g（Ⅰ）；▲（2）20ml：6g（Ⅰ）；▲（3）50ml：15g（Ⅰ）；▲（4）100ml：30g（Ⅰ）。

碘佛醇 [保（甲）]
Ioversol

【商品名或别名】伊奥索，安射力

【用药指征】用于儿童心血管造影、头部和体部 CT 增强扫描及静脉排泄性尿路造影。

【用法与用量】

1. 心血管造影：一般单次心室注射本品剂量为 1.25ml/kg（1～1.5ml/kg），可多次注射，但总剂量不超过 5ml/kg，总量不超过 250ml。

2. CT 扫描：头部推荐剂量为 1～3ml/kg。体部推荐剂量为 1～3ml/kg，一般剂量为 2ml/kg。

3. 静脉排泄性尿路造影：推荐剂量为 0.5～3ml/kg。婴儿应根据年龄和体重比例调整，一般为 1～1.5ml/kg，总剂量不应超过 3ml/kg。

【用药指导】

1. 本品在血管造影中的应用是安全有效的，也可安全有效地用于头部和体部 CT 增强扫描和静脉性排泄尿路造影。在新生儿中的使用还未确定其安全性和可靠性。

2. 有明显的甲状腺疾病患儿和对本品有严重反应的既往史者禁用。

3. 本品不可椎管内使用。

4. 进行血管造影时，应注意操作方法，减少血栓栓塞。

5. 注入对比剂时必须非常小心避免外渗，尤其对患有严重动脉、静脉疾病者。

6. 注射本品前后，患儿应充分水化。

【制剂与规格】碘佛醇 320 注射液（每 1ml 含碘 320mg）：（1）20ml：13.56g；（2）50ml：33.9g。

胆影葡胺
Meglucamine Adipiodon

【商品名或别名】胆影酸葡甲胺，Biligrfin，Cholografin

【用药指征】用于胆管和胆囊造影，也可用于子宫输卵管造影。

【用法与用量】胆系造影：静脉注射，30% 溶液 0.4 ~ 0.6ml/kg，最大不超过 33ml，以等量的 5% 葡萄糖注射液稀释后缓慢注射。

【用药指导】

1. 对碘发生过敏者对本品也可过敏，因此，使用造影剂前应先做碘过敏试验。

2. 本品注入血管内，可引起血管栓塞。

3. 有哮喘史或其他过敏性疾病史者慎用。

4. 本品密度较脑脊液大，注入蛛网膜下隙后不与脑脊液混合，向低处流动。可以利用改变病员体位和姿势控制造影剂的流向和分布部位，以显示病变节段。但本品表面张力大，易在脑脊液中分散成油珠或节段状，影响诊断。为避免药液分散，翻动患儿或改变体位时宜十分缓慢。

5. 本品对脑脊膜有慢性刺激，存留在体内可反复引起过敏反应、无菌性蛛网膜炎和粘连等，造影后要尽可能抽出药液。脑室或脑池造影后可采取体位将本品引流至骶部盲囊后抽出或在手术中吸出。

6. 腰椎穿刺时要尽量避免损伤血管，防止血液进入蛛网膜下隙内。

7. 造影后要取头高足低位卧床 24 小时以上并补充水分，可减轻术后头痛。

【制剂与规格】注射剂：（1）20ml：6g；（2）20ml：10g。附 0.3g（1ml）试验用。

碘化油 [基(基).保(甲)]
Iodinated Oil

【商品名或别名】碘油，Lipiodol

【用药指征】X 线诊断用阳性造影剂。用于支气管造影，子宫输卵管造影，鼻窦、腮腺管以及其他腔道和瘘管造影，也用于预防和治疗地方性甲状腺肿、地方性克汀病及肝恶性肿瘤的栓塞治疗。

【用法与用量】

1. 造影检查：导管直接导入，根据病灶的大小，一次 3～20ml。

2. 预防甲状腺肿：①口服，＜6 岁，一次 0.2～0.3g；6～18 岁，一次 0.4～0.6g，每 1～2 年 1 次。②肌内注射，＜6 岁，一次 0.5ml；6～18 岁，每次 1ml，每 2～3 年 1 次。

【用药指导】

1. 少数患儿对碘发生过敏反应。用本品作支气管造影、子宫输卵管造影和肌内注射者，应先做口服碘过敏试验。瘘管、窦道造影等，碘化油不在体内贮留，可免做过敏试验。

2. 支气管造影前要进行支气管表面麻醉。为避免本品进入细支气管以下呼吸单位，干扰诊断和引起肉芽肿，除在灌注时控制用量和灌注速度外，还常在碘化油内加入研磨成细末的磺胺粉，调匀以增加稠度，一般每 20ml 碘化油中加入 5～10g，视原有制品稠度和室温适当增减，对磺胺制剂过敏者禁用。

3. 碘化油对组织刺激轻微，一般不引起局部症状，但进入支气管可刺激黏膜引起咳嗽，析出游离碘后刺激性增大，且易发生碘中毒。造影结束后利用体位引流并鼓励患儿咳出造影剂，不能咽下。若有大量碘化油误入消化道宜采用机械刺激催吐或洗胃吸出，以免碘中毒。

4. 肌内注射要注入深部肌肉组织，并避免损伤血管引起油栓。

5. 碘化油注射液较黏稠，注射时需选用较粗大的针头，避免用塑料注射器。

6. 本品不宜久露于光线和空气中，析出游离碘后色泽变棕或棕褐色者不可再使用。

【制剂与规格】注射剂：▲含碘 40%：10ml。

胶丸剂：（1）0.1g；（2）0.2g。

第十七章

麻醉药与骨骼肌松弛药

第一节　全身麻醉药

一、吸入麻醉药

异氟烷
Isoflurane

【商品名或别名】福仑，活宁，宁芬，Forane，Aerrane

【用药指征】

1. 用于吸入全身麻醉的诱导与维持。

2. 用于静脉/吸入复合麻醉。

3. 用于麻醉期间控制性降压。

【用法与用量】应使用异氟烷专用挥发器。异氟烷的最小肺泡浓度（MAC）随年龄而改变。不同年龄组的 MAC 平均值，见表 17 - 1。根据《中国国家处方集》（儿童版）推荐：①全身麻醉诱导：建议起始吸入浓度为 0.5%，逐渐增加至 1.5% ~3.0% 的浓度下 7~10 分钟达到手术麻醉。②全身麻醉维持：在氧气/70% 氧化亚氮混合气中导入 1.0% ~2.5% 的异氟烷浓度可维持合适的外科麻醉。当氧化亚氮浓度较低时，或仅与氧气或氧气/空气混合气体配用时，则本品浓度应增加 0.5% ~1.0%。

【用药指导】

1. 对本品及其他含氟吸入麻醉药过敏者禁用。

2. 吸入全身麻醉药按规定必须由专职麻醉师使用，不得把药品交给患儿或一般医师应用。

3. 麻醉前用药、治疗用药会影响吸入全身麻醉药品种的选择、用法和用量。

表 17-1　不同年龄组的 MAC 平均值

年龄	纯氧中的平均 MAC 值（%）
0~1 个月	1.6
1~6 个月	1.87
6 个月~1 岁	1.8
1~12 岁	1.6

4. 因本品的个体差异较大，且小儿更明显，故需依据患儿的具体情况谨慎调整用量。

5. 本品有乙醚样气味，单纯吸入时有中度刺激性，可使患儿咳嗽和屏气。

6. 使用本品麻醉的深度极易发生变化，应使用雾化器以精确设定及控制药物输出。

【制剂与规格】吸入用液体剂：100ml。

七氟烷 [基(基).保(乙)]
Sevolflurane

【商品名或别名】凯特力，七氟醚，七氟异丙甲醚，Savoflurane，BAX-3084

【用药指征】

1. 用于任何年龄儿童的吸入全身麻醉的诱导与维持。

2. 也用于静脉/吸入复合全身麻醉。

【用法与用量】

1. 年龄对七氟烷的最低肺泡有效浓度（MAC）的影响见表 17-2。

表 17-2　年龄对七氟烷 MAC 的影响

患儿年龄（岁）	七氟烷在氧气中的 MAC	七氟烷在 60% N_2O/40% O_2 中的 MAC
<3	3.3%~2.6%	2.0%
3~5	2.5%	–
5~12	2.4%	–

2. 诱导：七氟烷可与纯氧或氧-氧化亚氮同时使用完成麻醉诱导。七氟烷吸入浓度至 7%，2 分钟内即可达到外科麻醉效果。作为术前没有用药的患

儿的麻醉诱导，七氟烷吸入浓度为8%。

3. 维持：七氟烷伴或不伴氧化亚氮维持麻醉的浓度为0.5% ~3%。

4. 苏醒：七氟烷麻醉的苏醒期通常较短。因此，患儿会较早要求给予镇痛药减轻手术疼痛。

【用药指导】

1. 对卤化麻醉药过敏者禁用。

2. 七氟烷应通过经特殊校准过的挥发器来使用，以便能准确地控制其吸入浓度。

3. 剂量个体化，并须依据患儿的年龄和临床状况来调整。

4. 儿童使用苏醒期容易发生谵妄。

【制剂与规格】吸入用液体剂：▲（1） 120ml；▲（2） 250ml。

二、静脉麻醉药

硫喷妥钠
Thiopental Sodium

【商品名或别名】戊硫巴比妥钠，潘托撒，Sodium Pento－Thal，Farmotal

【用药指征】

1. 主要用于全身麻醉诱导，很少用于全身麻醉的维持。

2. 用于控制惊厥，静脉注射起效快，但不持久。

3. 可用于纠正全身麻醉药导致的颅内压升高，但对病理性颅内压升高效果不明显。

4. 肌内注射可用于小儿基础麻醉，但现已少用。

【用法与用量】肌内注射：一次5 ~10mg/kg，注入臀部深肌层；静脉注射：3 ~7mg/kg。

【用药指导】

1. 复杂性卟啉病、急性间歇性卟啉病、哮喘等患儿禁用。

2. 脑外伤或血容量不足、血压下降、甚至心搏骤停，不宜使用。

3. 本品潮解或配成溶液后，易变质而增加毒性。

4. 本品溶液为碱性，与硫酸阿托品、氯化筒箭毒碱、氯化琥珀胆碱等混合即发生沉淀。

5. 由于本品药液碱性强，一旦外渗可引起组织坏死和剧烈疼痛，避免动脉内注射。

6. 注射宜缓慢。

【制剂与规格】注射剂：（1）0.5g；（2）1g。

氯胺酮 [基(基).保(甲)]
Ketamine

【商品名或别名】凯他敏，可达眠，Ketalarum，Ketaject，Cl-581

【用药指征】

1. 各种小手术或诊断操作时，可单独使用本品进行麻醉。对于需要肌肉松弛的手术，应加用肌肉松弛剂；对于内脏牵引较重的手术，应配合其他药物以减少牵引反应。

2. 作为其他全身麻醉的诱导剂使用。

3. 辅助麻醉性能较弱的麻醉剂进行麻醉，或与其他全身或局部麻醉复合使用。

【用法与用量】根据《中国国家处方集》（儿童版）推荐：①全身麻醉诱导和维持：静脉注射，$1 \sim 2mg/kg$，注射速度至少 60 秒，适合 $5 \sim 10$ 分钟的手术。维持可采用连续静脉滴注，每分钟不超过 $1 \sim 2mg$，即按体重 $10 \sim 30\mu g/kg$，加用苯二氮草类药，可减少其用量。新生儿：最初静脉给予 $0.5 \sim 2mg/kg$，静脉维持 $500\mu g/(kg \cdot h)$ 根据患儿反应，直到 $2mg/(kg \cdot h)$，达到适当的麻醉深度。幼儿或儿童：最初静脉给予每小时 $0.5 \sim 2mg/kg$，静脉维持每小时 $0.6 \sim 2.7mg/kg$，根据患儿反应。②基础麻醉：临床个体间差异大，小儿肌内注射 $4 \sim 5mg/kg$，必要时追加 $1/3 \sim 1/2$ 量。适合于 $12 \sim 25$ 分钟的手术。

【用药指导】

1. 用药剂量应个体化。

2. 给药过程中如发生呕吐，易致呕吐物误吸入气管，故应空腹给药。

3. 术前应给予阿托品（尤其是小儿）等，以减少支气管分泌及唾液生成。

4. 为减少麻醉恢复期的中枢神经系统不良反应，需避免外界刺激（包括语言等）。必要时静脉注射少量短效巴比妥类药（但注意巴比妥类药与本品不可使用同一注射器）。

5. 本品过量可致镇静时间延长及短暂呼吸抑制，停药后均可恢复且不留后遗症。出现呼吸抑制时应施行辅助（或人工）呼吸，不宜使用呼吸兴奋药。

6. 本品的防腐剂三氯叔乙醇对神经有毒性，严禁椎管内注射。

7. 肌内注射一般限用于小儿，起效比静脉注射慢，常难调节全身麻醉的深度。

8. 静脉注射切忌过快，短于 60 秒者易致呼吸暂停。

9. 本品为国家特殊管理的第一类精神药品，有一定依赖性，必须严格遵守国家对精神药品的管理条例，按规定开写精神药品处方和供应、管理本类药品，防止滥用。

【制剂与规格】注射剂：▲（1）2ml：0.1g；▲（2）10ml：0.1g；（3）20ml：0.2g。

依托咪酯 [保（乙）]
Etomidate

【商品名或别名】甲苄咪唑，福罗，福尔利，宜妥利，Etomidat – Lipuro

【用药指征】

1. 主要用于静脉全身麻醉诱导。

2. 也可用于电转复及小手术麻醉。

【用法与用量】根据 BNFC（2010～2011）推荐：缓慢静脉注射。1 个月至18 岁，0.15～0.3mg/kg（相当于 0.075～0.15ml/kg 依托咪酯脂肪乳注射液），于 30～60 秒注射完毕。

【用药指导】

1. 对本品过敏者、严重糖尿病患儿、高钾血症患儿、癫痫病患儿、严重肝肾功能不全者禁用。

2. 在未做相容性试验前，本品注射液不能与其他注射液混合使用，也不能与其他注射液经同一管路同时给药。

3. 本品仅作静脉内给药，剂量必须个体化。

4. 如将本品作为氟烷的诱导麻醉药，宜将氟烷的用量减少。

【制剂与规格】依托咪酯脂肪乳注射液：10ml：20mg。

羟丁酸钠 [保（乙）]
Sodium Oxybate

【商品名或别名】γ - 羟基丁酸钠，赛瑞姆，Xyrem

【用药指征】常与全身麻醉药或麻醉辅助药合用，用于复合全身麻醉的诱导和维持。

【用法与用量】静脉注射。常用量：①辅助全身麻醉诱导：一次 60 ~ 80mg/kg，注射速度每分钟约 1g。小儿最高 100mg/kg。可与咪达唑仑、硫喷妥钠等静脉麻醉药联合应用。②全身麻醉维持：一次 12 ~ 80mg/kg，每隔 1 ~ 2 小时追加首次用药的半量。③基础麻醉：60 ~ 80mg/kg。

【用药指导】

1. 严重的高血压、酸血症、心脏房室传导阻滞及癫痫患儿严禁使用本品作为静脉麻醉药。

2. 最近使用过催眠药的患儿禁用本品。

3. 本品与麻醉性镇痛药合用易发生呼吸抑制，不宜联合应用。

4. 本品可降低血钾浓度，故低血钾患儿应适当补钾。

【制剂与规格】注射剂：10ml∶2.5g。

丙泊酚 [基(基).保(甲)]

Propofol

【商品名或别名】静安，力蒙欣，瑞可富，得普利麻，Recafol，Iprivan

【用药指征】

1. 用于全身麻醉的诱导和维持。常与硬膜外或脊髓麻醉同时应用，也常与镇痛药、肌松药及吸入性麻醉药同用。适用于门诊患儿。

2. 也常用于重症监护患儿的镇静。

【用法与用量】静脉注射。①麻醉诱导：8 ~ 18 岁儿童麻醉诱导时，通常剂量为 2 ~ 2.5mg/kg。8 岁以下者需要量可以更大，初始剂量 2 ~ 3mg/kg，必要时可按 1mg/kg 的剂量追加。由于缺少临床经验，对于高危（ASA Ⅲ - Ⅳ）年幼患儿，建议应用更低的剂量。②麻醉维持：根据 BNFC（2010 ~ 2011）建议 1 个月 ~ 12 岁，每小时 9 ~ 15mg/kg；12 ~ 18 岁，每小时 4 ~ 12mg/kg。麻醉的最长时间一般不超过 60 分钟左右。由于缺乏经验，1 个月以下的新生儿不应使用本品。

【用药指导】

1. 对本品过敏者、低血压、休克患儿及脑循环障碍患儿禁用。

2. 给予本品前应准备好机械通气的设备。

3. 给药前应先建立静脉通道，并适当的输液。

4. 先用 1% 利多卡因 2ml 注射后再注入本品，可消除注射部位疼痛。

5. 本品不能肌内注射给药。

【制剂与规格】注射乳剂：▲（1）20ml∶0.2g；（2）20ml∶0.4g；▲（3）50ml∶0.5g；（4）100ml∶1g。

第二节　局部麻醉药

普鲁卡因
Procaine

【商品名或别名】奴佛卡因，灵光，益康宁，Novocaine，Compound Aniso-dine

【用药指征】主要用于浸润麻醉，又用于"封闭疗法"，还可用于纠正四肢血管舒缩功能障碍及神经官能症。

【用法与用量】

1. 局部浸润麻醉：阻滞范围较大的，一般用0.25%～0.5%溶液；阻滞范围较小的，用1%溶液。本品一次用量为：不加肾上腺素时不得超过0.5g，加肾上腺素时不得超过1g。每小时不得超过1.5g。

2. 封闭疗法：将本品注射于与病变有关的神经周围或病变部位，用量同局部浸润麻醉。儿童浸润麻醉：0.5%的溶液推荐剂量为15mg/kg。

【用药指导】

1. 对本品或其他酯类局部麻醉药过敏者；心、肾功能不全者；重症肌无力患儿禁用。

2. 给药前必须做皮内敏感试验。

3. 本品不能渗入皮肤黏膜，外用无效。

4. 药液变为深黄色时，其局部麻醉效力下降。

5. 注射器械用碱性物质（如：肥皂、煤酚皂溶液等）洗涤消毒，注射部位接触碘，可引起普鲁卡因沉淀。

6. 因葡萄糖可使本品局部麻醉作用降低，本品不宜用葡萄糖注射液稀释。宜用0.9%氯化钠注射液进行稀释。

【制剂与规格】注射剂：（1）2ml∶40mg；（2）10ml∶100mg；（3）20ml∶50mg；（4）20ml∶100mg。

利多卡因 [基(基). 保(甲)]
Lidocaine

【商品名或别名】赛罗卡因，利度卡因，达络，舒尔通，精氨乐，Xylocaine，Rucaina

【用药指征】

1. 主要用于硬膜外麻醉、神经阻滞麻醉、局部浸润麻醉、表面麻醉。

2. 可用于区域阻滞麻醉。

【用法与用量】根据《中国国家处方集》（儿童版）推荐：盐酸利多卡因的儿童剂量应根据其身体状况和方法而不同。应使用最低的有效剂量和浓度。①局部浸润和外周神经阻滞：使用 1% 或 2% 的浓度，不超过 3mg/kg（1% 溶液 0.3ml/kg 和 2% 溶液 0.15ml/kg，最大剂量小于 200mg），2 小时内不能重复给药。②咽、喉、气管可使用 4% 的浓度，不超过 3mg/kg（0.075ml/kg），2 小时内不能重复给药。可以使用喷雾给药。③尿道的表面麻醉：使用 4% 的浓度，不超过 3mg/kg（0.075ml/kg），2 小时内不能重复给药。④脊髓麻醉：使用 5% 的溶液，使用 7.5% 葡萄糖稀释。不超过 3mg/kg（0.06ml/kg），2 小时内不能重复给药。

【用药指导】

1. 严重心脏传导阻滞患儿、预激综合征患儿、肝功能严重不全者及恶性高热者禁用。

2. 本品一次最大剂量为 7mg/kg，如果一次超过最大剂量使用，随着剂量的增加可出现一系列不良反应包括：嗜睡、耳鸣、味觉障碍、头晕和抽搐，进一步增加可出现癫痫发作、昏迷呼吸抑制甚至停止。

3. 静脉用药不宜超过 100mg，注射速度宜慢。神经阻滞时在注射本品前应反复回吸，确认无回血即没有误入血管后方可注入，并且要每入 2～5ml 回吸一次，以避免误入血管导致利多卡因毒性反应。

4. 本品与苯巴比妥、美索比妥、硫喷妥钠、硝普钠、甘露醇、两性霉素 B、氨苄西林、磺胺嘧啶呈配伍禁忌。

5. 心脏和肝脏疾病患儿，应减少本品用量。

【制剂与规格】注射剂：（1）5ml：50mg；▲（2）5ml：100mg；▲（3）10ml：200mg。

第三节　骨骼肌松弛药

罗库溴铵 [基(基).保(乙)]
Rocuronium Bromide

【商品名或别名】万可松，爱可松，Esmeron

【用药指征】常用于气管插管，也可用于各种手术中肌肉松弛的维持。

【用法与用量】

1. 气管插管：常规麻醉中本品的标准插管剂量为 0.6mg/kg，60 秒内在几乎所有患儿中可提供满意的插管条件。

2. 维持剂量：0.15mg/kg，在长时间吸入麻醉患儿可适当减少至 0.075～0.1mg/kg，最好在肌肉颤搐反应恢复至对照值的 25% 或对 4 个成串刺激具有 2～3 个反应时给予维持剂量。

3. 连续输注推荐：静脉注射 0.6mg/kg 后，当肌肉松弛开始恢复时再行连续输注。适当调整输注速率，使肌肉颤搐反应维持在对照的 10% 或维持于对 4 个成串刺激保持 1～2 个反应。

4. 氟烷麻醉下，1 个月～18 岁儿童对罗库溴铵的敏感性与成人相似，但起效较成人快，其临床作用时间儿童较成人短。

【用药指导】

1. 对本品或溴化物过敏者禁用。

2. 本品与两性霉素、硫唑嘌呤、头孢唑啉、氯唑西林钠、地塞米松、地西泮、红霉素、法莫替丁、氢化可的松琥珀酸钠、胰岛素、甲基强的松龙、甲泼尼龙琥珀酸钠、硫喷妥钠、甲氧苄啶、万古霉素、脂肪乳呈配伍禁忌。

3. 本品呈酸性不能和碱性溶液相混（如巴比妥液）于同一注射器中，也不能在静脉滴注时通过同一导管同时滴注。

【制剂与规格】注射剂：▲（1）2.5ml：25mg；▲（2）5ml：50mg；（3）10m：100mg；（4）25ml：250mg。

氯化琥珀胆碱 [基(基).保(甲)]
Suxamethonium Chloride

【商品名或别名】司可林，琥珀胆碱，Scoline，Midarine

【用药指征】

1. 用于气管插管、特别是急症患儿的快速连续气管插管。

2. 维持麻醉中肌肉松弛。

3. 用于需要肌肉松弛的短小手术和抢救。

【用法与用量】

1. 气管插管：①静脉注射：一次 1～2mg/kg，最高 2mg/kg，用氯化钠注射液稀释到 10mg/ml，一次量不可超过 150mg。②肌内注射：一般用于找不到合适的静脉注射部位的患儿。一次 1～2mg/kg，一次量不可超过 150mg。

2. 维持肌肉松弛：①静脉注射：婴儿按体重计算的剂量应比成人更大，才能达到相似的肌肉松弛作用。婴幼儿剂量为 2mg/kg。年龄稍大的患儿，剂量应下降到 1mg/kg。②肌内注射：适用于找不到合适静脉注射部位的患儿，剂量 3～4mg/kg（总剂量不超过 150mg）。

【用药指导】

1. 脑出血、脑动脉瘤、颅内压升高、高钾血症、严重烧伤、哮喘、骨折、开放性眼伤者禁用。

2. 大剂量时可引起呼吸麻痹，故使用以前须先备好人工呼吸设备及其他抢救器材。

3. 本品无拮抗剂。抗胆碱酯酶药如新斯的明不但不能对抗，反能增加其肌松作用。应用时应注意。

4. 本药与吸入性麻醉药（氟烷、安氟醚、异氟醚等）合用时，可致恶性高热如发现不及时或抢救不当，死亡率很高。

5. 本药水溶液呈酸性，忌与呈碱性的硫喷妥钠配伍。

【制剂与规格】注射剂：▲（1）1ml：50mg；▲（2）2ml：100mg。

第十八章

消 毒 药

聚维酮碘
Povidone Iodine

【商品名或别名】碘伏，强力碘，三碘甲烷，PVP – I

【用药指征】用于化脓性皮炎、皮肤真菌感染、小面积轻度烧烫伤，也用于小面积皮肤、黏膜创口的消毒。

【用法与用量】

1. 用于小伤口感染及手术操作前后的皮肤消毒：用棉签蘸取少量10%聚维酮碘乙醇溶液，由中心向外周局部涂搽。一日 1 ~ 2 次。

2. 用于皮肤清洁：5%聚维酮碘局部涂搽。

【用药指导】

1. 创面过大者不宜用。

2. 有机物可降低其作用。

3. 对手术刀等碳钢类器械有腐蚀作用。

4. 烧伤面积大于20%者禁用。

5. 极个别病例用药时创面黏膜局部有轻微短暂刺激，片刻后即自行消失，无须特别处理。

【制剂与规格】溶液剂：（1）1%；（2）5%；（3）7.5%；（4）10%。

过氧化氢 [保(乙)]
Hydrogen Peroxide Solution

【商品名或别名】双氧水

【用药指征】适用于清洗化脓性创面、皮肤溃疡等，尤其适用于厌氧菌感染及气性坏疽的创面。还可辅助治疗急性坏死性溃疡性牙龈炎、牙周炎及冠周炎。

【用法与用量】

1. 清洗创面：用3%过氧化氢溶液，用棉球蘸后清洗创面，也可冲洗或湿敷。

2. 含漱：1%溶液，一次10~15ml，一日含漱3~4次。

3. 冲洗：3%溶液，龈袋或牙周袋冲洗。

4. 湿敷：将浸有溶液的消毒纱布覆盖于局部损害处10~20分钟，一日2~3次。

【用药指导】

1. 对皮肤黏膜有腐蚀性，可形成白色焦痂。

2. 1%~3%过氧化氢漱口还可用于溃疡性咽峡炎、坏死性牙龈炎、口炎等。

3. 冲洗根管、龈袋和牙周袋时，注意压力不可以过大，以免气泡和感染物进入根尖孔外的组织，引起疼痛和感染扩散。

4. 连续使用本品漱口可引起可逆性的舌乳头肥大。

5. 长期使用本品含漱，应与碳酸氢钠溶液交替含漱可中和酸性不良反应。

【制剂与规格】溶液剂：（1）1%；（2）3%。

高锰酸钾 [保（乙）]
Potassium Permanganate

【商品名或别名】PP，灰锰氧，过锰酸钾

【用药指征】用于急性皮炎或急性湿疹（特别是继发感染时）的湿敷或清洗，清洁溃疡、脓肿或伤口，还可用于毒蛇咬伤以及痔疮坐浴。

【用法与用量】临用前配制成1：5000（取1片加水500ml）用于湿敷、清洗或坐浴。

1. 急性皮炎或急性湿疹继发感染用0.025%溶液进行湿敷，持续放置0.5~1小时，一日3~5次，皮损广泛、渗出液多，可用药浴。

2. 冲洗溃疡或脓疡用0.1%溶液。

3. 处理毒蛇咬伤用0.1%溶液。

4. 消毒水果、蔬菜及食具：0.1%溶液浸泡5分钟。

【用药指导】

1. 本品仅供外用，切忌口服。

2. 本品水溶液易变质，故应临用前用温水配制，并立即使用。

3. 配制时不可用手直接接触本品，以免被腐蚀或染色，切勿将本品误入眼中。

4. 应严格按用法与用量使用，如浓度过高可损伤皮肤和黏膜。

5. 长期使用，易使皮肤着色，停用后可逐渐消失。

6. 用药部位如有灼烧感、红肿等情况，应停止用药，并将局部药物洗净，必要时向医师咨询。

7. 对本品过敏者禁用，过敏体质者慎用。

8. 请将本品放在儿童不能接触的地方。

9. 儿童必须在成人监护下使用。

【制剂与规格】粉剂：5g。

外用片剂：0.1g。

硼酸 [保(乙)]

Boric Acid

【商品名或别名】亚硼酸，正硼酸，焦硼酸

【用药指征】洗液适用于皮肤、黏膜、伤口、眼、口腔、膀胱、阴道冲洗消毒，亦用于伴有渗液的湿疹、皮炎创面冲洗、湿敷及涂搽。

【用法与用量】冷热敷：一日数次。

【用药指导】

1. 湿敷不能超过体表面积的三分之一；皮损面积较大，尤其有糜烂时，不宜用本品湿敷，以免硼酸大量吸收引起毒性反应。

2. 湿敷时应定时更换湿润纱布，保持适宜的温度、湿度和无菌。

3. 婴儿禁用。

【制剂与规格】溶液剂：2% ~4% 。

粉剂：500g。

第十九章

皮肤科用药

维 A 酸 [基(基).保(甲)]
Tretinoin

【商品名或别名】艾力可，维甲酸，维生素 A 酸，维特明

【用药指征】

1. 用于寻常痤疮（对重症脓疱型和囊肿性结节型无效）。

2. 用于角化障碍病如板层状鱼鳞病、毛囊角化病、扁平疣等。

3. 用于银屑病、扁平苔藓（包括口腔扁平苔藓）、白斑、毛发红糠疹和面部单纯糠疹等，也可用于多发性寻常疣。

【用法与用量】外用：涂于患处，每晚 1 次。一日量不应超过 20g。

【用药指导】

1. 本品治疗痤疮，起初数周症状可暂加剧，需继续治疗，有的治疗效果在 2~3 周后出现，一般治疗 6 周以上可达到最大疗效，亦有需连续治疗至少 3 个月者。

2. 如患儿采用脱屑药治疗，需待脱屑药的作用消失后才使用本品。

3. 当与过氧苯甲酰合用时（治疗重度寻常痤疮），应早晚交替使用。而本品与过氧苯甲酰在同一时间、同一部位外用有物理性配合禁忌。

4. 本品用以治疗板层状鱼鳞病时，可采用每日或隔日用药的方案。

5. 本品治疗毛囊角化病时，可采用有效的最低浓度，或同时外用类固醇，以减少刺激。

6. 本品治疗扁平疣时，开始每天以低浓度外用，如无效可增加浓度或涂药次数。

7. 本品应避免与其他抗角化药（如水杨酸等）同用。如为增加疗效而使用抗角化药和全身应用的抗生素时应与本品错开给药时间。

8. 使用时应避免接触眼、鼻腔黏膜。

9. 用药部位应避免强烈阳光照晒，故本品宜夜间使用。

10. 外用应避免使用于皮肤较薄的皱褶部位，并应注意浓度不宜过高（0.3%以下较为适宜），以免引起红斑、脱皮、灼热或微痛等局部刺激。这些反应如果轻微，应坚持继续治疗。如果反应严重，应即刻停药。

11. 急性和亚急性皮炎、湿疹类皮肤病禁用。

【制剂与规格】乳膏剂：▲(1) 0.025%；▲(2) 0.05%；▲(3) 0.1%。凝胶剂：(1) 0.1%；(2) 0.025%。

卤米松 [保(乙)]
Halometasone

【商品名或别名】卤美松，适确得，澳能

【用药指征】适用于对局部肾上腺皮质激素类药有反应的皮肤病。①霜剂：适用于治疗下列不同病因引起的急性湿疹性病状：急性接触性湿疹（急性接触性皮炎）、内源性湿疹的急性转坏（体质性湿疹、物应性皮炎、神经性皮炎）、钱币形湿疹（钱币形皮炎）、皮脂溢出性湿疹（皮脂溢出性皮炎）等。②软膏：适用于治疗下列不同病因引起的慢性湿疹性病状：慢性接触性湿疹（慢性接触性皮炎）、皮脂内源性湿疹（慢性体质性湿疹、慢性接触性皮炎）、慢性神经性皮炎、钱币形湿疹（钱币形皮炎）、皮脂溢出性湿疹（皮脂溢出性皮炎）、慢性单纯苔藓（局部神经性皮炎）和普通银屑病。

【用法与用量】除有医生特别指示外，一般应将适量的本品霜剂涂于患处，一日1或2次，并作轻度按摩。通常并不需加覆保护性敷料。如无理想效果，可暂抹用封闭性敷料以增强疗效。

【用药指导】

1. 本品长期应用可出现皮肤萎缩、毛细血管扩张、色素沉着及毛发增生等。

2. 大面积使用、皮肤破损、封包治疗可造成大量吸收，而引起全身性反应。

3. 不可用于眼部，勿接触眼结膜。

4. 面部或皱褶部位慎用，且只能短期使用。

5. 对于幼儿及儿童，避免长期连续治疗，以免肾上腺轴抑制的发生。连续性治疗不应超过2周；2岁以下的儿童，治疗不应超过1周。

354

6. 用药的皮肤面积勿超过体表面积的 10%，大面积不应使用封包疗法。

7. 禁用于结核菌、细菌、病毒、真菌、螺旋体感染性皮肤病。

【制剂与规格】霜剂：10g：5mg。

软膏剂：15g：7.5mg。

地奈德^[保(乙)]
Desonide

【商品名或别名】地奈德软膏，力言卓

【用药指征】适用于对皮质类固醇治疗有效的各种皮肤病，如接触性皮炎、神经性皮炎、脂溢性皮炎、湿疹、银屑病、扁平苔藓、单纯性苔藓、汗疱疹等引起的皮肤炎症和皮肤瘙痒的治疗。

【用法与用量】均匀涂搽于患处，一日 2～4 次。银屑病及其他顽固性皮肤病可采用地奈德封包治疗，若发生感染则应结束封包，并使用适当抗菌药物治疗。

【用药指导】

1. 仅供外用，避免接触眼睛。

2. 皮肤治疗区域的密闭性包扎、覆盖应在医生指导下进行。

3. 在尿布覆盖区域使用皮质激素治疗的儿童不宜使用紧束的尿布和塑料裤，因为这样会在局部造成密闭的环境。

4. 肝药酶诱导剂如苯巴比妥、苯妥英钠等可使糖皮质激素的代谢加快。

【制剂与规格】软膏剂：15g。

他克莫司^[保(乙)]
Tacrolimus

【商品名或别名】他克洛林，大环哌喃，泰克利玛，FK506

【用药指征】用于全身治疗，不仅对普通银屑病有效，对严重顽固性银屑病疗效高且耐受性好，其治疗效果是环孢素 A（CSA）的 10～100 倍，欧洲的一项双盲研究证明用他克莫司治疗银屑病可使 PASI 减少 83%；能明显缓解白塞病的皮肤、黏膜和眼部损害，对肺部并发症也有效；对坏疽性脓皮病、急性移植物抗宿主病和类风湿性关节炎也有效；亦用于硬化性萎缩性苔藓、红斑狼疮和皮肌炎的面部红斑和白癜风等。

【用法与用量】2～15 岁儿童，初始时用 0.03% 软膏剂，一日 2 次，皮损控制后减量到一日 1 次，直到皮损消失；16 岁以上，一日 2 次，外用 0.1% 软膏剂直到皮损消失。然后减量到一日 1 次或改用 0.03% 软膏剂。如果湿疹加重或 2 周后无改善，则应选用其他治疗。

【用药指导】

1. 本品可使环孢素消除减慢，当用过环孢素换用本品时应注意不能同时使用。

2. 2 岁以下儿童不建议使用。

3. 涂药处不建议封包，避免过度暴露于日光和紫外线光源。

4. 对本品或其他大环内酯药物过敏者禁用。

【制剂与规格】软膏剂：（1）0.03%；（2）0.1%。

复方多黏菌素 B [保（乙）]
Compound Polymyxin B Ointment

【商品名或别名】孚诺

【用药指征】

1. 用于预防割伤、擦伤、烧烫伤、手术伤口，小面积皮肤创口感染，属急救药类。

2. 各种细菌性皮肤感染的治疗，如脓疱疮、疖肿、毛囊炎、须疮、甲沟炎，原发性皮肤细菌感染以及湿疹、单纯性疱疹、脂溢性皮炎、溃疡合并感染、创伤合并感染，继发性感染。同时，若鼓膜不穿孔，复方多黏菌素 B 软膏还可用于中耳炎的治疗。

【用法与用量】外用：局部涂于患处。一日 2 ~ 4 次，5 天为一疗程。

【用药指导】

1. 应避免在大面积烧伤面、肉芽组织或表皮脱落的巨大创面使用本品。

2. 当患儿有肾功能减退或全身应用其他肾毒性或耳毒性药物时，应注意有产生毒性的可能。

3. 患儿如有血尿、排尿次数减少、尿量减少或增多，肾毒性症状或耳鸣、听力减退，耳毒性症状时应慎用本品。

4. 2 岁以下儿童用药遵医嘱。

【制剂与规格】软膏剂：10g（硫酸多黏菌素 B 50000 单位、硫酸新霉素 35000 单位、杆菌肽 5000 单位以及盐酸利多卡因 400mg）。

酮康唑 [保(乙)]
Ketoconazole

【商品名或别名】金达克宁

【用药指征】用于手癣、足癣、体癣、股癣、花斑糠疹（俗称花斑癣、汗斑）以及皮肤念珠菌病。

【用法与用量】局部外用，取本品适量涂于患处。每日1~2次。用药后虽可很快见效，但为减少复发，体癣、股癣、花斑糠疹（俗称花斑癣、汗斑）以及皮肤念珠菌病，应连续治疗2~4周；手足癣应连续使用4~6周。

【用药指导】

1. 对酮康唑、咪唑类药物或亚硫酸盐过敏者禁用，对本品任何组分过敏者禁用。

2. 用药部位如有烧灼感、红肿等情况应停药，并将局部药物洗净。

3. 避免接触眼睛和其他黏膜（如口、鼻等）。

4. 不得用于皮肤破溃处。

5. 不宜大面积使用。

6. 股癣患者，勿穿紧贴内裤或化纤内裤，在外用乳膏剂时可散布撒布剂（如痱子粉）。

7. 足癣患者，浴后将皮肤揩干，特别是趾间。宜穿棉纱袜，每天更换。鞋应透气，散布撒布剂或抗真菌粉剂于趾间、足、袜和鞋中，每日1次或2次。

8. 为减少复发，对体癣、股癣和花斑癣，疗程至少需要2~4周。

【制剂与规格】乳膏剂：10g：0.2g。

第二十章

五官科用药

第一节　眼科用药

左氧氟沙星 [基(基).保(甲/乙)]
Levofloxacin

【商品名或别名】可乐必妥，杰奇，海伦

【用药指征】用于治疗细菌性结膜炎、角膜炎、角膜溃疡、泪囊炎等外眼感染以及眼科围术期的无菌化治疗。

【用法与用量】

1. 滴眼液：滴眼，一次1滴，一日3~5次。

2. 眼用凝胶：涂于结膜囊内，一次适量，一日3次。

【用药指导】

1. 对本品或喹诺酮类药物过敏者禁用。

2. 不推荐1岁以下患儿使用眼用制剂。

3. 不宜长期使用，以免诱发耐药菌或真菌感染。

4. 偶尔有轻微似蜇样的刺激症状，也有出现头痛、关节炎的报道。

【制剂与规格】滴眼剂：▲(1) 5ml：25mg；(2) ▲8ml：24mg。眼用凝胶剂：5g：15mg。

妥布霉素 [保(乙)]
Tobramycin

【商品名或别名】托百士，佳诺泰，艾若

【用药指征】用于外眼及眼附属器敏感菌株的抗感染治疗以及眼科围术期的无菌化治疗。

【用法与用量】

1. 滴眼液：滴眼，对轻度及中度感染的患儿，一次 1 滴，4 小时 1 次；对重症患儿，1 小时 1 次。

2. 眼膏：对轻度及中度感染的患儿，一次适量，涂入患眼结膜囊内，一日 2 ~ 3 次。病情缓解后适当减量。

3. 妥布霉素滴眼液可与眼膏联合使用，即白天滴用滴眼液，晚上涂用眼膏。

【用药指导】

1. 不能用于眼内注射。局部用氨基糖苷类可能会出现过敏，如出现过敏应停止用药。

2. 不宜长期使用，如出现二重感染，应及时给予适当治疗。

3. 滴眼剂：置于 8 ~ 30℃ 保存。用后关紧瓶盖。开盖 1 个月后请不再使用。

【制剂与规格】滴眼剂：5ml：15mg。

眼膏剂：10g：50mg。

红霉素 [基(基).保(甲)]
Erythromycin

【商品名或别名】福爱力，红丝菌素，美红

【用药指征】

1. 儿童衣原体和支原体感染，用药以局部治疗为主，常用 0.5% ~ 1% 眼药膏。

2. 沙眼衣原体感染、敏感菌引起的细菌性结膜炎、眼睑缘炎及眼外部感染等。

3. 内眼感染。

【用法与用量】

1. 局部注射　结膜下注射 1 ~ 2mg/0.5ml，隔日 1 次；前房内注射 0.1 ~ 0.2mg/0.1ml；玻璃体内注射 0.1 ~ 0.2mg/0.1ml。

2. 涂于结膜囊内，一次适量，一日 2 ~ 3 次，每日最后一次宜在睡前涂用。

【用药指导】

1. 避免接触其他黏膜（如口、鼻等）。

2. 用药部位如有烧灼感、瘙痒、红肿等情况应停药，并将局部药物洗净，必要时向医师咨询。

3. 用前应洗净双手，使用后应拧紧瓶盖，以免污染药品。

4. 患儿必须在成人监护下使用。

5. 乳糖酸红霉素应先以注射用水溶解。切不可用生理盐水或其他无机盐溶解，因无机离子可引起沉淀。待溶解后则可用等渗葡萄糖注射液或生理盐水稀释供静脉滴注、结膜下注射或眼内注射，浓度不宜大于 0.1%，以防血栓静脉炎产生。

6. 本品结膜下注射极痛，注射 20mg 可致结膜水肿及角膜混浊至少 1 周。

【制剂与规格】眼膏剂：▲0.5%。

注射剂：▲(1) 0.25g；▲(2) 0.3g。

阿昔洛韦 [基(基).保(甲)]
Aciclovir

【商品名或别名】无环鸟苷，无环鸟嘌呤，Zovirax

【用药指征】主要用于治疗单疱病毒性角膜炎及眼部带状疱疹，但对深层单疱病毒性角膜炎的疗效较浅层感染差。

【用法与用量】

1. 滴眼液：一次 1 滴，每 2 小时 1 次。

2. 眼膏：涂于结膜囊内，一次适量，一日 5 次。

【用药指导】

1. 若不使用或使用后，将药瓶盖拧紧，以免瓶口污染影响贮藏期质量。

2. 本品出现结晶析出或混浊，可将药瓶微温使之溶解，待溶液澄清后方可使用。

3. 若出现流血，眼痒、水肿等症状，应立即停药就医。

4. 如使用过量或发生严重不良反应时应立即就医。

5. 患儿必须在成人监护下使用。

6. 请将此药品放在儿童不宜接触的地方。

7. 对本品过敏或有过敏史者禁用。

【制剂与规格】滴眼剂：▲8ml：8mg。

眼膏剂：0.3%。

玻璃酸钠^[保(乙)]

玻璃酸钠[保(乙)]

Sodium Hyaluronate

【商品名或别名】透明质酸钠，爱丽，派隆

【用药指征】

1. 作为眼科手术的辅助用药，可用于白内障囊内、囊外摘除术，抗青光眼手术，角膜移植手术、视网膜手术等。

2. 可用于干燥性角结膜炎及角膜内皮的保护，本品滴眼液可用于角膜上皮机械性损伤。

【用法与用量】根据手术方式选择用量，前房内注射，一次约 0.2ml。滴眼，一次 1 滴，一日 5 ~ 6 次，或根据症状适当增减。

【用药指导】

1. 本品与含苯扎氯铵等季铵盐及氯己定接触时，可以产生混浊，若出现，则禁止使用。

2. 在手术中使用本品时应防止充填过多，手术结束后根据需要用平衡盐溶液清除残留药液，这样可控制眼压以防眼压升高。

3. 不要在未取下角膜接触镜的情况下使用本品。

4. 角膜移植手术前用本品可以保护角膜内皮免受其组织损伤。

5. 滴眼时应注意不要使药瓶口与眼部接触。

6. 如同时滴用其他滴眼液，2 次滴药须间隔 10 分钟以上。

【制剂与规格】注射剂：0.75ml：10mg。

滴眼剂：5ml：5mg。

阿托品^[基(基).保(甲/乙)]

Atropine

【商品名或别名】硫酸 DL - 莨菪碱，Atropisol，Skiatropine

【用药指征】本品为抗胆碱药，主要用于：

1. 防止发生虹膜后粘连，减少继发性青光眼或瞳孔闭锁的可能。

2. 解除或减少瞳孔括约肌和睫状肌痉挛，减少疼痛刺激。

3. 降低眼内血管壁通透，减少葡萄膜的充血和渗出，促进炎症吸收。

4. 促进睫状体血管的血液循环，增强新陈代谢，以有利于病情恢复。

5. 亦可应用于儿童白内障手术前及检影、验光前扩瞳，矫正内隐斜、解除调节痉挛。本品还应用于治疗恶性青光眼及难治性青光眼滤过术辅助用药。

【用法与用量】

1. 治疗虹膜睫状体炎：0.5%~1%滴眼液一日数次滴眼，夜间涂用眼膏；亦可配合其他药物行结膜下注射。

2. 屈光检查、解除调节痉挛：常用其1%滴眼液或眼膏，滴眼液常规滴3日，一日3次；眼膏常规用3日，一日1次。

3. 治疗恶性青光眼：常用1%滴眼液，一日4次，需配合其他抗青光眼药物。

【用药指导】

1. 由于本品治疗儿童屈光时可出现毒性反应，故患儿应用眼膏而不用滴眼剂或用0.5%的溶液而不用1%的溶液，这样可减少全身性吸收。用药后立即把过多的药液或药膏拭去。滴眼时压迫泪囊部以防吸收中毒。

2. 阿托品眼膏的药物作用强，持续时间长，能够充分麻痹睫状肌，适用于12岁以下的内斜视患儿。睫状肌的功能恢复通常需要3周左右的时间，3周后患儿的近视力就能恢复正常。

3. 本品用于验光时因其作用持续过长，扩瞳可维持1~2周，调节麻痹也可维持2~3日，故现已被作用持续时间较短的合成代用品取代。只有验光配眼镜时仍用，因儿童的睫状肌调节功能较强，需发挥充分的调节麻痹作用。

4. 滴用眼液后应压迫泪囊部位5~10分钟以减少全身吸收。

5. 严格控制药物剂量，尤其在婴儿。

6. 本品长期滴眼引起局部过敏反应时，应立即停药改用后马托品或东莨菪碱等。

【制剂与规格】滴眼剂：5ml（1ml含硫酸阿托品5~10mg）。

眼膏剂：▲1%。

眼用凝胶2.5g：5mg。

色甘酸钠

见第三章第三节。

第二节 耳部用药

过氧化氢溶液 [保(乙)]
Hydrogen Peroxide Solution

【商品名或别名】双氧水

【用药指征】适用于急性化脓性中耳炎、慢性化脓性中耳炎及外耳道炎。

【用法与用量】滴入耳中：一次 3~5 滴，一日 3 次。滴药后数分钟用棉签擦外耳道分泌物或用棉签蘸该溶液直接清理外耳道的脓液。

【用药指导】

1. 本品遇氧化物或还原物基迅速分解并产生泡沫。

2. 遇光、久贮、长时间振摇均易变质。

3. 不可与碱、碘化物混合使用。

【制剂与规格】溶液（3%）：（1）500ml；（2）100ml。溶液（1%）：10ml。

酚甘油滴耳液
Phenol Glycerine Otic Drops

【用药指征】用于急、慢性中耳炎及外耳道炎、急性弥漫性外耳道炎、急性鼓膜炎、急性化脓性中耳炎鼓膜未穿孔者。

【用法与用量】滴入耳内：一次 2 滴，一日 3 次。

【用药指导】

1. 本品不宜长期连续使用。

2. 鼓膜有穿孔流脓或急性外耳道炎、鼓膜炎外耳道有积脓者禁用。

【制剂与规格】滴耳剂：10ml（1%~2%）。

硼酸甘油滴耳液
Boric Acid and Glycerin Ear Drops

【商品名或别名】B. G.

【用药指征】适用于小儿慢性化脓性中耳炎，鼓膜有大穿孔者和伴有感染的耵聍栓塞。

【用法与用量】滴耳：一次 2 滴，一日 3 次。

【制剂与规格】滴耳剂：10ml（本品为无色或微黄色黏稠液体）。

碳酸氢钠滴耳液
Sodium Bicarbonate Ear Drops

【商品名或别名】苏打水，耵聍水

【用药指征】适用于外耳道耵聍栓塞。

【用法与用量】滴入耳内：一次 2 ~ 3 滴，一日 3 ~ 5 次。

【用药指导】

1. 已有急性炎症，外耳道肿胀者不宜应用。

2. 本品经耳给药时，应大剂量使用，使耳内充满药液。

3. 连续滴药 3 ~ 4 日后立即取耵聍，若拖延时间耳垢又变硬。

【制剂与规格】滴耳剂：10ml（3% ~ 5%）。

第三节　鼻部用药

丙酸氟替卡松鼻喷雾剂^[基(基)]
Fluticasone Proplonate Nasal Spray

【商品名或别名】辅舒良，Flixonase

【用药指征】本品用于预防和治疗季节性变应性鼻炎（包括花粉症）和常年性变应性鼻炎。

【用法与用量】鼻腔吸入：4 ~ 11 岁：一日 1 次，两侧鼻孔各 50μg（1 喷）。部分患儿需一日 2 次，两侧鼻孔各 50μg（1 喷），最大剂量为每个鼻孔不超过一日 100μg（2 喷）。必须规律地用药才能获得最大疗效。

【用药指导】

1. 鼻腔感染应予恰当治疗，但这并非是应用本品的禁忌证。

2. 用药后不会立即起效，只有在经治疗 3 ~ 4 天后，才能获得最大疗效。

3. 如果连续使用 7 天，症状仍无改善或虽然症状有改善但不能完全控制，则需停药并去医院检查。未经医生许可连续使用本品不得超过 3 个月。

4. 用药前轻轻摇动，待均匀后再用。

【制剂与规格】鼻喷雾剂：▲0.05%（50μg/喷）。

羟甲唑啉喷雾剂^[基(基).保(乙)]
Oxymetazoline Spray

【商品名或别名】氧甲唑啉，羟间唑啉，达芬霖

【用药指征】适用于急、慢性鼻炎（包括慢性肥厚性鼻炎），急、慢性鼻窦炎等，以缓解鼻黏膜充血。

【用法与用量】经鼻给药。

1. >6 岁：每侧一次 50～150μg（1～3 喷），一日 2 次。

2. 2～6 岁，每侧一次 16.7～50μg（1～3 喷），一日 2 次，连续应用 3 日。

【用药指导】

1. 本品不能口服给药。大剂量意外服食后可能引起严重的中枢神经系统抑制。

2. 慢性鼻炎患儿仅用于急性发作期间。

3. 本品不宜长期连续应用，以不超过 7 日为宜。

4. 2 岁以下的患儿禁用本品滴鼻液及喷雾剂。

5. 不适用于萎缩性鼻炎和干燥性鼻炎。

【制剂与规格】鼻喷雾剂：▲(1) 5ml：1.25mg；▲(2) 10ml：5mg。

复方薄荷油滴鼻液
Compound Menthol Nasal Drops

【商品名或别名】复方薄荷脑滴鼻液

【用药指征】适用于干燥性鼻炎，萎缩性鼻炎。

【用法与用量】滴鼻：一次 2～3 滴，一日 3～4 次。

【用药指导】鼻出血 24 小时内禁用。

【制剂与规格】滴鼻剂：10ml。

麻黄碱滴鼻液 [基(基).保(甲)]
Ephedrine Nasal Drops

【商品名或别名】麻黄碱盐水

【用药指征】治疗各种原因引起的鼻黏膜充血、肿胀引起的鼻塞、急、慢性鼻炎、鼻窦炎。

【用法与用量】滴鼻或喷入鼻腔，宜用 0.5% 的溶液，一次 2～4 滴，一日 3 次；鼻出血时可用浸有本品的棉片塞入鼻腔。

【用药指导】

1. 萎缩性鼻炎、鼻腔干燥者禁用。

2. 长期应用易产生耐受性，引起药物性鼻炎。

3. 对婴幼儿有轻度中枢兴奋作用。

4. 一般用药1~2周，需按医嘱使用。

5. 必须用正确的滴鼻方法才能达到治疗作用。擤出鼻涕后，患儿平卧，肩与床沿平齐，头后仰下垂，使鼻孔垂直向上，在每侧鼻孔滴3~4滴药液，30秒后头向左、向右偏斜各30秒，然后头恢复原位维持30秒，最后坐起将头前低，这样可使药液充分分布于整个鼻腔，尤其是各个鼻道，有利于窦口开放。

【制剂与规格】滴鼻剂（每支10ml）：▲(1) 1%；(2) 0.5%；(3) 0.25%。

氮卓斯汀鼻喷雾剂
Azelastine Nasal Spray

【商品名或别名】爱赛平，敏奇，芙迪

【用药指征】

1. 季节性过敏性鼻炎（花粉症）

2. 常年性过敏性鼻炎

【用法与用量】

1. 用法：拔去瓶盖，首次用药前，先按几下直至药品可以喷出，保持头部直立，每个鼻孔各喷一次，盖好瓶盖。

2. 6岁以上儿童及成人用量：1喷/鼻孔，早晚各1次，每日2次（相当于每日0.56mg盐酸氮䓬斯汀剂量）或遵医嘱。在症状消失前应坚持使用本品，但连续使用不超过6个月。

【用药指导】

1. 妊娠前3个月妇女，治疗上不推荐使用该药物，严禁哺乳期母亲使用本品。

2. 5岁及5岁以下儿童不推荐使用。

3. 少数患者喷药时会产生鼻黏膜刺激，个别患者出现鼻衄。若给药方法不正确（如头部后仰）用药时会有苦味的感觉，偶尔会产生恶心症状。

4. 仅限于鼻腔内局部使用，避免接触口腔、眼部等。

5. 用药期间应尽量避免服用含酒精的饮料。

6. 贮藏不低于8℃，开瓶6个月后，不要再使用。

【制剂与规格】鼻喷雾剂：0.14mg×60喷。

第四节 口腔咽喉部用药

地喹氯铵
Dequalinium Chloride

【商品名或别名】克菌定，利林含，泰乐奇，特快灵

【用药指征】适用于急慢性咽喉炎、扁桃体炎、牙龈炎等。

【用法与用量】含服：一次 1 片，每 2 ~ 3 小时 1 次，必要时可重复给药。

【用药指导】

1. 本品遇光易引起变质。低温贮藏条件下表面可能有针状物析出，系辅料薄荷脑挥发结晶产物，不影响疗效。

2. 本品应逐渐含化，勿嚼碎口服。

【制剂与规格】含片：0.25mg。

氯己定 [保(乙)]
Chlorhexidine

【商品名或别名】洗必泰，双氯苯双胍己烷

【用药指征】用于齿龈炎（急性坏死性溃疡性齿龈炎）、牙科手术后口腔感染、预防和治疗癌肿和白血病患儿的口腔感染、滤泡性口炎等。

【用法与用量】

1. 含漱：一次 10 ~ 15ml，早晚刷牙后含漱 2 ~ 5 分钟，5 ~ 10 日为一疗程。

2. 湿敷：将浸有本品的消毒纱布覆盖于局部损害处 10 ~ 20 分钟，一日 2 ~ 3 次。

3. 含化：一次 1 片，一日 4 ~ 6 次。

【用药指导】

1. 牙周炎禁用（可增加牙龈上的结石）。

2. 长期使用本品口腔黏膜表面与牙齿着色，舌苔发黄、味觉改变，停药后可恢复。

3. 含漱时至少在口腔内停留 2 ~ 5 分钟。

4. 连续使用不宜超过 3 个疗程。

5. 使用本品期间，如需用其他口腔含漱液，应至少间隔 2 小时。

【制剂与规格】含片：5mg。

溶液：0.02% ~ 0.2%。

溶菌酶

见第十四章第一节。

制霉素含漱液
Nysfungin Gargle

【商品名或别名】制霉菌素，制真霉素

【用药指征】适用于口腔黏膜念珠菌感染。

【用法与用量】含漱：一日数次。

【用药指导】宜将药液尽可能较长时间含于口中或在口腔中漱用，为了防止复发，患儿应服药至症状消失后 48 小时。

【制剂与规格】漱口液：110 万 U。

樟脑水合氯醛
Camphor and Chloral Hydrate Tincture

【用药指征】用于龋齿所致疼痛的暂时止痛。

【用法与用量】外用。以药棉蘸透药水，塞入龋齿洞内。

【用药指导】

1. 严重肝、肾、心脏功能障碍患儿禁用。

2. 间歇性血卟啉病患儿禁用。

3. 对本品过敏者禁用。

4. 可能引起恶心、呕吐、腹绞痛、头痛、头晕、发热感等。偶有发生过敏性皮疹、荨麻疹者。

5. 本品有挥发作用，使用后应将瓶塞塞紧。

6. 避免接触眼睛和其他部位黏膜。

7. 药物过量后可能引起谵妄、肌肉颤搐、癫痫样抽搐、中枢神经系统抑制和昏迷，亦可呼吸困难、尿闭，偶见呼吸衰竭至死亡。

【制剂与规格】酊剂：5ml。每毫升含樟脑 0.15g，水合氯醛 0.1g，丁香油 0.007ml。

参考文献

［1］ 国家药典委员会. 临床用药须知. 北京: 中国医药科技出版社, 2010.

［2］ 史美甫, 郭涛. 精编临床用药必备. 北京: 中国科学技术出版社, 2003.

［3］ 张淑慧, 赵文清. 临床医师药品手册. 石家庄: 河北科学技术出版社, 2007.

［4］ 杨雪敏, 尚金伏. 输注药物安全应用手册. 北京: 人民军医出版社, 2011.

［5］《中国国家处方集》编委会. 中国国家处方集（化学药品与生物制品卷·儿童版）. 北京: 人民军医出版社, 2013.

［6］ 沈刚, 李智平. 新编实用儿科药物手册. 3 版. 北京: 人民军医出版社, 2013.

药物名称中文索引

（按汉语拼音排序）